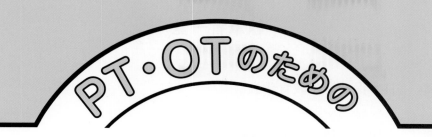

PT・OTのための

実用・実践 コミュニケーション術

身につけておきたい知識と技能

監修：日本保健衛生教育学会

編集：金田嘉清／櫻井宏明／
田辺茂雄／小山総市朗

金原出版株式会社

執筆者一覧

監　修　　日本保健衛生教育学会

編　集　　金田　嘉清　藤田医科大学 副学長・教授
　　　　　櫻井　宏明　藤田医科大学保健衛生学部リハビリテーション学科 学科長・教授
　　　　　田辺　茂雄　藤田医科大学保健衛生学部リハビリテーション学科 学科長補佐・教授
　　　　　小山総市朗　藤田医科大学保健衛生学部リハビリテーション学科 准教授

執　筆　　金田　嘉清　藤田医科大学 副学長・教授
　　　　　櫻井　宏明　藤田医科大学保健衛生学部リハビリテーション学科 学科長・教授
　　　　　田辺　茂雄　藤田医科大学保健衛生学部リハビリテーション学科 学科長補佐・教授
　　　　　小山総市朗　藤田医科大学保健衛生学部リハビリテーション学科 准教授
　　　　　武田　和也　藤田医科大学保健衛生学部リハビリテーション学科 講師
　　　　　藤村　健太　藤田医科大学保健衛生学部リハビリテーション学科 講師
　　　　　井伊　卓真　藤田医科大学保健衛生学部リハビリテーション学科 助教
　　　　　太田　皓文　藤田医科大学保健衛生学部リハビリテーション学科 助教
　　　　　北村　　新　藤田医科大学保健衛生学部リハビリテーション学科 助教
　　　　　鈴村　彰太　藤田医科大学保健衛生学部リハビリテーション学科 助教
　　　　　吉田　太樹　藤田医科大学保健衛生学部リハビリテーション学科 助教

はじめに

　わが国において少子高齢化が進展する中，医療・保健・福祉の現場で多様な健康ニーズが生まれ，その数も増加し続けています。その社会の変化と要求に対応するため，理学療法士（physical therapist：PT）と作業療法士（occupational therapist：OT）が速やかに配置されていきました。今後の PT・OT のさらなる発展に向けては，より能力の高いPT・OT の育成が養成校に求められています。

　良き医療者となるには，礼節を重んじること，誠実かつ利他的であること，前向きな態度であること，円滑でしなやかなコミュニケーションがとれること，人のためになる喜びを知ること，などが礎となります。本書は，PT・OT を志す方，または新卒者に向けて，良き医療者としての心構えや基本的な姿勢，ふるまい方，コミュニケーション術，そして臨床実習や就職後の場面で役立つ具体的かつ模範となるコミュニケーションのあり方を提供し，その能力獲得を支援することを目的としています。加えて，これらの知識を身につけておくことで，実習や就職後の臨床場面での新たな気づきにつながり，知っていてよかったと感じてもらえればとも考えています。

　第1章では，「自分はこれからどのような医療者になるか」という問いかけからはじまり，医療者の役割と対象者への寄り添い方を考えることで，良き医療者としての自覚を育む支援をします。また，安心感を与える医療者として，謙虚さと誠実さをもち，知識と経験の向上に努め，壁に立ち向かう勇気を養う必要性にも触れます。実践的なコミュニケーション術として，表情や会話の速度，敬語の使い分け，興味をもつ姿勢なども考えます。また，傾聴力を磨き，患者や関係者とさらに深い信頼関係を築く方法も示します。

　第2章では，医療技術の専門家としての技能と評価方法を考えていきます。技能とは何か，型を重んじて本質を学ぶ方法について考え，卒前教育・卒後研修で広く用いられている客観的臨床能力試験（objective structured clinical examination：OSCE）を題材に，コミュニケーション技能を改めて振り返り，良き PT・OT に求められる態度を解説します。専門性の基盤は態度・知識・技術であることは言うまでもありませんが，態度と技術を正しく評価するためには OSCE が欠かせません。基礎・基本の定着の先に応用の獲得がありますが，その定着に向けては各段階での正しい能力の評価が必須となります。

　第3章では，臨地実習におけるコミュニケーションに焦点をあてます。指導者とのコミュニケーションや患者との接し方を学びながら，関連専門職種との連携や患者家族との信頼関係の築き方を考えます。臨地実習は，理論だけでは体得できない実践的なコミュニケーションを養う重要な場です。臨地実習という限られた時間や環境の中で，最大限の学びを得るためにも，相手や状況に合わせたコミュニケーションスキルを身につけておきましょう。

　第4章では，就職後におけるコミュニケーションの重要性を考えます。患者やその家族，上司・先輩や後輩，実習生とのコミュニケーションまで，様々なシチュエーションを想定して例示しています。関連専門職種や他部署職員との円滑な連携が業務に不可欠であることを理解し，多様な人々と適切なコミュニケーションを実現する力を磨いてください。

本書は，良き PT・OT を目指す，または活躍しはじめた皆さんに向けた，実用的なコミュニケーションの教本です。皆さんの医療者としての自覚を育み，他者から信頼される良き医療者としての道を歩むための指南書になることを，執筆者一同願っています。

2024 年 2 月
藤田医科大学
金田嘉清　櫻井宏明　田辺茂雄　小山総市朗

CONTENTS

2章　医療技術の専門家としての技能とその評価方法

3章　臨地実習におけるコミュニケーション

4章　就職後におけるコミュニケーション

1章

医療技術者としての
自覚と
ふさわしい態度

良き PT・OT を志す者の心構え

1. 自分はこれからどのような医療者になるか

要点

- 医療者とはどのような職業か，理学療法士，作業療法士とはどのような役割が求められる職業なのかを正しく認識し，将来のビジョンを具体的にもつことが大切である。
- 医療者とは病気や健康に関する専門家であり，思いやりをもって患者と真摯に向き合いながら，心身ともに健康的な生活を送れるように支援する役割をもつ。
- 理学療法士，作業療法士はリハビリテーションの専門家であり，専門的な知識や技能を用いて，患者の幸福で健康的な生活の実現を支援する役割をもつ。
- 刻一刻と変化する現代においては，自らのビジョンを明確にし，社会の変化を適切に読み取りながら，何ごとにも常に挑戦する姿勢をもつことが必要である。

1) 自分はこれからどのような医療者になるか

　この問いにあなたは何と答えるでしょうか。理学療法士，作業療法士の養成校に通う学生であれば，「理学療法士」または「作業療法士」と回答するかもしれません。しかし，さらに深く考えることで具体的な形で将来を想像しやすくなります。2022 年時点のわが国における理学療法士免許の有資格者は約 20 万人[1]，作業療法士免許の有資格者は約 10 万人[2] です。さらに毎年，理学療法士，作業療法士合わせて約 1 万 5 千人が誕生していることから，単なる「理学療法士」や「作業療法士」という回答だけでは，「その他多くの仲間と同じ」になります。良き理学療法士，作業療法士を志す学生には「高い志と具体的な将来のビジョンをもち，この問いに確固たる回答ができるようになっていてほしい」，そういった想いから，冒頭にこの問いを提示しました。

　それでは，具体的な将来のビジョンをもつためには何が必要でしょうか。もちろん様々な要素がありますが，まずは医療者とはどのような職業か，そして自らが志す理学療法士や作業療法士とはどのような医療者か，正しく理解することが大切です。改めて，医療者と各職種の定義や担う役割などを認識しましょう。さらに，現代において我々を取り巻く環境は刻一刻と変化し，時代の流れとともに各職種に求められる役割にも変化が生じます。その変化に敏感となり，社会でどのような視点や役割が必要か，考えられる能力を身につけることも重要な要素になっています。

2) 医療者とはどのような職業か

医療者（医療従事者）とは，「医師・歯科医師・看護師・薬剤師・理学療法士・管理栄養士・放射線技師など，広く医療に携わる職業の従事者」[3]を指します。医療者は病気や怪我，健康に関する問題に対処するための専門的な知識，技能，経験をもち，診断，治療，予防などの役割を果たし，人々の健康的な生活を支援します。

また古くから「医は仁術なり」という言葉があります。これは江戸時代前期の本草学者，儒学者であった貝原益軒（かいばらえきけん，1630-1714）の著書『養生訓（ようじょうくん）』（1713）という健康に関する指南書で紹介されたものです。「医」は「医学，医療」，「仁」は「思いやり」，「術」は「能力」であり，「医学や医療は身体の病気を治すことにとどまらず，患者を尊重し，思いやりを示すことでもある」という意味になります。医療者は専門家として人間的な側面をもち，患者に真摯に向き合うことが必要であると指南する言葉です。また江戸時代後期の武士，蘭学医であった緒方洪庵（おがたこうあん，1810-1863）の著書『扶氏経験遺訓』（ふしけいけんいくん）の巻末「医戒の大要」第一条には「人の為に生活して己のために生活せざるを医業の本体とす」と記されています。これは「自分のためだけではなく，人（患者）のために生きることが医業の本質である」という意味です。つまり，医療者の使命は自分の利益や名声でなく，患者の健康と幸福を最優先に考えることであり，欲求や利益追求に固執してはいけないということを示しています。

このように医療者とは，自らの専門的知識や技能を提供することだけでなく，思いやりと優しさを持ち合わせ，人間性を重んじ，患者の健康と幸福を常に最優先に考えながら，患者と真摯に向き合える人物であるといえるでしょう。

3) 理学療法士，作業療法士という職種

世の中には様々な職種が存在します。2022年に行われた厚生労働省所管の独立行政法人 労働政策研究・研修機構による調査[4]では，日本における職種は約18,725種類あると報告されています。その中の「医療・看護・保健の職業」に含まれる医療関係従事者数は約329万人[5]と報告されており，リハビリテーション専門職である理学療法士および作業療法士はその約2.6％にあたります。

それでは理学療法士，作業療法士とはどのような医療職でしょうか。その定義は昭和40年6月29日に公布された「理学療法士及び作業療法士法」[6]に記載されています（表1, 2）。この法律で「理学療法士」および「作業療法士」は，厚生労働大臣の免許を受けて，理学療法士（または作業療法士）の名称を用いて（名称独占），医師の指示のもとに理学療法（または作業療法）を行うことを業とする者と定義されており，現在も理学療法士，作業療法士はこの法律のもとで業務にあたっています。

また各職能団体もその定義や役割を発信しています（表1, 2）。理学療法士は，身体に障害のある人や障害の発生が予測される人を対象に，基本動作能力の回復や維持，および障害の悪化の予防を目的に医学的リハビリテーションを担う専門職であると説明されてい

表1 理学療法士に関する定義

	定義
理学療法士及び作業療法士法[6] (昭和40年06月29日法律第137号)	身体に障害のある者に対し，主としてその基本的動作能力の回復を図るため，治療体操その他の運動を行わせ，および電気刺激，マッサージ，温熱その他の物理的手段を加えること。
公益社団法人日本理学療法士協会[7]	理学療法士とは，ケガや病気などで身体に障害のある人や障害の発生が予測される人に対して，基本動作能力（座る，立つ，歩くなど）の回復や維持，および障害の悪化の予防を目的に，運動療法や物理療法（温熱，電気などの物理的手段を治療目的に利用するもの）などを用いて，自立した日常生活が送れるよう支援する医学的リハビリテーションの専門職である。治療や支援の内容については，理学療法士が対象者一人ひとりについて医学的・社会的視点から身体能力や生活環境等を十分に評価し，それぞれの目標に向けて適切なプログラムを作成する。
世界理学療法連盟 (World Physiotherapy)[9]	Physiotherapists provide services that develop, maintain and restore people's maximum movement and functional ability. They can help people at any stage of life, when movement and function are threatened by ageing, injury, diseases, disorders, conditions or environmental factors. Physiotherapists help people maximise their quality of life, looking at physical, psychological, emotional and social wellbeing. They work in the health spheres of promotion, prevention, treatment/intervention, and rehabilitation.

表2 作業療法士に関する定義

	定義
理学療法士及び作業療法士法[6] (昭和40年06月29日法律第137号)	身体または精神に障害のある者に対し，主としてその応用的動作能力または社会的適応能力の回復を図るため，手芸，工作その他の作業を行わせること。
一般社団法人日本作業療法士協会[8]	人々の健康と幸福を促進するために，医療，保健，福祉，教育，職業などの領域で作業に焦点をあてた治療，指導，援助を行うリハビリテーションの専門職である。作業とは，対象となる人々にとって目的や価値をもつ生活行為を指す。作業療法は「人は作業を通して健康や幸福になる」という基本理念と学術的根拠に基づいて行われる。作業療法の対象となる人々とは，身体，精神，発達，高齢期の障害や，環境への不適応により，日々の作業に困難が生じている，またはそれが予測される人や集団を指す。作業には，日常生活活動，家事，仕事，趣味，遊び，対人交流，休養など，人が営む生活行為と，それを行うのに必要な心身の活動が含まれる。人々ができるようになりたいこと，できる必要があること，できることが期待されていることなど，個別的な目的や価値も含まれる。作業に焦点をあてた実践には，心身機能の回復，維持，あるいは低下を予防する手段としての作業の利用と，その作業自体を練習し，できるようにしていくという目的としての作業の利用，およびこれらを達成するための環境への働きかけが含まれる。
世界作業療法士連盟 (World Federation of Occupational Therapists : WFOT)[10]	Occupational therapy is a client-centred health profession concerned with promoting health and well being through occupation. The primary goal of occupational therapy is to enable people to participate in the activities of everyday life. Occupational therapists achieve this outcome by working with people and communities to enhance their ability to engage in the occupations they want to, need to, or are expected to do, or by modifying the occupation or the environment to better support their occupational engagement.

ます[7]。また作業療法士は，人々の健康と幸福を促進するために，対象となる人々にとって目的や価値をもつ作業（生活行為）について，「人は作業を通して健康や幸福になる」という基本理念と学術的根拠に基づき，作業に焦点をあてた実践を担うリハビリテーション専門職と説明されています[8]。さらに世界理学療法連盟（World Physiotherapy）[9] および世界作業療法士連盟（World Federation of Occupational Therapists：WFOT）[10] にも定義が存在しています（表1, 2）。

以上のように理学療法士，作業療法士の定義はいくつか存在しますが，その基本原則は理学療法や作業療法における高い専門的知識・技能を心身に障害のある患者に提供し，幸福で健康な生活の実現を支援することにあります。また時代の変化に伴い，社会から求められる役割は多様化しており，職種の垣根を越え，患者にとって最も必要な支援が行われているのが実情です。そのためにも，基本となる定義や役割については正しく理解する必要があります。

4）現代の特徴とこれからの社会に必要な視点

近年，世の中はグローバル化の進展や人工知能（artificial intelligence：AI）などの先端技術の急速な発展に加え，感染症の流行や思わぬ天災などが立て続けに発生し，様々な事態を予測することが難しくなっています。これまでの常識や方法が通用せず，予測が難しく変化が著しい今の時代はビジネス用語でVUCA（ブーカ）と呼ばれています。VUCAとは，volatility（変動性），uncertainty（不確実性），complexity（複雑性），ambiguity（曖昧性）の頭文字を取った造語であり，あらゆるものを取り巻く環境が目まぐるしく変化し，将来の予測ができない状況を指す言葉です（表3）。

表3　VUCA の4要素とその例

volatility（変動性）	・スマートフォンの普及によって，Instagram や TikTok などのソーシャルメディア，ゲームなどのアプリケーションやサービス，スピーカーなどの周辺機器など新たな市場が生まれていること。 ・終身雇用制の崩壊のように，新卒で入った企業や会社に定年まで勤めるということが限定的になっていること。
uncertainty（不確実性）	・新型コロナウイルスの感染拡大やこれまでに予想しなかった水害や地震などの天災が増えていることによって，不確実性を増していること。 ・グローバル化が実現し，自由貿易が全世界に恩恵をもたらす一方，自由貿易の悪用や保護主義に向かう国が現れ，世界経済に様々な悪影響を与えていること。
complexity（複雑性）	・IT の加速度的進化によって，地域や価値観の異なる人たちがつながる機会が増え，今までになかったビジネスモデルが次々と生まれていることや，リモートワークやワーケーションなど働き方が多様化してきたこと。
ambiguity（曖昧性）	・IT が人の価値観を大きく変化させ，複雑性を伴う変化も拡大し，正解というものが曖昧になっていること。 ・インターネットやソーシャルメディアを利用する人が増え，マスメディアに頼らずとも個人が情報を発信できるため消費者の価値観が急速に変化し，過去の事例を参考にしたビジネスの手法が通じにくくなっていること。

　医療を取り巻く状況においても，超高齢社会による疾病構造の変化と健康長寿への期待の高まりから，領域横断的な病態解釈および問題の因果性を推定する科学的思考能力が求められています。また先端技術を駆使した新たなリハビリテーションとして，ロボットやVR（virtual reality），AR（augmented reality）を利用した新たな治療戦略，ICT（information and communication technology）やAIのリハビリテーション分野への利活用などが急速に進展しています。高度成長期の日本においては，決められた物ごとをきちんとこなすことが重要視される傾向にありました。言うまでもなくその点は将来に渡り必須となる能力ですが，VUCAの時代では物ごとを自分なりに意味づけし，主体的に行動するスキルや経験がこれまで以上に必要になります。また複雑な環境や要素，前例のない事象や問題に向き合い，自分なりの解を見出していくスキルが求められています。

　この時代を生き抜いていくための重要な視点として，次の3つを認識する必要があります。

①視点1　自分のビジョンを明確にすること

　ビジョン（vision）とは，「見る」，「見通す」といった意味合いをもつ英語由来の表現です。日本語では主に「将来の見通し」，「未来像」，「構想」といった意味で用いられており[11]，将来の「ありたい」姿，つまり目標を明確にもつことを指します。ビジョンは国家や企業などの将来像を描いたものから，一個人のありたい姿を描いたものまで様々です。例えばリーダーシップを「ある目標に向けて人や集団を動かす力」と定義すると，ビジョンはリーダーの描く目標そのものであるとともに，「人や集団の動き」，「ものの見かた・考え方」に影響を与える基本的な枠組みにもなります。ビジョンがなければ，自分がどこに向かっているのか，何のために努力するのかがわからず，モチベーションも高まりません。逆にビジョンが明確であれば，それは意思決定の軸となり，日々の業務に意味を見出したり円滑に進めたりすることにつながります。将来を予測することが難しい今の時代だからこそ，より一層，明確なビジョンをもっていることが重要です。

　ではビジョンをもち，そこへ向かうにはどのようにしたらよいでしょうか。その基本的な手順は次の3つです。まず，現状を把握します。現在の状況を分析することで，今の課題を特定し，正確に把握します。次に目標を設定し，計画を立てます。目標は短期・中期・長期で設定し，それを達成するために必要となる具体的な行動は何か，課題の優先順位を考えながら目標達成までの行動計画（アクションプラン）を策定します。最後に目標や計画の進捗状況を可視化し，定期的に確認しながら取り組みます。それによって，目標の達成に向けたモチベーションを高め，ビジョンを実現するための方向性を明確にできます。これらのステップを継続的に実践することで，将来のビジョンがより明確となり，その達成に向けて進んでいくことができます。ただし，ビジョンは常に変化していくものです。定期的な確認の中で見直しを行いながら，適宜修正を加える必要があります。

②視点2　社会の変化を常に把握すること

　前述のように，近年，社会は日々目まぐるしく変化しています。「十年一昔」という世

の中の移り変わりの激しさを例えた言葉がありますが，現在は3年前の技術さえ古いと判断されてしまうことがあります。そのため，常にアンテナを広げて情報収集を行い，社会でどのような変化が起こっているのかを把握することが必要不可欠です。変化をきちんと把握しなければ，刻々と変化する今の時代に取り残され，社会的価値を徐々に失ってしまうことにもなりかねません。

さらに，現代はインターネットをはじめとする情報を発信・収集する手段が非常に多様化しています。様々な組織や団体，個人が自由に情報を発信している中で，その情報の信憑性を適切に見極める力も重要であり，そのためにもIT（information technology）リテラシーを高める必要があります。ITリテラシーとは，情報技術を効果的に使用し，問題解決やコミュニケーション，情報の収集や処理，生活や業務の改善などに役立てるための能力を指します。具体的には，コンピュータやスマートフォンなどのデバイスを操作する技能や，インターネットやクラウドサービス，SNSなどのツールを使いこなすスキル，情報セキュリティやプライバシー保護などの知識，そしてITをビジネスや教育，医療などの分野に応用するための理解などが含まれます。ITリテラシーは現代社会において必須のスキルであり，個人や組織が効率的かつ創造的に活動するために不可欠です。ITリテラシーを高めることで，情報化社会の様々な課題に対して効果的に対処でき，さらに新しい技術やサービスに対しても柔軟に対応することが可能になります。

③視点3　挑戦し続けること

変化の著しい社会では，これまでの経験や価値観，常識だけでは通用しない事象が起こり得ます。そのため，その変化に適応していくスキルが求められ，新しい生活や常識を取り入れながら何ごとにも肯定的に挑戦していく姿勢が必要となります。大半の人間は好調なときほどその状態を維持するため保守的になりやすく，気づかぬ間に周囲から遅れをとることがあります。「進化論」で有名なダーウィンの言葉に「最終的に生き残るのは強い者ではなく，環境に適応した者」というものがあります。変化を恐れず，新たな知識や技術を貪欲に取り入れて時代にうまく適応すること，そして常に挑戦していくことが将来のビジョン実現にもつながります。

〈参考文献〉

1）公益社団法人日本理学療法士協会webサイト：https://www.japanpt.or.jp/activity/data/（最終アクセス日：2023年4月1日）
2）一般社団法人日本作業療法士協会webサイト：https://www.jaot.or.jp/statistics/（最終アクセス日：2023年4月1日）
3）デジタル大辞泉（weblio辞典）：https://www.weblio.jp/（最終アクセス日：2023年4月3日）
4）独立行政法人労働政策研究・研修機構webサイト：https://www.jil.go.jp/institute/seika/shokugyo/sakuin/（最終アクセス日：2023年4月3日）
5）厚生労働省webサイト：https://www.mhlw.go.jp/wp/hakusyo/kousei/19-2/kousei-data/siryou/sh0202.html（最終アクセス日：2023年4月3日）
6）厚生労働省webサイト：理学療法士及び作業療法士法. https://www.mhlw.go.jp/web/t_doc?dataId=80038000（最終アクセス日：2023年4月23日）
7）公益社団法人日本理学療法士協会webサイト：https://www.japanpt.or.jp/about_pt/therapist/（最終アクセ

ス日：2023年4月3日）

8）一般社団法人日本作業療法士協会webサイト：https://www.jaot.or.jp/about/definition/（最終アクセス日：2023年4月3日）

9）世界理学療法連盟webサイト：https://world.physio（最終アクセス日：2023年5月3日）

10）世界作業療法士連盟webサイト：https://www.wfot.org/（最終アクセス日：2023年5月3日）

11）実用日本語表現辞典（weblio辞典）：https://www.weblio.jp/（最終アクセス日：2023年5月4日）

2. 医療技術者の役割とは

要 点

● 医療技術者とは専門的な医療技術の免許を有し，保健衛生に関連する技術的な仕事に従事するものを指す。
● 医療技術者の定義や役割の理解は，チーム医療において必要不可欠である。
● 医療技術者には，専門的知識や技能だけでなく，社会における役割や責任を理解した倫理に沿った行動が求められており，医療人そして社会人としての多面的な資質が必要である。
● 近年の急速な高齢化によって医療技術者の活躍の場は拡大しており，その期待に応えながら，様々な現場で活躍していくことが一層求められている。

1) 医療技術者とは

医療技術者とは，専門的な医療技術の免許を有し，医師または歯科医師の指示，指導等のもとで保健衛生に関連する技術的な仕事に従事するものを指します。日本標準職業分類[1]では，診療放射線技師，臨床工学技士，臨床検査技師，理学療法士，作業療法士，視能訓練士，言語聴覚士，歯科衛生士，歯科技工士が医療技術者に分類されています。なお，医師や薬剤師は医師，歯科医師，獣医師，薬剤師という中分類に，保健師や看護師は保健師，助産師，看護師という中分類に分けられています。医療技術者と似た表現として「医療従事者」という言葉がありますが，これは主に厚生労働省による国家資格を有し，医療機関に従事しているものを指す言葉になります。ただし医療に従事するものという意味から，実際には医療関係の業務を担う職業全体を指すものとして使用されています。

2) 各医療技術者の定義とその役割

同じ医療の分野で活躍する各医療技術者について知ることは，多職種で構成されるチーム医療に必要不可欠です。表4に日本標準職業分類で医療技術者に分類された職種の法律上の定義，主な役割を示します（理学療法士および作業療法士に関しては前項に記載したものを参照）。法律や各職種の詳細については厚生労働省および職能団体のwebサイトを参照してください。

表4 各医療技術職における法律上の定義と主な役割

職種	法律上の定義	主な役割
診療放射線技師	医師または歯科医師の指示のもとに，放射線の人体に対する照射をすることを業とする者（診療放射線技師法）[2]	主に病院などで放射線を用いた画像診断や治療，MRI，超音波検査などの検査業務や，放射線管理等を行う。また，放射線安全管理，放射線機器の管理なども担う。（公益社団法人日本診療放射線技師会HP[3]より一部抜粋）
臨床工学技士	臨床工学技士の名称を用いて，医師の指示のもとに，生命維持管理装置の操作および保守点検を行うことを業とする者（臨床工学技士法）[4]	病院内の医療機器（透析用監視装置，手術用機器，人工呼吸器など）を操作するだけでなく，いつでも安全に使用できるよう保守・点検も行う。（公益社団法人日本臨床工学技士会HP[5]より一部抜粋）
臨床検査技師	臨床検査技師の名称を用いて，医師または歯科医師の指示のもとに，人体から排出され，または採取された検体の検査として厚生労働省令で定めるもの，および厚生労働省令で定める生理学的検査を行うことを業とする者（臨床検査技師等に関する法律）[6]	臨床検査技師が行う臨床検査は大きく生理機能検査（生理学的検査）と検体検査に分けられ，その検査業務を主に担う。（一般社団法人日本臨床衛生検査技師会HP[7]より一部抜粋）
視能訓練士	視能訓練士の名称を用いて，医師の指示のもとに，両眼視機能に障害のある者に対するその両眼視機能の回復のための矯正訓練およびこれに必要な検査を行うことを業とする者（視能訓練士法）[8]	主に視能検査と視能矯正訓練を担う。（公益社団法人日本視能訓練士協会HP[9]より一部抜粋）
理学療法士	前項の通り（p4参照）	
作業療法士	前項の通り（p4参照）	
言語聴覚士	言語聴覚士の名称を用いて，音声機能，言語機能または聴覚に障害のある者についてその機能の維持向上を図るため，言語訓練その他の訓練，これに必要な検査および助言，指導その他の援助を行うことを業とする者（言語聴覚士法）[10]	失語症や発達の遅れなど，ことばや聴こえの問題によるコミュニケーションに問題がある方に対して，評価や訓練を行う役割を担う。（一般社団法人日本言語聴覚士協会HP[11]より一部抜粋）
歯科衛生士	歯科医師の指導のもとに，歯牙および口腔の疾患の予防処置として次に掲げる行為を行うことを業とする者（歯科衛生士法）[12]	歯科疾患の予防および口腔衛生の向上を図ることを目的として，人々の歯・口腔の健康づくりをサポートする。（公益社団法人日本歯科衛生士会HP[13]より一部抜粋）
歯科技工士	特定人に対する歯科医療の用に供する補てつ物，充てん物または矯正装置を作成し，修理し，または加工する歯科技工を業とする者（歯科技工士法）[14]	歯科医療の一端を担う医療技術専門職であり，歯科医師の指示書に従って，入れ歯，歯の被せ物，歯の詰め物，矯正装置などの作成や加工，修理を行う。（公益社団法人日本歯科衛生士会HP[15]より一部抜粋）

3) 医療技術者に求められていること

　医療技術者は，専門的知識や技術，技能だけでなく，医療や社会における役割や責任を理解し，倫理的な視点から行動することが求められます。また，専門分野に対する継続的な学習意欲，職場やチームでのコミュニケーション能力や協調性など，社会人としての資質も必要です。つまり，医療技術者は専門家としてだけでなく，医療人として，そして社会人として，多面的な資質が求められるといえます。ここでは，医療技術者に求められる主な資質について列挙します。

①高度な専門知識と技能

　患者の健康を守るため，医療技術者には高度な専門知識と技能が必要です。医学・医療に関する幅広い知識，各専門分野における評価や治療の知識や技能，医療福祉関連の法規に関する知識などをもち，有効に活用することが求められます。

②継続的な学習

　医学・医療の技術は日々進歩しています。医療技術者は最新の情報を学び，技術を磨き続ける必要があります。また新しい知識や治療方法に対する情報収集能力（ITリテラシー，英語等の語学力など）をもつことが重要です。

③コミュニケーション能力

　医師，看護師をはじめ，多職種がチームとして協力しながら患者の診療や支援を行うため，高いコミュニケーション能力が求められます。患者に対しては，病状や治療方法についてわかりやすく説明する技術や，その悩みや不安に対するカウンセリング技術に関連するコミュニケーション能力が求められます。

④他者との協調性

　医療現場では，様々な専門職で構成されたチームで働きます。そのため，互いを理解・尊重し，協力していくためのチームワークが必要であり，他者との協調性や連携技能が求められます。

⑤高い倫理観と法的知識

　患者の人権を尊重し，適切な情報提供や同意を得たうえで治療を行うこと，患者のプライバシーや個人情報を適切に管理すること，医療に関わるすべての情報を機密として守ること，自己の利益や欲求にとらわれず，患者中心の医療を提供することなどが求められます。また，医療技術に関する法律や規制にも適合するために，それらの知識も必要です。

⑥安全管理能力

　患者や自身の安全に対するリスクマネジメントに積極的に取り組む必要があります。医

療機器のメンテナンスや消毒，医療現場での感染予防など，安全管理に関する知識とスキルが求められます。

⑦対象者に向き合う姿勢

患者やその家族等の対象者への共感的で思いやりのある姿勢は，治療や支援を行ううえで必要不可欠です。謙虚さや誠実さをもち，対象者に寄り添いながら，患者に向き合う姿勢が求められます。

⑧情熱と責任感

患者の健康を守るため，患者に尽くすという情熱が求められます。また，自分の行動が患者の健康や人生に直接影響することを常に意識し，責任感ある行動が求められます。自身の職務に誇りをもち，患者のために最善を尽くす姿勢が重要です。

4) これからの医療技術者に求められていること

これまで，医療技術者は主に医療機関において，多職種で構成されるチーム医療の一員として各分野の専門性を発揮し，適切な治療を行うことが求められてきました。さらに近年の急速な高齢化によって，医療機関，地域，介護，薬局，訪問サービス等が連携した新たな医療・介護の在り方が模索され，医療技術者の活躍の場は拡大しています。また医療・介護サービスの分野へ進出する企業も増加し，関連する企業や研究所における医療技術者の専門的知識や技術に対する需要も増えています。

このような期待に応えながら，医療技術者が様々な現場で広く活躍していくためには，その専門性や技術をさらに高め，エビデンスに基づいた医療を実践していくことが必要不可欠です。そして，医療現場はもとより，医療とは異なる業界や分野とも適切に連携しながら，周囲から求められる役割を的確に捉え，それを担っていくことが一層求められています。

〈参考文献〉
1) 総務省 web サイト：日本標準職業分類．https://www.soumu.go.jp/toukei_toukatsu/index/seido/shokgyou/kou_h21.htm#grp14（最終アクセス日：2023 年 4 月 21 日）
2) 厚生労働省 web サイト：診療放射線技師法．https://www.mhlw.go.jp/web/t_doc?dataId=80012000（最終アクセス日：2023 年 4 月 22 日）
3) 公益社団法人日本診療放射線技師会 web サイト：https://www.jart.jp（最終アクセス日：2023 年 4 月 23 日）
4) 厚生労働省 web サイト：臨床工学技士法．https://www.mhlw.go.jp/web/t_doc?dataId=80029000&dataType=0&pageNo=1（最終アクセス日：2023 年 4 月 22 日）
5) 公益社団法人日本臨床工学技士会 web サイト：https://ja-ces.or.jp（最終アクセス日：2023 年 4 月 23 日）
6) 厚生労働省 web サイト：臨床検査技師等に関する法律．https://elaws.e-gov.go.jp/document?lawid=333AC1000000076（最終アクセス日：2023 年 4 月 22 日）
7) 一般社団法人日本臨床衛生検査技師会 web サイト：https://www.jamt.or.jp（最終アクセス日：2023 年 4 月 23 日）
8) 厚生労働省 web サイト：視能訓練士法．https://www.mhlw.go.jp/web/t_doc?dataId=80050000&dataType=0&pageNo=1（最終アクセス日：2023 年 4 月 23 日）

9) 公益社団法人日本視能訓練士協会 web サイト：https://www.jaco.or.jp（最終アクセス日：2023 年 4 月 23 日）
10) 厚生労働省 web サイト：言語聴覚士法. https://www.mhlw.go.jp/web/t_doc?dataId=80998053&dataType=0&pageNo=1（最終アクセス日：2023 年 4 月 23 日）
11) 一般社団法人日本言語聴覚士協会 web サイト：https://www.japanslht.or.jp/what/（最終アクセス日：2023 年 4 月 23 日）
12) 厚生労働省 web サイト：歯科衛生士法. https://www.mhlw.go.jp/web/t_doc?dataId=80067000&data-（最終アクセス日：2023 年 4 月 23 日）
13) 公益社団法人日本歯科衛生士会 web サイト：https://www.jdha.or.jp（最終アクセス日：2023 年 4 月 23 日）
14) 厚生労働省 web サイト：歯科技工士法. https://www.mhlw.go.jp/web/t_doc?dataId=80073000&dataType=0&pageNo=1（最終アクセス日：2023 年 4 月 23 日）
15) 公益社団法人日本歯科技工士会 web サイト：https://www.nichigi.or.jp（最終アクセス日：2023 年 4 月 23 日）

3. 対象者に寄り添う

要　点

● 「寄り添う」とは，相手が直面している問題や困難を理解・共感し，支援することであり，医療者に必要な資質のひとつである。
● 医療者は医療を提供するだけでなく，患者やその家族の心のケアや支援を提供することが求められ，その対応にあたり「寄り添う」ことは重要な姿勢である。
● 対象者に寄り添うためには，その話を聴き共感すること，優しさや思いやりをもつこと，人間性を尊重することなど，必要な要素がある。
● 「寄り添う」という姿勢は普段の行動に表れる。そのため，対象者の立場になって継続的に支援していく姿勢をもち，その姿勢を態度や行動で体現することが大切である。

1）寄り添うとは

　「寄り添う」とは，相手が直面している問題や困難を理解し，その立場に立って共感し，支援することを意味します。相手の立場になって物ごとを見たり考えたりすることで，具体的で効果的な助言や支援を提供することができます。そのため，対象者に寄り添うことは医療者にとって重要な資質のひとつです。
　「寄り添う」という言葉自体には物理的に「身体を寄せ合う」，「密着する」という意味があり，悲しいできごとがあった友人に肩を寄せて慰めるようにしたり，病気の家族の手を握り励ましたりすることなどが例として挙げられます。しかし一般的には，物理的距離や身体的接触よりも感情的なつながりや支援という意味合いで用いられており[1]，医療をはじめ，介護・福祉，教育，心理・カウンセリング，社会活動など，様々な場面や文脈の

表5　様々な領域における「寄り添う」ことの具体例

領域・分野	具体例
医療	医師や看護師などの医療者は，患者に対して常に寄り添い，主訴やニーズに合わせた適切な治療を提供する。
介護・福祉	介護福祉士やケアマネージャーなどの介護・福祉関連職種は，高齢者や身体障害者などに寄り添い，生活支援などを行う。
教育	教師や教育カウンセラーなどの教育関係職業は，生徒や学生に対して寄り添い，学習支援や心理的な支援を行う。
心理・カウンセリング	心理士やカウンセラーなどの職種は，クライアントに対して寄り添い，心理的な支援や助言を行う。
社会活動	社会活動では，社会的に弱い立場にいる人の視点に立ち，直面している問題や課題に対して適切な支援を提供する。

中で使用されています。

　表5に様々な領域・分野における具体例を提示します。これらに共通しているのは，人々に寄り添い，その人たちのニーズや要望に応えることが求められるということです。

2) 医療現場における「対象者に寄り添う」

　医療者は，患者やその家族に対して病気そのものの治療や支援を行うだけでなく，心のケアを提供することが求められます。具体的には，患者の話を傾聴し，その方にあった生活支援や心理的な支援をする必要があり，その対応にあたって「寄り添う」ことが重要になります。寄り添う中では患者の話や訴えに真剣に耳を傾け，真摯に受け止めることが必要です。病気や治療に対しての不安や悩みを聴き，共感することは，患者の心の負担の軽減につながります。

　医療現場におけるインフォームドコンセント（informed consent）はその一例です。インフォームドコンセントとは，医師が患者に，病名，これから行おうとしている治療の目的，方法，それに伴うリスク，代替可能な治療法などについて説明し，患者がそれを十分に理解し，納得したうえで意思決定を行うことです。また説明にあたっては，法的義務ではないものの，口頭説明に加えて説明内容を文書にしたインフォームドコンセント説明文書を患者に示すことが望ましいとされています[2]。日本語では「説明と同意」と訳されることが多く，患者の自己決定を実現するために取り入れられてきました。しかし，医療の知識や経験のない患者が自身の治療を選択するということは決して容易でなく，不安や悩み等の大きな負担になる可能性があります。そのような場面で，医療者が患者に「寄り添い」ながら不安や悩みを傾聴し共感することが，患者の負担を軽減し，患者が安心して自己決定を行うことにつながります（図1）。

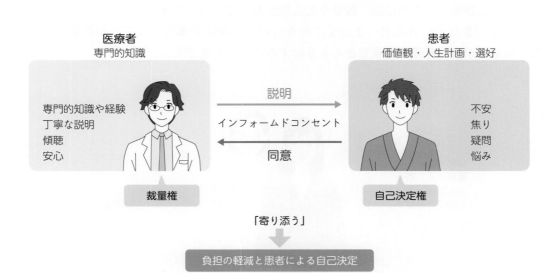

図1　医療現場における「寄り添う」ことの一例（インフォームドコンセント）

　また病気によって患者やその家族の生活に支障をきたすことがあります。医療者は必要に応じて，社会福祉士やソーシャルワーカー，心理士などの専門家を紹介したり，必要な支援を提供したりすることで，その日常生活活動を支援します。このような対象者の状況に合わせて柔軟に適切な対応を行うことも「寄り添う」ことの一例といえます。

3) 寄り添うために必要な要素（図2）

　対象者に寄り添うためには必要な要素があります。ここではその基本的なものを列挙します。

①聴くこと（傾聴）

　対象者の話にきちんと耳を傾けて聴くこと（傾聴）が重要です。対象者自身の言葉から，その人が直面している問題や困難について正しく理解し，適切な支援や助言を提供します。

②共感すること

　対象者の立場に立って共感することは，対象者の思いを理解するために必要となります。また，その感情に共感することは，対象者側にとって「理解してくれている」と信頼や安心を抱くことにつながり，互いの関係性を構築することにもつながります。

③優しさや思いやりをもつこと

　優しさや思いやりは，対象者に接するうえで必要不可欠です。対象者を大切に思い，その人の幸福や健康について一緒に考える優しさや思いやりが適切な支援につながります。

④偏見や先入観をもたず，人間性を尊重すること

　対象者に寄り添うためには，偏見や先入観があってはいけません。自分の経験や他人の意見に左右されずに対象者へまっすぐ向き合い，人間性を重んじることが必要です。また，対象者が自分自身を尊重できるようにすることも重要です。

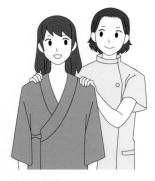

傾聴する
偏見や先入観を
もたない
人間性を尊重する

共感する
優しさ
思いやり
よく勉強する

図2　対象者に寄り添うために必要な要素

⑤よく勉強すること

どれだけ対象者に寄り添い，心理的な支援ができたとしても，適切な支援を提供することができなければ本末転倒といえます。医療者としての基本的な知識から医療技術者としての専門的知識・技能，社会資源などの知識が活用できるように，常に勉強する姿勢をもつことが重要です。

4) 寄り添うことができる人の特徴

「寄り添う」という姿勢は普段の行動にも表れます。そしてその行動は対象者の心の負担を軽減し，安心感を与え，深い信頼関係の構築につながります。

それでは，対象者に寄り添うことができる人の態度や行動には，どのような特徴があるでしょうか。対象者と理学療法士・作業療法士の面接場面を考えてみましょう。寄り添うことができる人は，対象者に質問や助言をする前にまず相手の思いや希望に耳を傾け，その内容に興味をもち，理解しようと真剣に話を聴きます。例えば，対象者が悩みや苦しみを打ち明けたのであれば，「そんなことがあったのですね。それは辛かったと思います」「どうしたらいいか悩まれているのですね。その気持ちよくわかります」とその気持ちに共感していることを伝えます。また聞き手として，対象者がその気持ちや考えを話しやすいように穏やかで優しい表情で対応し，相手を励まし，支える言葉をかけることも大切です。さらに，他の人に聞かれることがないように個室で面接を行うなど，周囲の環境にも配慮します。そして，対象者の立場になって，これからのことについて一緒に考え，解決策や具体的な計画を提案し，支援をはじめます。これはリハビリテーションにおける理学療法士・作業療法士と患者が合意した目標を立てる場面に相当します。その後も対象者をフォローしながら，問題解決の進捗状況や変化に合わせて支援していきます。このように，寄り添う姿勢は態度や行動に表れます。また対象者に安心感を与えるためには，その姿勢を態度や行動でわかりやすく表現することも重要といえます。

以上の通り，まずは対象者の話を聴く姿勢をもち，理解と共感を示すことが大切です。そして，対象者の立場になって励ましや支援の言葉をかけ，解決策や計画を提供しながら支援します。その後も真摯な関心とフォローアップを欠かさず，継続的に支援していくことが「寄り添う」という姿勢を体現する態度や行動であるといえます。

〈参考文献〉

1) 岡美登里：日本における「寄り添う看護」の実践内容に関する文献検討．滋賀医大誌．2020；33：1-8.
2) 野呂幾久子：医療コミュニケーションの一つとしてのインフォームド・コンセントのための説明文書．日内会誌．2012；101：512-6.

4. 謙虚な気持ち

要 点

● 「謙虚」とは，自分の能力や立場におごることなく，控えめな姿勢で，自分以外の人々を尊重することができる精神的な態度や性格のことである。
● 謙虚さは人間関係や社会生活において必要な要素であり，コミュニケーションや人間関係構築など，様々な場面や物ごとにおいて重要な役割を担っている。
● 謙虚さがある人は，自分自身について適切に評価し，他人や周囲の人々との協力や協調性を大切にするため，成長や学びを追求することができる。
● 医療現場における謙虚さとは，患者のために最善を尽くすという使命感とともに，自己の限界を認めて他者と協力すること，そして学ぶ姿勢を持ち合わせることである。
● 謙虚さがある人は，自己中心的ではなく，他人に興味をもち，協力的である。また専門分野に自信をもちつつも課題を自覚し，改善するために努力することができる。
● 謙虚さを身につけるためには，まず「謙虚さ」というものを知る必要がある。そして，その必要性を理解し，自身の行動を意識して変えていくことが大切である。

1) 謙虚とは

「謙虚」とは，「控えめ，慎ましい，おごり高ぶらないこと」を意味する表現です[1]。つまり自分の能力や立場におごることなく，控えめな姿勢で，自分以外の人々を尊重できる精神的な態度や性格を指します。謙虚と近しい表現として「素直」という言葉が使われることがあります。「素直」とは，謙虚な人がもっている要素のひとつではありますが，「素直な人」とは相手の意見の良し悪しに関わらず，意見を「そのまま受け入れる人」のことを指します。それに対して「謙虚な人」とは，自分と異なる意見も否定をせず，「相手を尊重するために受け入れる人」のことを指しますので，実際には異なる表現になります。

日本においては，謙虚さという概念が古くから重んじられ，古事記や日本書紀などの古典文学にもその姿勢が表れています。また仏教の影響も受け，自己の欲望や執着を捨て，他者や社会全体の幸福を追求する精神が重んじられてきました。つまり，謙虚さは歴史や文化に根ざした，普遍的な価値観や精神的な姿勢といえます。一方，文化の違いによってその捉え方は異なり，Oxford dictionary では謙虚さ（humility）を「誇りをもたないこと，他人より優れていると思わないこと」と説明しています[2]。このような定義の違いについて，Tangney は，謙虚さは豊かで多面的な要素で構成されている概念で，辞書における自己評価の低さを強調するものとは大きく異なるとしています。また謙虚さの構成要素として，①自分の能力や成果を正確に評価すること，②自分の過ち，不完全さ，知識不足，限界を認める能力，③新しいアイデアや矛盾した情報，助言を受け入れる受容の高

さ，④自分の能力や成果について，世界での位置を把握すること，⑤自分が世界の一部であることを認識し，自己に焦点をあてないこと，⑥すべてのものの価値を理解し，世界に貢献できる様々な方法を認識すること，と説明しています[3]。

2）謙虚さはなぜ必要か

謙虚さは人間関係や社会生活において必要な要素であり，様々な場面や物ごとにおいて重要な役割を担っています。その例を以下に示します。

① コミュニケーションの円滑化

謙虚さは他者とのコミュニケーションを円滑にします。自己中心的な態度をとらず，相手の立場や気持ちを考え，互いに尊重し合うことで，良い関係を築くことにつながります。

② 人間関係の構築

謙虚さは人間関係を構築することにつながり，他者と協力しながら物ごとを成し遂げることができます。社会生活では様々な他者と協力し，物ごとを行う場面が多くあります。仕事などの業務においても自分自身の力量や能力を過大評価せず，相手の長所や専門性を尊重することで，効率的な業務遂行が可能になります。

③ 人間性の成長

謙虚さは，自分自身の限界や課題を認め，改善するために努力する姿勢をもつことにつながります。また，自分自身を客観視でき，自己啓発や成長につながります。

3）謙虚な人の行動や発言

謙虚な態度を示す人は，自分自身について適切に評価し，他人や周囲の人々との協力や協調性を大切にします。また，常に成長や学びを追求することができます。
具体的な行動や発言を以下に例示します。
・自分自身の達成や成功を話すときに，他人の協力や助けを強調する。
・自分の意見や考えを述べるときに，他人の意見や考えにも耳を傾け，受け止める。
・自分自身について語るときに，自分の弱点や課題にも言及し，改善することを目指す姿勢を示す。
・自分自身を褒めるような言動を避け，他人の良いところを見つけて褒める。
・自分の能力や知識を過大評価するような態度を避け，常に自分自身を客観的に見つめ，自分の成長や学びを追求する。
・他人の意見や要望を尊重し，共通の目標や問題解決のための協力を積極的に行う。

4）医療現場における謙虚さ

　医療現場における謙虚さとは，患者の利益を最優先し，患者のために最善を尽くすという使命感とともに，自身の知識や技能における限界を認め，他の医療者や専門家と協力することです。そして，質の高い医療を提供するために常に学び続ける姿勢をもつことといえます。つまり，謙虚さは医療者にとって重要な要素のひとつです。

　また謙虚さは患者に対する思いやりや態度に表れるため，医療現場における患者や家族とのコミュニケーションにおいても重要です。医療者には，患者の側に立って考え，患者が受ける治療や検査の意義やリスク，副作用などのわかりやすい説明が求められます。そのためにも，医療者には謙虚さが必要であり，自身がもつ知識や技能に偏らず，患者やその家族とともに考え，話し合う態度が大切になります。それは患者に安心感を与え，信頼関係の構築にも重要な要素といえるでしょう。

　さらに医療の世界は日々，技術が進歩し続けています。医療者は自身の専門分野だけでなく，他の分野や最新の知見にも目を向け，常に自己研鑽を欠かさず，学び続けることが必要です。他の医療者やその知識や技能に敬意を払い，協力していくためにも謙虚さが求められます。

5）謙虚な人の要素や特徴（図3）

　謙虚な人は，自己中心的でなく，他人に興味をもち協力的です。また自分の専門分野に自信をもちつつも，その中にある欠点や課題を自覚しており，改善するための努力ができます。

　謙虚な人の要素や特徴の例を以下に列挙します。

①自己評価が適正である

　自分自身を過大評価せず，適切に自己評価をしています。自分の能力や知識，経験の範囲を正しく認識し，自分自身を客観視することができます。

②自分の欠点を受け入れる

　自分自身にも欠点があることを認め，その欠点を改善しようと努力します。自分自身に厳しく，反省し，改善することで，自己成長を促すことにもつながります。

③身近な人にも敬意を払う

　周囲にいる身近な人々に対しても敬意をもち，真摯に接することができます。また，他人から学ぶことも多くあると考え，常に学ぶ姿勢を心がけています。

④真摯に学び続ける

　学び続けることを大切にしています。知らないことがたくさんあると認識し，新しい知

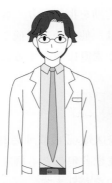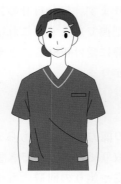

適正な自己評価
欠点を受け入れる
身近な人への敬意
真摯に学び続ける
長期的な視野をもつ

図3　謙虚な人の特徴

識や経験を積極的に取り入れようとします。さらに，自分自身を成長させるため，熱心に学び，研究することができます。

⑤長期的な視野をもつ

　目先の成功にとらわれず，長期的な視野をもっています。短期的な利益よりも，長期的な成果や利益を考え，自分自身のキャリアや人生の方向性を見据えて行動することができます。

6) 謙虚さを身につけるためには

　謙虚さを身につけるためには何が必要でしょうか。謙虚さを身につけるためのポイントをいくつか列挙します。なお，前提として，「謙虚さ」というものを理解し，自分自身への必要性を感じて身につけたいと思うことが不可欠です。

①自分は初学者であると意識する

　このような意識がある場合，謙虚にふるまうことを容易にします。何ごとにも自分は初学者であるという意識をもつことが，謙虚なふるまいや，それを身につけることにつながります。

②人の話を傾聴する時間を増やす

　人は自らの考えを主張したり，自慢したりすることで，無意識に周囲の承認を得ようとします。しかし，謙虚さを身につけるためには，自己主張よりも相手の話を傾聴する時間を多くすることが必要です。他者の考えに注意深く耳を傾けることによって，自分にはない考え方に触れ，気づきを得ることにつながります。

③自分自身を客観視する習慣をもつ

　人間は過去の経験や知識による先入観や固定概念をもつものです。しかし，それによっ

て思い込みや，勘違いをすることがあります。自分自身の言動を振り返り，客観視する習慣をもつことで，自分の過ちや特徴を把握できます。これは，他人から指摘や否定をされたときに反発する気持ちを制御し，冷静に受け止めることや素直に謝罪すること，その改善に向けて行動していくことにもつながります。

④自身の成長を楽しむ

仕事や業務を任されたとき，「自分の能力を認めてもらえた」，「成長する機会を得た」と謙虚に受け止めることで，前向きに取り組むことができます。何ごとも経験と捉え，ありがたく受け止めることで，過度な不安や焦りの回避にもつながります。

⑤他者の成功を喜ぶ

自分自身を過大評価せず，他人に敬意をもち，その成功や成果を喜び，祝福することが謙虚な姿勢につながります。喜びを分かち合い，ともに成長することを重視することが大切です。その謙虚さは協力や協調の基盤となり，他者との良好な関係の構築にもつながります。

⑥謙虚な人を真似てみる（モデリング）

自分が謙虚と感じる人物を真似てみる（モデリング）ことが挙げられます。その人の行動や周囲との関わり方などを観察・分析し，それを真似ることによって，謙虚さというものを経験できます。そして，その経験が謙虚さを身につけることにつながります。

〈参考文献〉

1）実用日本語表現辞典（weblio 辞典）：https://www.weblio.jp/（最終アクセス日：2023 年 4 月 29 日）
2）Pearsall J: The concise Oxford dictionary. Oxford University Press. 2001.
3）Tangney JP: Humility. In Lopez SJ, Snyder CR（eds）. Oxford handbook of positive psychology 2nd ed. pp483-90. New York. Oxford University Press. 2009.

5. 誠実で素直

要　点

● 「誠実で素直」とは，自分や他人，物ごとに対して真心をもちながら正しい行動をとり，意図や動機を隠すことなく感情や思考を表現できることである。
● 誠実さや素直さは，個人の人生や社会生活において重要であり，他者とのコミュニケーションや信頼関係の構築のみならず，健全な社会の構築にもつながる。
● 誠実な人は，約束を守るために行動したり，失敗が起こったときに過失を認め謝罪ができたりする。素直な人は，自分や他人に正直で，相手の助言を素直に受け入れることができる。
● 医療者は，患者や家族に対して誠実で素直な対応を行い，適切な信頼関係を築きながら，良好な医療を提供する必要がある。
● 誠実で素直な人の要素として，正直さや謙虚さ，寛容さや高い倫理観などがあり，これらによって周囲から尊敬され，信頼を得ることができる。
● 誠実さや素直さを身につけるためには，自分自身と向き合い，日々の行動を振り返る習慣をもち，改善に向けて取り組むことが大切である。

1) 誠実さ，素直さとは

　誠実とは「私利私欲を交えず，真心をもって人や物ごとに対すること。また，そのさま」と説明されます[1]。誠実であることは，自分自身の価値観や信念に基づいて正しい行動をとることを意味し，自分自身や他人に対して嘘をつかないことを表します。また，素直は「ありのままで，飾り気のないさま。素朴」や「性質・態度などが，穏やかでひねくれていないさま。従順」と説明される言葉です[1]。素直であることは，自分の感情や思考を隠すことなく，自分自身や他人に真実を伝えることを表します。そして素直さは健全で信頼できる人間関係の構築にもつながります。つまり「誠実で素直」とは，自分自身や他人，物ごとに対して真心をもちながら正しい行動をとること，そして意図や動機を隠すことなく自分の感情や思考を表現できることを表します。

2) 誠実さ，素直さはなぜ必要か（図4）

　誠実さや素直さは，個人の人生や社会生活において非常に重要です。以下に，誠実さや素直さが必要な理由について，いくつか列挙します。

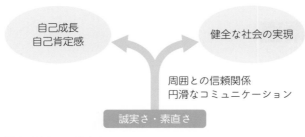

図4 誠実さと素直さ

①コミュニケーションを円滑にするため

　誠実さや素直さは，意図や動機を隠すことなく自分の感情や思考を表現することにつながります。これによって，誤解やトラブルが生じにくくなり，コミュニケーションが円滑に行われます。

②他者との信頼関係を築くため

　誠実さや素直さは，人が互いに信頼し合うための基盤です。誠実で素直であることで，相手を尊重し，敬意を払い，正直な態度で接することができ，それが互いの信頼関係を構築し，良好な人間関係へとつながります。

③自己成長を促進し，自己肯定感を高めるため

　誠実であることや素直であることは，自分自身に対しても正直であることを意味します。このような態度は自分の弱点や課題を把握し，改善するためのアクションを起こすことにつながり，自己成長を促します。また，自己肯定感を高め，自信をもって生きていくことができます。

④健全な社会を築くため

　誠実さや素直さは，高い道徳的基準をもち，良心をもつことにつながります。このような人は，自分には厳しく，他人には寛容であり，正義や公正が尊重され，不正や不正義が排除されます。つまり，このような人が多いことは健全な社会を築くことにつながります。

　以上のように，誠実さや素直さは，コミュニケーションを円滑にして他者との信頼関係を築き，自己成長を促すことや自己肯定感を高めるために重要な価値観です。また，その高い道徳的基準は健全な社会を築くことにもつながり，個人および社会において不可欠なものといえます。

3) 誠実な人，素直な人の行動や発言

　誠実さや素直さがある人は，どのような態度を示すでしょうか。その行動や発言としては以下のようなものが挙げられます。

①誠実な人

- ・言動が一貫している。
- ・自分自身について適切に評価できる。
- ・常に成長や学びを追求することができる。
- ・他人や周囲の人々との協力や協調性を大切にする。
- ・約束を守るために行動する。例えば時間に遅れないように早めに行動する。
- ・望まない事態が生じた際にも，損得を考えずに正直に対応することができる。
- ・何か失敗が起こったときにも，自分の過失を認めて責任をとり，謝罪できる。

②素直な人

- ・自分や他人に対して正直である。
- ・相手の提案や助言を素直に受け入れる。
- ・自分に間違いがあったとき，それを素直に認め，謝ることができる。
- ・固定観念にとらわれず，新しいアイデアや意見を受け入れ，柔軟に考えられる。

4) 医療現場における誠実さ，素直さ

　医療現場において，患者やその家族は過去に経験のない様々な問題や障害に立ち向かわなくてはならず，多くの不安や精神的ストレスが生じます。そのため，医療者は患者や家族に対して誠実かつ素直に対応し，適切な信頼関係を築きながら，良好な医療を提供する必要があります。

　例えば，患者や家族に対して診断や治療に関する情報を提供する際，なかには不確定な情報もあるでしょう。そのような場合には，精神面へ十分に配慮したうえで，その旨を丁寧に伝えることが必要です。また患者の状態に対して真摯に向き合い適切に対応する場面や，患者の情報を適切に管理しプライバシーを守る場面においても，誠実さは必要不可欠です。さらに，患者に対して自分の限界や課題を素直に伝え，状況によっては適切な専門家に紹介するなどの対応にも，誠実さや素直さは必要であるといえます。

　その他，医療現場には多種多様な専門職が存在します。多職種がチームとなって医療や支援を提供する中では，素直に相手の意見を受け入れ，適切に連携することが求められます。

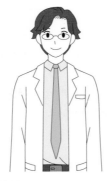
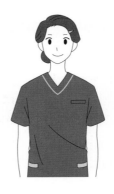

正直さ
謙虚さ
真摯さ

寛容さ
粘り強さ
高い倫理観

図5　誠実で素直な人の特徴

5）誠実で素直な人の要素や特徴（図5）

誠実で素直な人には，以下のような要素や特徴があります。

①正直さ

自分自身や他人に対して正直な態度をとります。自分の意見や感情を隠したり，嘘をついたりすることがなく，信頼を築くことができます。

②謙虚さ

自分自身に対して謙虚な姿勢をもちます。自分が間違っていたり，知らなかったことに対して素直に謝罪したり，新しい情報を受け入れることができます。

③真摯さ

相手に対して真摯に向き合う姿勢をもっています。相手に興味をもち，真摯に向き合い，話を聞くことができます。

④寛容さ

自分自身や他人に対して寛容な態度をもっています。相手の意見や感情を尊重し，受け止めることができます。

⑤粘り強さ

目標を達成するために，努力を惜しまずに取り組むことができます。また失敗や困難に直面しても，あきらめずに取り組み続けることができます。

⑥高い倫理観

自分自身や他人に対して，倫理的な観点から正しい行動をとることができます。それによって周囲の人々から尊敬され，信頼を得ることができます。

以上のような要素や特徴をもつ「誠実で素直」な人は，周囲から尊敬され，信頼を得ることができます。そして，それは自分自身が充実した人生を送ることにもつながります。

6) 誠実さ，素直さを身につけるためには

誠実さや素直さを身につけるためには何が必要でしょうか。そのためのポイントを以下に列挙します。

①自分自身と向き合う

自分自身と向き合い，自分の内面について考えることが大切です。自分がどのような価値観をもっているのか，どのような行動をしているのか，まずは自己評価をしてみるとよいでしょう。

②周囲とのコミュニケーションを大切にする

誠実さや素直さを身につけるためには，周囲の人々とのコミュニケーションを大切にすることが重要です。相手の意見や感情を尊重し受け止めることができるように意識することや，日々のコミュニケーションを振り返ることからはじめるとよいでしょう。

③自分の言動を振り返る

自身の言動を振り返り，自分は正直であるか，素直であるかを確認しましょう。そして自分が間違っていた場合には，素直に謝罪し，正しい行動をとるように心がけるようにします。また改善点を見つけて自己反省することは自身の成長につながり，誠実さや素直さを身につけることにつながるでしょう。

④目標をもつ

自分自身の目標をもち，それに向けて努力することが誠実さや素直さを身につけるための重要な要素です。目標を達成するために，努力を惜しまずに取り組むことが大切になります。

以上のように，自分自身と向き合い，日々の行動を振り返る習慣をもち，改善に向けて取り組むことが大切です。また，目標をもって努力することが自己成長につながり，誠実さや素直さを身につけるための重要なステップとなるでしょう。

〈参考文献〉

1) 実用日本語表現辞典（weblio 辞典）：https://www.weblio.jp/（最終アクセス日：2023 年 4 月 29 日）

6. 臨床家の本望

要点

● 臨床家の本望は，生涯をかけて可能な限り多くの患者を救うことである。
● 患者を救うには，患者を深く知る必要がある。
● 患者をよくするために，評価と計画立案をもとにした治療が必要である。
● 臨床家には，患者をよくする方法を模索する，研究者としての顔も必要である。
● 多くの患者を救うため，後輩の教育も必要になる。

1）臨床家の本望

　臨床家の本望は「生涯をかけて可能な限り多くの患者を救うこと」です。常に患者を救うために何ができるのかを考え，全力を尽くします。理学療法士や作業療法士は，日々の臨床で目の前の患者の機能や能力が改善すると，「自分の仕事は良い仕事だ」，「この仕事をしていてよかった」と感じます。患者やその家族から感謝を伝えられたり，喜ぶ姿を見たりすれば，他に代えがたい幸せを感じるでしょう。多くの患者を救いたい，患者の生活をよくしたいと考えて，生涯に渡り目の前の患者の治療に一生懸命に取り組むことが臨床家の本望であり，心がけたい姿です。

　今日よりもさらに良い医療を提供するため，臨床家は学び続けます。臨床で生じた疑問は，臨床家として成長する糧となります。新たなアイデアを出し続けてください。患者の傍で臨床を行う臨床家こそ，地に足のついた新たな治療方法や臨床で活用できる道具を発案できる研究者にもなれます。日常の臨床の小さな困りごとや課題こそが，未来の患者を救うきっかけになります。一つひとつの積み重ねによって，良い臨床家として成長し続け，少しでも多くの患者を救ってください。

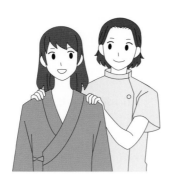
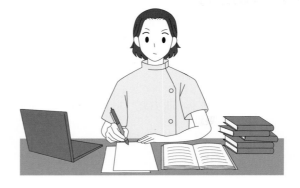

「患者を救うこと」の具体例は，できなくなった日常生活活動や運動，動作を再びできるように支援することです。リハビリテーションの対象となる患者の多くは，突然の不幸なできごと（受傷や疾病など）によって，普段何気なく行なっていた日常生活活動や運動，動作ができなくなります。理学療法・作業療法の提供によってそれらの再獲得につながれば，それは患者を救ったといえるでしょう。

そのために必要なことは，質の高い治療（理学療法・作業療法）の提供です。質の高い治療を行う臨床家というと，素晴らしい手技で患者の身体活動を賦活し，新たな動作の再獲得を促す姿をイメージするかもしれません。これも大事な臨床家の要素のひとつといえますが，手段に固執せず，道具を用いて治療を促通したり，物理療法を選択したり，補助具や自助具の使用を検討したり，生活環境の改修を検討したりするなど，患者を救うために様々な知識と知恵を活用することが重要です。さらには患者の気持ちに寄り添うことや，家族や周囲の環境も巻き込んで，患者の生活の改善を図ることも臨床家の大事な要素です。患者の生活を少しでもよくするために何ができるかを考え，最善の方法を模索し続けることこそが，臨床家の本望です。

2) 患者を深く知る

患者を救う良い治療の提供のためには，患者を深く知ることが必要です。患者の主訴（最も苦痛に感じて訴える症状，患者の言葉で表現されたもの）や要望（患者本人の自覚的な訴えの中心となるもの）は，患者を知るうえで重要な情報です。しかし，患者（またはその家族）の表出する主訴や要望（顕在的なニーズ）と，患者が本当に困っていること（潜在的なニーズ）の間には乖離がある場合があります[1]。理学療法士・作業療法士はこの患者の本当の困りごとを捉え，真に治療する対象を判断します（表6）。

そのためには，患者のもつ背景（身体機能，病態，疾患，受傷前の日常生活活動，家族関係や住宅環境など）の把握が欠かせません。例えば，脳卒中によって片麻痺を呈した患者の要望が「買い物に行けるようになりたい」であったとします。その患者は，歩いて買い物に行きたいのか，その際に介助者の付き添いは得られるのか，自宅からスーパーまでの距離はどのくらいか，その道のりに坂や階段はあるのか，などの生活背景を深く考えて，患者のもつニーズ（患者に必要と客観的に判断されるもの）を満たす介入方法を検討します。さらに，「買い物に行けるようになる」という要望が，日々の食事の買い出しだ

表6　主訴，要望，ニーズとは[2]

主訴	最も苦痛に感じて訴える症状，患者の言葉で表現されたもの 例）肩が動かない，手が痺れる，など
要望	患者本人が主観的に要求するもの 例）歩けるようになりたい，仕事に復帰したい，など
ニーズ	療法士などの評価によって，必要と客観的に判断されるもの 例）自宅周囲を歩けるようになること

けであれば，近くに住む家族の協力をお願いしたり，宅配サービスを利用したりする方法もあります。一方で，社会参加を促す目的がある場合や，買い物に行く行為自体がその患者の楽しみである場合には，「お店に買い物に行けるようになる」という行為そのものに大きな意義があります。

　現在の医療は，EBM（evidence based medicine：根拠に基づいた医療）という，科学的な研究手法によって根拠をもって積み上げられてきた知見をもとにした，普遍的な医療の提供が基本です。一方で，NBM（narrative based medicine）という，患者の物語を尊重しながら，医学的な疾患概念や治療法を参考にして治療方針を検討する方法もあります[3]。臨床家は，患者を深く正しく知り，EBMとNBMを統合した最良の治療を提供していきます。

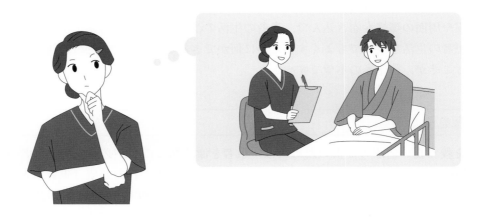

3）評価と計画立案をもとにした治療

　理学療法・作業療法は，多様かつ幅広い評価の結果をもとにして，目標や治療計画を立案します。良い治療には，評価から立案した治療計画を適切に実践し，治療後の変化を再評価することで計画を見直す反復過程が必要です（図6）。評価が正確でなければ，その後の計画立案の方向性を誤ります。正確で再現性の高い評価の実施は，臨床家に求められる重要な技能です。

　治療計画の立案には，臨床家としての経験が大きく寄与します。患者の経過は多岐に渡

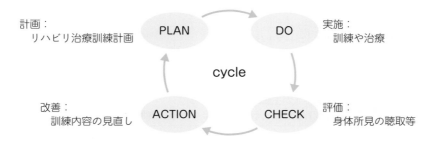

図6　計画，治療，評価，改善のサイクル

るため，経験の浅い理学療法士・作業療法士は，各診療ガイドラインや学術的に報告された帰結予測の活用などで経験不足を補う努力が必要です。経験豊富な理学療法士・作業療法士は，到達可能な目標やそこに至るまでの治療計画のイメージをもてるかもしれませんが，自身の経験や考えに固執せず，常に新しい知見を受け入れていく姿勢も求められます。効率よく，確実に進められる治療計画を立案できることは，優れた臨床家の要素です。

　リハビリテーションは，医療の中でも特殊な，患者本人の努力を要する医療です。内科であれば薬を飲み，外科であれば手術を用いて治療します。リハビリテーションは，患者の活動を治療に用いるため，患者自身の努力が必要です。患者のモチベーションは治療効果に直結するため，高いモチベーションを維持させることも臨床家の大事な役割です。臨床家は，効率のよい治療計画を立て，患者のモチベーションを高めて治療を進める，臨床のデザイナーといえます。

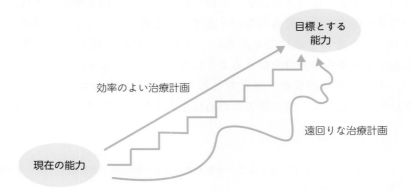

4）臨床と研究

　臨床家の対になる言葉として，研究者を思い浮かべる方は多いでしょう。臨床家は病院や施設で実際に患者や利用者を治療し，研究は行わない。一方で研究者は研究室で黙々と研究を行い，患者に関わらないイメージがあるかもしれません。しかし，臨床と研究は深く結びついています。理学療法士・作業療法士が行う研究は，新たな治療法の考案や，様々な介入の効果検証を行う臨床研究が多く，さらには基礎研究として解剖や病理的な研究も対象にします。すべての研究に共通した目的は，患者を救うことです。

　臨床家として患者の治療を続ける中でも，その情報を集約していけば，効果の検証や新たな知見の構築につながります。また，日々の臨床の中で生じた疑問を解決していくために，患者について深く考え，さらに良い治療法を求める考え方は，研究者と同じです。すべての臨床は研究につながっており，またすべての研究も臨床につながります。

　リハビリテーションは他の医療に比べて比較的新しい領域です。日々，新たな知見が増えています。多くの書籍や文献，学術大会など，新たな知見を得られる機会はたくさんあります。過去に学んだ知識や自己の経験に固執することは危険であり，臨床家の自己満足

になりかねません。患者に接する臨床家は，最良の研究者になれるはずです。研究と身構えると敷居が高く感じますが，常により良い治療方法を模索し続ける臨床家を目指してください。

5) 臨床と教育

　ひとりの臨床家が生涯で救える患者数には，限界があります。どれだけ努力しても対応可能な患者数は限られるため，さらに多くの患者を救うには，後輩の育成が必要です。臨床家としての自らの背中をいつでもみせて，後輩を育てる意識をもってください。

　理学療法士や作業療法士は臨床家です。教科書などから得られる情報だけなく，患者の治療を通して得た経験がその技術の向上に必要です。後輩が良い臨床家として育ち，その後輩が多くの患者を救うことになれば，自分ひとりよりも多くの患者を救うことにつながります。もちろん後輩に限りませんが，周囲の理学療法士・作業療法士と切磋琢磨した研鑽は，自分自身の能力の向上にもつながります。縦と横とのつながりを深め，少しでも多くの患者を救うことを考え続けてください。さらに，管理・運営能力を身につけることで，組織としてより多くの患者を救えるようになります。ひとりの臨床家から，先輩・教育者となり，そして組織の管理・運営者として，自身の成長と環境の変化が生じる中でも，臨床家は生涯と通じて，常に患者のために全力を尽くす姿勢をもつことが重要です。

〈参考文献〉
1) 金若美幸，佐々木栄子，川島和代，他：在宅療養者とその家族の顕在的・潜在的ケアニーズの把握．日未病システム会誌．2003；9：227-9.
2) 才藤栄一（監），金田嘉清，富田昌夫，大塚圭，他：PT・OT のための臨床技能と OSCE コミュニケーションと介助・検査測定編．第 2 版補訂版．p120．金原出版．2020.
3) 斉藤清二：患者と医療者の物語 Narrative Based Medicine の意義．理学療法学 2005；32：445-9.

7. 厚い壁に挑む勇気

要点

● 厚い壁を突破する姿は理学療法士・作業療法士の目指す姿である。
● レジリエンスを高め，厚い壁に立ち向かえる勇気を育てる。
● 厚い壁への挑戦は自己成長のチャンスと捉え建設的に取り組む。
● 厚い壁に挑むには，課題を小さく分割するとよい。

1) 厚い壁に挑む

　人生に厚い（高い）壁はつきものです。この壁の多くは，成し遂げることが不可能なものではなく，策を講じて解決し，乗り越えられるものです。臨床に出た理学療法士・作業療法士は，対人関係などで壁を感じるでしょう。学生であれば，講義課題や定期試験の直前，初めての臨床実習に壁を感じることもあるでしょう。しかし，これらの壁は，落ち着いて周りを見渡して準備を怠らず，努力をすれば乗り越えられる課題です。

　しかしどう頑張っても，全力で努力をしても成し得ないように感じられる課題もあります。リハビリテーションで関わる場面では，受傷や疾病による非可逆性の状態（後遺症を残す）になった患者に直面します。運動麻痺や四肢切断，変性疾患，加齢変化など，以前の状態に戻ることができない場合もあるでしょう。しかし，そのような状況の中でも課題を達成できる方法を模索し，それに対して最大限の努力をもって立ち向かうのが，理学療法士・作業療法士の目指す姿です。

　人が壁を感じるのは，これまでに経験がない課題や，成し遂げる姿が想像できない課題に直面するときです。先の見えない壁はより厚く（高く）感じるでしょう。しかし，たとえ困難と感じた課題でも，一度突破した経験があると，次からは壁と感じにくくなりま

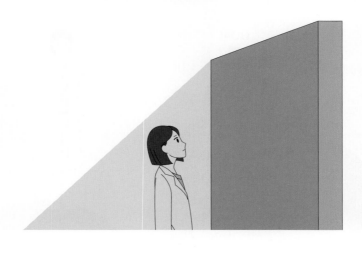

す。経験を重ねることで，少しずつ壁と感じる課題は減り，自身の成長を感じるでしょう。ここでは，壁に立ち向かう方法を考えたいと思います。

2) 厚い壁に挑む勇気

　著名な心理学者のアドラーは，「『勇気』とは困難を克服する活力のことだ。勇気のない人が困難に出会うと，人生のダークサイドへと落ちていってしまうだろう」と述べています。人は生きている限り，多くの壁に直面します。壁に立ち向かうには，勇気が必要です。勇気には，精神的な安定が必要です。精神的に困難に立ち向かえるかをレジリエンス（resilience）と言います。レジリエンスは，「困難で危機的な状態にさらされることで，一時的に心理的不健康の状態に陥っても，それを乗り越え，精神的病理を示さず，よく適応している状態」を指す概念です[1]。このレジリエンスを高めることが，壁に立ち向かう勇気を育てます。

　レジリエンスを高めるには，社会的な安定や支援が受けられるかなどの環境因子が大きく関与します。また，自尊感情，肯定的な未来志向，感情調整などによっても高まると言われます[2,3]。自らの心のもちようや考え方次第で，困難に直面したときに立ち向かう勇気が湧いてくるでしょう。また，壁に直面した際に備えて，普段から相談ができる家族や友人など周囲の人との関係を良好に保ち，壁から逃げずに乗り越えられると思う感情をもつなど，レジリエンスを高めて，困難に立ち向かう勇気をもつとよいでしょう。

　理学療法士・作業療法士である場合，自らのレジリエンスを高めるだけでなく，他者のレジリエンスを高める要因にもなり得ます。壁に直面した患者の感情を支え，立ち向かおうとする思いを支援する，そのような接し方ができる理学療法士・作業療法士を目指しましょう。

3) 壁への挑戦は自己成長につながる

　壁を乗り越えることは，自己の成長につながります。壁と感じる事象に直面したとき，立ち向かう挑戦心をもちましょう。挑戦心は，突破できると思う自己肯定感，忍耐力や体

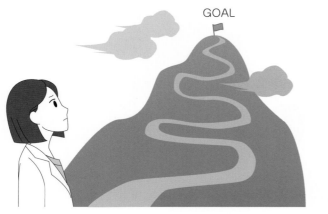
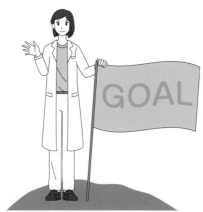

力など，自己統制能力が関連します[4]。そして，これらの感情は壁を突破すると強化されます。

　壁に直面したときに消極的にあきらめてしまうのではなく，自分は突破できる，成長するチャンスだと捉え，積極的に挑戦する気持ちをもってください。そのために，日頃から自分の挑戦や成功を認識し，壁を突破できるよう自己肯定感を高め，忍耐力や体力を鍛え，課題に直面したときに適応できるレジリエンスを高め続けてください。成長できることに喜びを感じ，日々挑戦できるとよいでしょう。

4）壁に挑む方法

　壁に挑む方法として，16世紀にルネ・デカルトが記した『方法序説』は，「難問はそれを解くのに適切かつ必要なところまで分割せよ」と記載されています。課題が大きく難しいほど，その突破が難しくなります。そのときに，まずは課題を分けて突破すれば，少しずつ立ち向かえます。アドラーの心理学においても，高過ぎる目標はやる気を損なう要因として要注意とされています。一方で，厚い壁も薄い壁に分割すれば，先が見えて壁を突破する気持ちが湧いてくるでしょう。

　リハビリテーションにおいては「課題の難易度調整」が常に用いられます（図7）[5]。目標課題が高過ぎるときに，達成するための課題を簡単に達成できる段階にまで分割し，少しずつ実施する方法です。これはまさに壁に挑む適切な方法といえます。例を挙げると，「重度の下肢麻痺によって1人で立てなくなった患者が，最終的に『1人で歩くこと』を

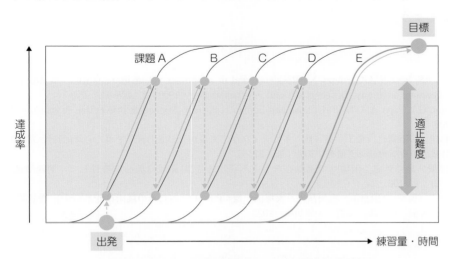

課題A：長下肢装具＋支持台＋立脚，遊脚に対する誘導・補助
課題B：長下肢装具＋立脚，遊脚に対する誘導・補助
課題C：短下肢装具＋立脚，遊脚に対する誘導・補助
課題D：短下肢装具＋T字杖，遊脚に対する誘導・補助
課題E（目標課題）：短下肢装具＋T字杖

注）すべて2動作で練習を実施

図7　課題の難易度調整（歩行練習の一例）

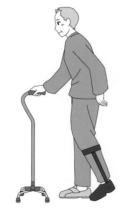

図8 補助具での難易度調整

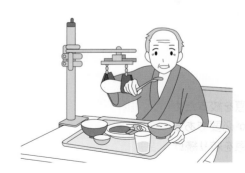

図9 スプリングバランサー

目標にした場合，まずは手すりを使った立位保持を目標にし，次は人に支えられて歩くこと，次は杖と下肢装具を用いて歩くこと（図8），最終的に1人で歩くこと，と段階を踏んで目標を達成していきます」。

　道具の使用や環境の調整も壁に挑む方法のひとつです。例えば，脊髄損傷で上肢の運動機能が大きく制限された場合にスプリングバランサー（図9）などを用いる，発話障害の方とのコミュニケーションで筆談を用いる，階段が登れない場合にスロープ（坂道）を使うなどが挙げられます。高い目標を乗り越えるためには，比較的低い目標を設定し直し，段階的に課題を達成しましょう。課題の達成は，モチベーション維持にもつながります。壁を突破する方法は一様ではありません。知恵を絞って挑める理学療法士・作業療法士を目指しましょう。

〈参考文献〉

1）Masten AS, Best KM, Garmezy N：Resilience and development：Contributions from the study of children who overcome adversity. Development and Psychopathology. 1990；2：425-44.
2）Bonanno GA, Papa A, O'Neill K：Loss and human resilience. Applied & Preventive Psychology. 2001；10：193-206.
3）小塩真司，中谷素之，金子一史，他：ネガティブな出来事からの立ち直りを導く心理的特性 精神的回復力尺度の作成．カウンセリング研究．2002；35：57-65.
4）竹橋洋毅，島井哲志：困難への挑戦心を支える認知的基盤 領域自尊心に着目して．関西福祉科学大紀．2017；21：99-106.
5）才藤栄一（監），金田嘉清，富田昌夫，大塚圭，他：PT・OT のための臨床技能と OSCE 機能障害・能力低下への介入編．第2版．p227．金原出版．2022.

8. 知恵を絞り続ける

> **要 点**
> ● 知恵を絞るとは，複雑な課題や問題解決のために最適な方法を見出す努力である。
> ● 知恵を絞るためには，課題の深い理解，情報の収集，多角的な視点，ロジカルな思考力が必要である。自己の批判的な振り返りも有効になる。
> ● 知恵を絞り続け，課題解決能力の高い理学療法士・作業療法士を目指す。

1) 知恵を絞る

　知恵を絞るとは，複雑な課題を解決するために，深く考えをめぐらせて最適な方法を見出そうとする努力を指します。臨床場面では，課題に対して経験をもとに対策を考案するだけでなく，それが適切なのか，本当に効果的なのか，他に良い方法がないのかなどを考え，懸命に最適な解を探し続けることが求められます。目の前の課題について考え，最適な解を探し続ける臨床家を目指してください。

　知恵とよく混同される言葉として「知識」があります。知識は，ある事実について知っている（認識している）ことです。知識は経験や学習によって蓄積し増やせますが，知恵は蓄積するものではなく，知識などをもとに判断する能力，知識を活用する能力で，経験によって磨かれます。知識のもとになるものに「情報」，さらに情報のもとになる「データ」があります（表7）。これらの関係は，その頭文字（data：データ，information：情報，knowledge：知識，wisdom：知恵）をとって，DIKWヒエラルキーなどとして提示されることがあります（図10）[1]。この階層を理解し，データ，情報，知識を活用して知恵を絞る習慣は，課題解決能力の向上につながるでしょう。

表7　データ・情報・知識・知恵

データ **(data)**	文章，数値，音声，映像など物ごとを解釈するための客観的な素材
情報 **(information)**	データを整理・統合し，解釈，構造化したもの
知識 **(knowledge)**	データや情報の相互関係を特定化し，形式化された理解やノウハウ
知恵 **(wisdom)**	知識をもとに判断する，問題を解決する能力

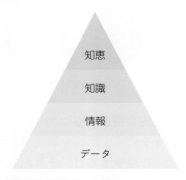

図10　DIKW ヒエラルキー

2) 知恵を絞るために必要な要素

①課題や問題に対して深く理解する

　知恵を絞るためには，まずその課題や問題に対して深く理解する必要があります。問題の背景や原因，どう影響するかなどを把握し，問題の本質を見極めましょう。深く理解ができない，または誤った理解をすると，その後の検討が違う方向に進んでしまい，課題を見失い，知恵も絞れません。課題の本質を正しく捉え，深く理解できれば，知恵を絞ることができます。また，情報や知識を蓄積するだけでは課題を解決できないことも多いです。課題を十分に理解したうえで，想像力や発想力をもった解決方法の検討までが知恵を絞る要素です。

②情報を集約する

　知恵を絞るためには，データ・情報の適切な収集が重要です。集めた情報を知識として活用し，これまでの経験や周囲の状況なども含めて判断することが，知恵を絞ることにつながります。現代社会においては非常に多くの情報が氾濫しており，情報の入手自体は容易になりました。そのため，どの情報を信頼するか，どの情報が重要なのか，信頼できる情報源を選択し，情報を見極める力が求められます。特に，インターネットやソーシャルメディアは，自分が求める関連情報を幅広く入手可能ですが，情報の中には，根拠もない個人の意見や誤った情報も含まれています。なかには適切な情報もありますが，見極めは容易ではありません。医療の世界では，教科書や論文などは査読（該当する学問の専門家が内容を確認，審査する）を通してその信頼性が一定程度保証されるため，信憑性の高い情報として用いられています。

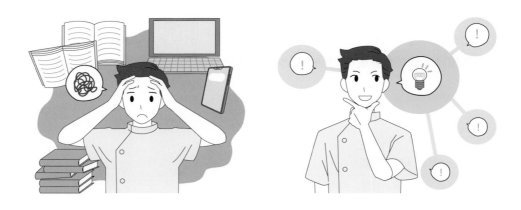

③多角的な視点をもつ

　知恵を絞って問題を解決するためには，多角的な視点をもつことも必要です。一方からの視点に固執すると，それだけが正しく見えたり，行き詰まったりしますが，異なる立場や考えた方，価値観などから問題を見ると，違った見え方や新たな発見につながります。

多角的に視点をもつ方法として，その問題に関係する人々からの情報収集や，社会的背景や環境因子などをもとにした検討が有効です。他人の意見を聴くことができれば，自分とは違った視点が見えたり，自分の意見の誤りに気づいたりするなど，より効果的な問題解決方法が見つかります。

　多角的に物ごとを見るための視点として，「鳥の目，虫の目，魚の目」という言葉があります。主に経済の分野で用いられる言葉ですが，医療にも活用できる視点です。鳥の目は「鳥瞰」という言葉があるように，高い（広い）視点で物ごとを捉えることを意味します。リハビリテーションにおいては，患者の全体像を捉える視点に近いでしょう。さらに，患者だけでなく，家族や周囲の環境などにも視野を広げることが重要になります。虫の目は細かな視点で物ごとを捉えます。患者にしっかりと寄り添い，訴えや身体の状態を細かに把握して，様々な課題や対策を明確にすることができます。魚の目は潮の流れを見極める力で，まさに経済の流れを捉える言葉ですが，時事刻々と状態の変化する患者を対象とする理学療法士・作業療法士にとって，現在の状態だけでなく，これまでの経過や帰結を予測して治療方法を見直し続ける視点は重要です。多角的な視点で物ごとを捉えることで，適切な問題解決方法の探索が行えるようになります。

④論理的な思考力をもつ

　知識を知恵として活用していくためには，論理的な思考力が求められます。データや情報を分析した結果として得られた知識は，多角的な視点やこれまでの経験を参考にしながら，論理的な思考を通して問題解決につなげます。これは臨床場面や学術分野だけでなく，日常生活活動においても役立つ考え方です。

　リハビリテーションにおいては，この論理的な思考を臨床推論（clinical reasoning）として治療計画の基礎としています。具体的な方法としては，医療的な評価や情報収集によって得たデータや情報から病態を推測し，仮説に基づいて適切な検査法を選択し，患者に最も適した介入方法を検討していく流れが一般的です。それぞれの過程において，自らの経験や思い込みだけで短絡的に選択・決定するのではなく，客観的な情報に基づいた論理的な思考を行うことが理学療法士・作業療法士に求められます。

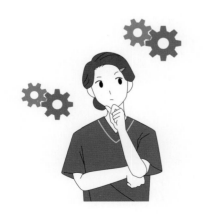
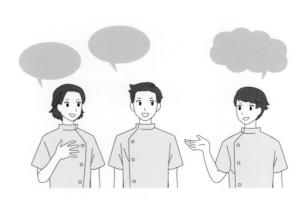

⑤批判的である

　正しく知恵を絞るためには，自己批判的な視点も必要です。自分自身の思考過程を客観的に評価することで，自身の偏りや盲点を発見し，問題の解決に向けた取り組みの改善が期待されます。「③多角的な視点をもつ」でも述べましたが，他人の視点は自分自身の偏りや誤りに気づくために有効です。人は深く考えるほど，盲目的になりやすく，ひとつの考えに固執しがちです。自分の考えが少しまとまった時点で，批判的な視点で振り返ってみる，客観的に評価をしてみることで，適切に知恵を絞ることができます。

3）知恵を絞り続ける

　ここまで，知恵を絞るために必要な要素を示しました。臨床家は，患者に真摯に向き合い，対面する問題を理解し，解決のために広く情報を集め，多角的な視点で論理的に思考し，批判的に評価や振り返りを行い，その能力を高めるためにも継続的に学び続ける必要があります。医療の世界は日々進化を続けており，リハビリテーションにおいても新たな情報が次々に示されています。学生時代に学んだ知識が，働き始めたときには新たな情報で更新される経験も珍しくありません。新しい情報や知識を吸収し続けるためにも，最新の情報に触れられるようにアンテナを張っておくことが重要です。継続して学び続け，新たな情報を入手し続けることで，深い洞察力や広い視野の獲得につながり，問題解決に向けた妙案を生み出す能力が磨かれるでしょう。

　はじめにも述べたように，知恵は鍛えられる能力です。患者をよくするために知恵を絞り続けることが，良い理学療法士・作業療法士の資質であり，必要条件になります。患者のために知恵を絞り続ける，そんな理学療法士・作業療法士を目指してください。

〈参考文献〉

1）Rowley J：The wisdom hierarchy: representations of the DIKW hierarchy. Journal of Information Science. 2007：33：163-80.

9. ひとりで悩まない

> **要点**
> ● 問題に対して解決策が浮かばずに悩んでいる状態では，精神的に負担を感じる。
> ● 悩みの原因には，不安などの心理的なものや，目標との乖離など様々な要因があり，それぞれに対応した解決策が必要である。
> ● ひとりで悩まず，周囲の人間や社会資源へ相談することは，心と身体の健康に大切である。

1) 人はなぜ悩むのか

　人はなぜ悩むのでしょう。「悩む」というのは，何かの事象や問題に対して，具体的な解決策が浮かばず，思考が堂々巡りをして進まない状態，思考が停止している状態です。一方で「考える」というのは，何かの事象や問題に対して，自分なりの解を出そうとして知恵を絞っている状態をいいます。「悩む」にはネガティブな印象があり，実際に悩んでいるときには，人は精神的な苦痛や負担を感じます。人が悩む要因は多岐に渡りますが，その要因を考えてみます。

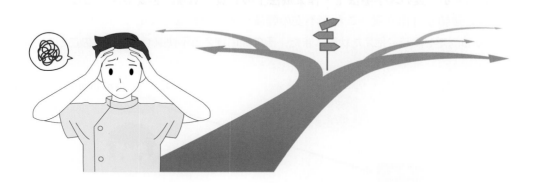

2) 悩みの要因

①不安による悩み

　最も多い要因のひとつとして，不安による悩みがあります。例えば，目の前に分かれ道があった際に，どちらの道に進めばよいのか迷います。その中で，自らの経験や周囲の状況などから判断し，前向きに良い道を選べればよいですが，「この道を進んだら何か悪いことがあるのではないか」，「選んだ道が悪い道だったらどうしよう」などと漠然とした不安を感じると，そこから進むことができず悩む状態になります。まさに，分岐点の前で思

考が停止した状態になります。これらの不安は，過去のできごとによる失敗事例や後悔，未来に対する不確かさなどが原因です。

　不安による悩みへの対策を考えると，過去のできごとに対しては，失敗事例に対する対処方法の検討や類似した成功事例の模索によって対応できます。未来の不確かさに対しては，想像力をもって，その先に起きる課題や対策を検討していくと対策できるでしょう。そのために，様々な情報を得て，知恵を絞れば，不安による悩みを軽減できます。もちろん，すべてに対処するのはとても難しいですが，選択肢がいくらか減り，悩みの程度を減らすだけでも精神的な負担の軽減につながるでしょう。

②目標との乖離による悩み

　人は，自分自身や周りからの期待に合わせた達成目標をもっています。目標を達成できない場合や，目標達成に必要な能力や経験，知識が伴わない場合，目標と現在の自分との乖離を感じて悩みます。この乖離が大きく，目標達成に至らない場合は自己効力感が低下します[1]。自己効力感の低下は，遂行能力の低下につながり様々な事象に消極的となる可能性があります。つまり「うまく行くかわからないから悩む。自分はできないと繰り返し思い込み，できないなら何もしたくない」という負のスパイラルに陥りかねません。また，この乖離を認知的不協和*と感じ，不自然に異なる目標を立ててしまう，他者に責任を転嫁してしまうなどの望ましくない対策を講じかねません。

　これらの対策として，まずは自分の状態や能力を正しく認識し，到達可能な目標を立てることが効果的です。到達可能な目標によって成功体験を繰り返せば，自己効力感が向上し，その人らしさを高められます。また目標立案の能力自体も高まっていきます。正しい自己認識と適切な目標立案，これが不安の軽減への近道になるでしょう。

　*矛盾する認知を同時に抱えた状態。また，その際に覚える不快感やストレスのこと。

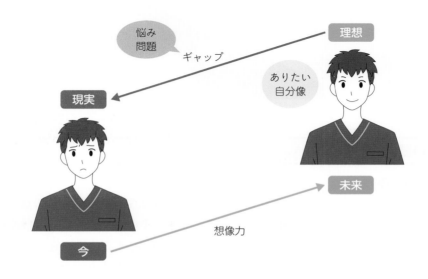

③心理的な要因による悩み

遺伝的因子や幼少期の環境，人間関係のトラブルの経験などによって，特に不安を感じやすい人もいます。悩んでしまって全く前に進めない状態が続く，あまりにも行動ができないほど悩みが続くと，場合によってはうつ病や不安障害，パニック障害につながる強い悩みになりかねません。これらは特に珍しいものではありません。

このような状態になった場合は，自分ひとりでの対策は容易ではないため，適切なケアを受けましょう。心理的な要因の悩みは，他人からはなかなかわかりにくく，伝わらない気持ちが募ると思います。悩みの程度や，悩みに対する対応能力は人それぞれですので，周囲の力や，医療の力を借りることも選択肢としてもっておきましょう。

3) ひとりで悩まず解決するために

ここまで悩みの要因やその対策を挙げましたが，悩みを抱えているときにはひとりでは解決が難しく，負のスパイラルによってどんどん深く，大きな悩みにつながりかねません。そんなときはひとりだけで悩まずに，周囲へ相談するとよいでしょう。

①誰かに話す

悩みを誰かに話すと，気持ちが軽くなることがあります。信頼できる友人や家族など，話を聞いてくれる人に話を聞いてもらいましょう。第三者として助言をもらうだけでなく，自分自身を客観的に見つめ直すことで，新たな発見につながるかもしれません。また，深い悩みのときには相談相手を探す余裕もないかもしれません。日頃からの相談しやすい関係性が，自分自身の安心感の維持に役立つでしょう。

悩みの中には，見知った友人や家族だからこそ話せない，話しづらい悩みもあると思います。そのようなときは，医療・精神保健の専門家などに相談することで，適切な助言や対応を受けられます。自分の周囲で解決方法を探すだけでなく，頼れる場所を普段から知っておくと安心できるでしょう。以下に相談窓口の例を挙げておきます。

・大学：学生相談室や支援室などの相談窓口（大学による）

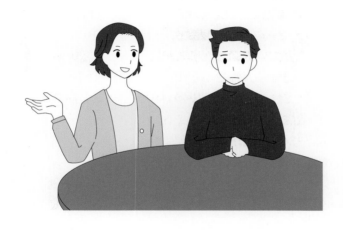

・地域：最寄りの保健所や精神保健福祉センター（厚生労働省のホームページに掲示）[2]
都道府県で悩みの内容に応じて設けられている様々な窓口[3]（愛知県の例）
心の相談窓口など
・医療：心療内科，精神科，精神神経科，メンタルヘルス科など

②自分を労わる

　悩み続けると心の負担が溜まっていきます。精神的なストレスが多い場合は，自分自身を労り，心の休養をとりましょう。身体の休養も大事で，特に睡眠やバランスのとれた食事，運動などはストレスや悩みを減らします。悩みは周囲からわかりづらく，理解が得られにくいため，気づいてあげられるのは自分自身です。心身相関といって身体の不調が精神に影響を及ぼしたり，心理的な因子が身体の不調や疾患を引き起こしたりします[4]。行き詰まったときは，少し休んで心と身体の調子を整えると，悩みが小さくなります。自分の考えや調子を変えることは容易ではありませんが，頑張っている自らを認め，負担を減らすためにできる方法を考え，労ってください。

〈参考文献〉
1）Bandura A: Self-efficacy：toward a unifying theory of behavioral change. Psychol Rev. 1977；84：191-215.
2）厚生労働省 web サイト：こころもメンテしよう. https://www.mhlw.go.jp/kokoro/youth/consultation/window/window_01.html（最終アクセス日：2023 年 8 月 8 日）
3）愛知県 web サイト：様々な悩みの相談窓口. https://www.pref.aichi.jp/soshiki/imu/nayaminosoudanmadoguti.html（最終アクセス日：2023 年 8 月 8 日）
4）中井吉英：心身相関について. 心身医. 1999；39：301-7.

10. 相手の立場を理解する

> ## 要 点
>
> - 相手の立場の理解は，医療者にとって必須のスキルである。
> - 臨床では，患者やその家族への対応，他職種との連携を円滑にするために相手の立場に立つ必要がある。
> - 患者の立場に立つには，心理状態や障害の受容過程の理解が必要である。
> - 相手を思いやる気持ちは自分にも返ってくる。

1) 相手の立場を理解する

　相手の立場に立つとは，相手の視点や状況から物ごとを理解しようとすることです。人に接する際には，相手の立場（背景やそのときの状況）を考慮したうえで，自分の言動によって相手がどう思うかを考えましょう。同じ言葉でも，状況や受け取る人にとって捉え方が違います。相手が発した言葉の意味を深く理解しようと努めることも重要です。言葉の裏側にある想いやニーズを捉えるスキルが必要になります。これは，コミュニケーションを円滑に行い人間関係をよくするために重要で，医療者にとって必須のスキルのひとつです。

　コミュニケーションを円滑にとり，相手がわかりやすい言葉や喜ぶ言葉を選べば，関係性がよくなり，衝突が回避されます。さりげない会話や思いやりで，相手との信頼関係が構築されます。相手の立場を慮る気持ちは，洞察力の向上にもつながります。相手がどう思うかを考えるのは容易ではありません。相手の性格だけでなく，そのときどきの状況や話の流れによっても感じ方が変わります。相手の立場を多面的に思いやる気持ちをもつように心がけましょう。

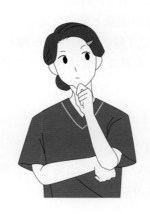

2）臨床の中で相手の立場を理解する

　理学療法士・作業療法士は，患者を相手にする仕事です。患者の多くは，突然の不幸によっていつもと異なった不安定な心理状態にあります。特に，重度の障害や非可逆性の疾患となった場合，その程度は大きいでしょう。さらに，受傷後の時期に応じてもその状態が異なるため，その背景を理解して患者に接する必要があります。介入を拒否する時期，周囲とトラブルを起こしやすい時期，リハビリテーションに積極的になる時期などがあります。これらの状態を正しく理解し，相手の立場を理解して対応することが，患者との信頼関係の構築につながります。そのためにも，まずは相手の気持ちに共感し考えを聴く傾聴する姿勢をもち，自身のもつ考えや価値観を前提とせず，客観的な視点で冷静に想いを受け止めるように心がけましょう。

　理学療法士・作業療法士が対応する相手は，患者だけでなく，その家族や周囲の介助者なども含まれます。患者だけでなく，家族も同様に落ち込み，先のことを考え途方に暮れる時期もあります。目の前の患者だけに意識が向きやすいですが，広い視野で家族や周囲の人々の立場を考慮することも求められます。家族などの立場に立つことで，患者への治療介入を計画する際に役立つ新たな視点が得られます。具体的には，自宅に帰るために必要な能力，獲得を目指す動作，退院後に同居者と円満に過ごす方法などです。

　また，他職種との関係でも相手の立場に立つことが重要です。連携して働く中で，自分の都合で要求を押しつけるのではなく，相手の立場を慮った対応が必要です。相手の発言の意図を理解すれば，求められることがわかり，協力しながら解決策を考えることができます。相手（患者やその家族，他職種）がどのような情報を必要としているのか，何に困っているのかを考える力が求められます。

3）受傷後の心理状態・障害の受容過程

　身体的な障害をもった人が自分の障害をどのように受け止めるのかという，障害受容の理解は重要です。障害受容の定義はいくつかありますが，「あきらめでも居直りでもなく，障害に対する価値観（感）の転換であり，障害をもつことが自己の全体としての人間的価値を低下させるものではないことの認識と体得を通じて，恥の意識や劣等感を克服し，積極的な生活態度に転ずること」で「障害を個性の一部として認めること」とされています[1]。その過程は人によって大きく異なりますが，多くは，下記の5段階の受容過程をたどるとされています（図11）[1,2]。

①ショック期
　自分自身に何が起こったか理解できない時期。
・頭ではわかっている，落ちついていることも意外と多い。
・少しずつ現実を認識できるようになる。
・比較的短い。

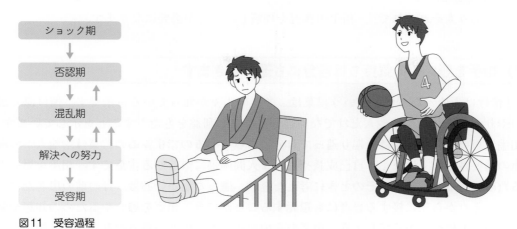

図11　受容過程

②否認期

自分の障害から目を背けて認めようとしない時期。

・ショックを和らげるために必要である。

・リハビリテーションに積極的でないことが多く，この時期が長く続くと拒否につながる。

③混乱期

「怒り」「悲しみ」「抑うつ」などが現れる時期。

・周囲に攻撃的になり，トラブルが生じやすい。

・「怒り」は特定の人に向けられたものではなく，行き場のない怒りを表出する。

・周囲の理解が必要である。

④解決への努力

様々なきっかけによって，病気や障害に負けずに生きようと努力する時期。

・リハビリテーションにも積極的になり，練習が円滑に進みやすい。

・他の患者を観察，学習する。

⑤受容期

自分の障害を前向きに考えられるようになる時期。

・「障害があっても色々なことができる」，「障害があるから別の生き方を味わえた」などネガティブでなく，生活に生きがいを感じるようになった状態。

・他人との交流も増える。

　ただし，これは一般的な受容過程の例であり，すべての患者がこの流れに合致するわけではありません。過程をスキップしたり，比較的深刻にならずに克服したりする場合もあれば，ひどく落ち込み，うつ状態に陥ったり，死にたいと思ったりする場合もあります[2]。受容の過程も比較的早期に進む患者もいれば，受容できずに20年以上が経過する

場合もあり人それぞれで[3]，相手の状況を理解した対応が必要になります。

4) 相手を思いやる気持ちは自分にも返ってきます

　「情けは人の為ならず」という言葉は，多くの人々が知っている言葉です。情け深く思いやりのある行動が，他人だけでなく自分自身にも利益をもたらすことを示しています。相手を思いやった配慮は，巡り巡って自分に帰ってくるのです。この言葉は，他人への配慮の重要性だけではなく，自己成長や良好な人間関係につながる言葉です。相手を思いやるために行った行動や，そのときに考えた経験，慮った温かい心は，目の前の患者だけでなく，それから先に接する患者にも還元することができ，相手を思いやるための知恵や洞察力の向上につながるでしょう。患者やその家族，また周囲の職員や友人など，相手がどのように思っているか，感じているかを想像できるようになると，相手に接するときの自身の心の負担軽減や，自分自身が良い理学療法士・作業療法士として成長するきっかけになります。

　また，自分が困ったときには助けてもらえるでしょう。特に他職種間の連携ではその関係が顕著に影響します。自分に心の余裕がないと，なかなか相手や周囲を思いやることができませんが，相手の立場に立って，相手を思いやることを繰り返していくうちに，これらの行動が当たり前のように行えるようになると思います。ぜひそのような思いやりのある理学療法士・作業療法士を目指してください。

〈参考文献〉
1) 上田敏：リハビリテーションを考える．青木書店．1983.
2) 岡本五十雄：障害受容（克服）脳卒中患者のこころのうち．Jpn J Rehabil Med．2013；50：951-6.
3) 岡本五十雄：障害受容のプロセス．MED REHABIL．2012；152：1-6.

11. 仕事に誇りをもつ

> **要点**
> ● 仕事に誇りをもつためには，仕事に真摯に向き合う気持ちが大切である。
> ● 患者を救う理学療法士・作業療法士として仕事に誇りをもつ。
> ● 仕事に誇りをもつために，自分の仕事をよく知り，仕事を楽しむ。
> ● 仕事を長く続けることで，専門職としての技能向上や自己成長につながる。

1) 仕事に誇りをもつ

　仕事に誇りをもつためには，仕事に真摯に向き合う気持ちが大切です。仕事に誇りをもつとは，自分が行っている仕事や職務に対して自信をもち，その内容が人々の役に立ち，社会的に価値があると感じられる気持ちを指します。自分の仕事に責任感をもち，最善を尽くすために真摯に向き合って，知恵を絞り続ける必要があります。周囲の人に認められるだけではなく，自分自身で自らの仕事の内容を認めることで誇りがもてるようになります。気持ちを込めず，適当に対応しているだけの仕事には，誇りをもてません。

　理学療法士・作業療法士は誇りがもてる仕事です。自らの働きかけによって対象となる患者の日常生活活動がよくなります。世の中には様々な職種がありますが，最終的な顧客（ここでは患者）に直に接し，その満足や喜びに対面できる仕事ばかりではありません。自分の働きの結果を知り，自己肯定感を高められることは自己成長にもつながります。責任をもち，自信をもって仕事に向き合い，仕事に誇りをもつことを心がけてください。

2) 患者を救う理学療法士・作業療法士として

　理学療法士・作業療法士は，養成校で長期間学び，数カ月の隣地実習を乗り越え，国家試験に合格してやっと働ける仕事です。就職して働き始める時期は，自分の仕事に誇りをもつ余裕はないでしょう。仕事の内容も十分に把握できず，自信ももてず，困難を感じるかもしれません。しかし，たとえ入職したばかりであっても，これまでにたくさんの努力をしてきた自分に自信をもってください。

　理学療法士，作業療法士として働くと，患者や家族から多く感謝の気持ちを伝えてもらえます。仕事に対して努力をして成長していけば，目の前の患者をより適切に救うことにつながります。患者がよくなれば自分のことのように嬉しいですし，そうでなければ心から悔しく，辛い想いをします。他者とここまで深く関わるような，利他的な行動が求められる仕事は限られます。患者やその周囲の方々の人生に関わり，その後の生活を左右するという自負と責任をもち，一つひとつの仕事に真摯に向き合い，1人でも多くの患者を救う気概をもってください。

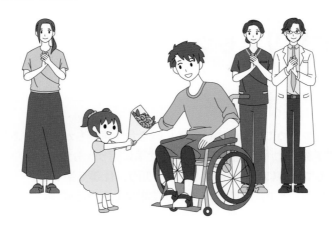

3) 仕事に誇りをもつために

　仕事に誇りをもつために必要な要素はたくさんあります。ここでは，自分の仕事を知ること，自分の仕事を楽しむことについて説明します。

①自分の仕事を知ること

　自分の仕事について，目の前のことだけでなく，自分のした仕事がどこにどのようにつながっているのか，何に影響をしているかを知ると，仕事に誇りをもつきっかけになります。業務分担が整理された職業の場合，仕事の効率はよいかもしれませんが，すべての人が最終的なアウトプットに関われないこともあります。ここまでに記載したように，理学療法・作業療法の仕事はそれがわかりやすい仕事です。

　一方で，理学療法・作業療法は非常に奥深く，十分にわかっていない事象もたくさんあります。他の医療に比べ，比較的新しい領域であり，領域としての成長も期待されています。理学療法・作業療法の対象は超急性期から維持期，予防や産業，健康増進にもその職域が広がっており，さらなる活躍が期待されてます。AI（artificial intelligence：人工知能）やIoT（internet of things：モノのインターネット）との関わりも深く，理学療法・作業療法の発展を促進しています。世界中で長寿化が進んでおり，世界に先駆けて超高齢社会を迎えているわが国の理学療法・作業療法の知見に対する需要はさらに高まると考えられます。視野を広げたうえで自らの仕事を知ると，これまで以上に誇りをもつことができるでしょう。

②自分の仕事を楽しむ

　自分の仕事を楽しむというのは，容易ではないかもしれません。仕事が大変で余裕がないと楽しいと思う気持ちは湧きにくいでしょうし，患者を相手にする中で，責任感から楽しめない気持ちもあると思います。しかし，ひとつの仕事を続ける中で，生活のためだけに働き，楽しまずに続けていくことは難しいと思います。仕事を通した自己成長，患者の状態の改善へのやりがい，患者からの感謝や上司や同僚からの賞賛，自分自身で定めた目標達成による自己肯定感の向上，仕事に興味をもって新たな知識を得る喜びなど，様々な

きっかけを通して仕事を楽しむよう心がけましょう。

　また，仕事を楽しむためには，心も身体も健康である必要があります。精神的な落ち込みや，慢性的な痛みや疲労があれば，仕事を楽しむ余裕がなくなります。理学療法士・作業療法士は，精神的に不安定な患者に接することや，なかには生死に関わる場面もあり，精神的な負担が大きい職業です。また，運動量もある程度多い仕事であり，介助動作などの身体的負担も大きいため，慢性的な腰痛など身体的疲労が溜まりやすい職業でもあります。普段から自身の身体にも気を配り，健康な状態を維持することが大切です。

4) 仕事を続ける

　仕事を長く続けることは，専門職としての技能向上や自分自身の成長につながります。ひとつの仕事を長く続けるのは容易ではありません。精神的，身体的な負担の蓄積，職場での人間関係などによって仕事を辞めてしまう場合もあります。また，結婚や出産などのライフイベントによってやむなく退職する場合もあると思います。厚生労働省が公表した「平成30年度医療保険業務統計調査」では，理学療法士の離職率は1.5％，作業療法士の離職率は1.2％であり，他の職種に比べて比較的低いといわれます（参考：医療保険業界全体は3.4％，産業全体で2.4％）。これは，理学療法・作業療法のやりがいが高いことが要因として大きいでしょう。

　仕事を続け，職場で活躍すれば，昇任などの機会も得られ，自己承認のきっかけにつながり，さらに自分の仕事に誇りをもてるでしょう。理学療法士・作業療法士としての経験が増えるほど，患者に提供できる治療の内容も向上するはずです。仕事を続け，臨床力をもった理学療法士・作業療法士が増えることは，患者の利益になります。どうしても仕事を辞めたくなったときに，相談ができる上司や先輩，同僚は支えになります。仕事を続けられる方法を模索してください。そして周囲の人が悩んでいるときは，自分自身がその支えになってください。

　理学療法士，作業療法士はやりがいのある仕事です。精神的，身体的な負担も大きいですが，それに見合う自己成長が得られます。仕事に誇りをもち，臨床家として患者と向き合う仲間が増えることを心から願います。

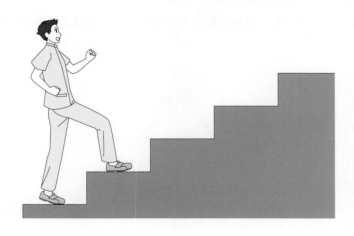

良き社会人としての基本姿勢

1. 報告・連絡・相談

要　点

● 社会人に必要なスキルとして,「報告」「連絡」「相談」がある。
● 「報告」「連絡」「相談」は,社会人として必要不可欠なコミュニケーションスキルである。
● 「報告」「連絡」「相談」をする際にはいくつかの注意点がある。
● 「報告」「連絡」「相談」が不足すると生じる事例を説明する。

1) 報告・連絡・相談の意味

　社会人に必要なスキルはたくさんあります。それら重要なスキルのひとつに,「報告」「連絡」「相談」があります（図12）。このスキルは,それぞれの頭文字をとって「報・連・相（ほう・れん・そう）」といわれています。社会人になると誰もが,一度は耳にする言葉でしょう。1982年頃,当時の山種証券（現・SMBC日興証券）の山崎富治社長が発案し,社内で「ほうれんそう運動」をはじめたのがきっかけです。現代においても重要とされているこのスキルについて,まずは,言葉の意味と,それらの注意点について説明します。

①報告

　報告とは,仕事の進捗状況や,業務の結果や成果,他者からの意見や指摘などを上司や先輩職員,チームや組織へ伝えることです。基本的には,指示を与えられた人が,指示を出した人に伝えます。報告が必要な理由は,社会に属するからに他なりません。社会に属している場合,個人の行動や言動は組織にも責任が及ぶことがあります。そのため,どのような些細なことであっても,社会に属しているのであれば報告は義務になります。報告

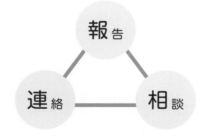

図12　報告・連絡・相談

によって，指示を与えた人に対して自身の状況を理解してもらい，次の作業や対応について指示を受けることができます。報告を怠ることは，全体進捗の遅れ，作業の重複，問題の拡大，信頼関係の乱れなどにつながります。

②連絡

連絡とは，業務に関する情報やスケジュールなどを関連する人へ共有することです。連絡が必要な相手は上司や先輩，同僚に限りません。他の部署や取引先なども連絡の対象に含まれます。連絡が必要な理由も，社会に属しているからです。同僚や上司，部下と一緒に作業や仕事を進めていく中で，相互に状況を理解し合うことは必要不可欠です。連絡によって情報共有が行われ，同じ目標に向かって仲間と作業を行うことができます。連絡を怠ることは，報告と同様に全体進捗の遅れ，作業の重複，問題の拡大，信頼関係の乱れなどにつながります。

③相談

相談とは，自身の抱える問題や課題について，意思決定をするうえで周囲の意見を聞くことです。自分だけでは判断しきれないときに周囲の意見を取り入れると，円滑に意思決定できるようになります。仕事においては，個人の裁量で意思決定できる場面は多くありません。決済者であっても，部下の意見を聞きながら合意を得つつ，総合的な判断が求められます。相談によって，チーム全体での課題解決や，知識，経験の共有ができます。相談を怠ることは，間違いや失敗の見逃し，発見の遅れ，問題の拡大，信頼関係の乱れなどにつながります。

2）報告・連絡・相談の利点

「報告」「連絡」「相談」は，社会人として必要不可欠なスキルであり，多くの利点があります。社会に出ると，仕事をひとりで完結できることは多くはありません。チームや組織で目標を達成するために，各々が役割に応じて業務を遂行しています。チームや組織の一員として，その進捗や内容を把握する必要があり，適切な情報共有として「報告」「連絡」「相談」が必要不可欠になります。以下に，「報告」「連絡」「相談」を実施することによる利点を述べていきます。

①業務を円滑に進める

「報告」「連絡」「相談」を行うと，進捗状況の把握が円滑になります。進捗を把握することで，次に自分がする行動の準備ができます。上司であれば部下の支援に入るという意思決定にも役立ちます。また，「報告」「連絡」「相談」をこまめに行うと，上司は部下の進捗を確認しにいく時間を省くことができ，社員の自主性，自律性を損なうようなコミュニケーションをとらずに済みます。

②仕事の生産性を上げる

　「報告」「連絡」「相談」を行うと，報告する側も報告される側も生産性を上げることができます。進捗状況の把握ができないと，自分の仕事への集中力の低下につながります。いくどとなく，「あれはどうなっている？」「あの方法はどうだった？」など，関係者へのヒアリングを要する状況が続くと，自分の作業が思うように進まず，生産性が低下するでしょう。また，相手の生産性も下げてしまいます。仕事に集中しているのに上司など他者から「あの結果を教えてほしい」「進捗を報告してほしい」などと立て続けにいわれると，作業を途中で止めなくてはいけなくなり，集中力が途切れ，生産性が低下します。都度，情報を共有することで高い生産性を維持できます。

③チームワークを高められる

　「報告」「連絡」「相談」を行うと，チームワークが向上します。自分ひとりで仕事や課題を抱え込むことなく上司や同僚に情報を共有すると，助言を得ることができる場合もあります。「報告」「連絡」「相談」を行うとチームとしての生産性が上がり，コミュニケーションが活発化します。また，問題の解決策や，関連した知識や技術の共有にもなり，チーム力の向上にも寄与します。

④心理的安全性を高める

　「報告」「連絡」「相談」を徹底すると，コミュニケーションの回数が増えます。特に相談を丁寧に行うと，互いの意見を交えて，双方が納得する意思決定を行うことができます。これは，心理的安全性の高い組織をつくるうえでは欠かせません。また，コミュニケーションが増えることで人間関係も良好になるでしょう。人間関係が良好な組織では，お互いの大事にしていることや考えがつかめるため，尊重し合えるコミュニケーションがとれるようになります。立場や職位が異なっても，チームとしてお互いを尊重することによって，双方の歩み寄りが可能です。そのため，生産性を最大化しながらも精神的な負担を減らして，共通の目標に向かって取り組むことができます。

⑤緊急事態への対処を早くする

　「報告」「連絡」「相談」には，トラブルへの対処を早くする目的もあります。トラブルが発生した際に迅速に報告することで，初期対応の速度を上げ，被害を最小限に抑えることができます。また，未然にトラブルを防ぐこともできるでしょう。例えば，「AさんとBさんがディスカッションではなく，口論をしていた」という相談を上司にすることで，険悪な仲になる前に上司が仲裁に入り，双方の意見を聞きながら着地点を模索することができます。

3) 報告・連絡・相談を実施するうえでの注意点

　「報告」「連絡」「相談」を行う際には，いくつかの注意点があります。下記の注意点に気をつけながら，実施していきましょう。

①「報告」をするときの注意点

　報告をする場合，まずは相手の都合を確認するのがマナーです。急ぎの報告でない場合，口頭で結論だけ話してからメールで詳細を伝えたり，メモに書いて伝えたりするなど，状況に応じた工夫が必要です。また報告は，必ず仕事を指示した相手に直接行いましょう。報告を伝える際は，結論から先に簡潔に伝えましょう。また，報告の必要性について悩んだ際には自己判断せず，周囲に相談することも必要でしょう。報告の後に相手からフィードバックを受けることもあります。その際は，相手の意見を尊重し，自らの改善点や課題について振り返ることが，自身の成長と円滑な信頼関係の構築につながります。

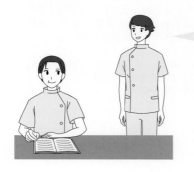

・報告したいことがあるのですが，今お時間よろしいでしょうか？（相手の都合の確認）

・ご指示をいただいた〇〇の件ですが，〇〇でした。（指示をもらった相手に対してまずは結論を簡潔に述べる）

②「連絡」をするときの注意点

　連絡は必ず事実のみを正確に伝えましょう。自分の意見や予想を含めると，事実と異なることが伝わる可能性があります。連絡事項は，必ず漏れのないように伝えることが重要です。第三者を介したりせず，責任をもって自分自身で伝えるようにしましょう。また，一度に多くの連絡を行うときは，優先度も意識するとよいでしょう。連絡の際は，受け手の立場に立ち，どのような状況で連絡を受けているのかも意識すると，正確に相手に伝えることができます。

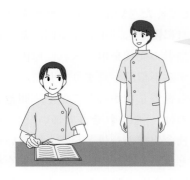

・連絡事項が2点あります。（連絡事項に漏れのないようする）

・1点目ですが，〇〇は〇〇でした。（必ず事実のみを伝える）

③「相談」をするときの注意点

　仕事で何か疑問や心配ごとがある場合，自己判断で進めずに早めに相談しましょう。特に，社会に出て間もない時期は，「報告」や「連絡」が必要な内容かどうかについても相談することをおすすめします。また，何か新しいアイデアを思いついたり，提案したりする場合には，裏づけとなるデータや改善策を資料としてまとめておくと，相手にも伝わり

やすくなります。相談相手に応じて内容を選ぶことも必要です。まずは身近な相談相手を見つけましょう。

その際は，自身の考えに固執せず相談相手の意見を素直に，積極的に受け入れてみましょう。自分にはない視点や立場からの意見は，新たな発見につながる可能性があります。相談にのってくれた方には，丁寧にお礼を述べましょう。相手が自分のために作業を止めて，時間や知識を提供してくれたことに感謝し，声に出して気持ちを伝えることも大切です。

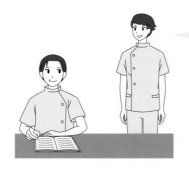

・部長に報告すべきか判断に迷うため，相談させていただいてもよろしいでしょうか。（報告，連絡すべきかどうかも迷う場合は相談する）

・相談にのっていただき，ありがとうございました。（相談相手に対してお礼も忘れずに）

4）報告・連絡・相談が不足した事例

「報告」「連絡」「相談」が円滑に行われなかったときに，どのような事態が起きてしまうのかを実例を踏まえて説明します。

① 「報告」がなかった事例

あるとき，担当者は患者に誤った治療方針を伝えてしまいました。担当者は，誤りに気づきましたが言いづらさから上司への報告を怠ってしまいました。その後，担当者と患者との関係性が悪化し，患者から上司に「担当者を変えてください」と申し出がありました。しかし，報告を受けていない上司は突然の申し入れに困惑し，正確な原因に基づいた患者への適切な対応ができませんでした。患者は，担当者の交代を申し入れた原因すら上司が把握していないことに落胆し，病院組織全体に対する不信感が高まりました。

このように，間違いに気づいたにも関わらず保身から報告しなかったことが，問題を大きくしてしまいました。目上の人に物ごとを報告するのは，「怒られそうで怖いな」「なんだか嫌だな」と反射的に思うかもしれません。しかし社会組織の一員として，間違いを隠したり，その報告を先延ばしにしたりしても，良いことはありません。問題が大きくなる前に報告しましょう。厳しい指導もありますが，最後はあなたの味方として心強い存在になってくれるはずです。

② 「連絡」が遅く正確でなかった事例

患者の家族に連絡するよう，上司から指示を受けたものの，他の仕事で手が離せず，連絡するタイミングが遅れてしまいました。さらに，連絡内容を十分に把握できておらず，

再度上司に確認する必要がありました。上司から患者家族への連絡事項について，2度目の確認でも十分に理解できませんでしたが，後ろめたさから，自身の解釈を含めて家族に連絡してしまいました。その結果，上司の伝えたい内容とは異なった情報が遅れて患者家族に伝わり，苦情になってしまいました。

　人に連絡する場合はまず「正確さ」が重要です。不正確な連絡は，ふさわしくない結果を招く恐れもあります。次に「早さ」です。正確な連絡でも，連絡が遅れることは問題につながります。連絡する時期によっては，すでに誤った情報になることもあります。連絡する内容について，メモをしっかり取って，後回しにせず，迅速に対応しましょう。

③相談をせずに自分で判断して失敗した事例

　患者が自分の健康状態について疑問を抱き，担当者に相談してきました。相談できる相手がいなかったので，患者のためを思い自分で判断して，患者に「○○しましょう」と提案してしまいました。しかし，その提案が間違っており，患者の健康状態が悪化する事態に発展してしまいました。

　自分の判断に明確な根拠がなく，「どうすればいいのかわからない」場合は，すぐに上司または同僚に相談しましょう。また，「相談」よりも「確認」する方が，自立度や自主性を向上させることができるという考えもあります。上述した「報告」「連絡」「相談」も重要ですが，さらなる自分自身の成長を促すのであれば，「確認」「連絡」「報告」にも取り組んでみましょう。

2. お辞儀

要 点

● 日本人がお辞儀を挨拶に用い始めてから長い年月が経過している。
● 社会人にとってお辞儀は重要であり，相手や状況によって様々な方法がある。
● 適切な距離や手の位置など，正しい方法で行うことが重要である。
● マナーに反するお辞儀は避ける。

1) お辞儀の歴史

　人間は社会的な生き物であり，他者との円滑なコミュニケーションは社会生活を営むうえで非常に重要です。他者とのコミュニケーションには，言語的なものに加えて姿勢や動作などを含む非言語的なものもあります[1]。日本人が頻繁に用いる非言語コミュニケーションのひとつとして，お辞儀が挙げられます。お辞儀が日本人の挨拶の行為になった歴史は古く，3世紀に書かれた「魏志倭人伝」にも「倭人は貴人に会う際に跪いて頭を垂れる」と記されています。お辞儀は挨拶に限定されず，謝罪や感謝の気持ちを表現し，日常で広く見られる動作です。お辞儀が他者に与える印象を理解することは，円滑な人間関係を形成し，維持するうえでとても大切なことです。

2) 社会人にとってのお辞儀の重要性と分類

　社会人にとってお辞儀は重要です。日本の社会人が仕事をするうえでコミュニケーションの第一歩として挨拶を重んじられており，挨拶儀式の中心にお辞儀が位置づけられています。お辞儀は挨拶，感謝や謝罪の場面で行うことが多い動作で，相手や状況によって様々な方法が使い分けられます。丁寧なお辞儀は，他の態度やふるまいにも影響を与え，社会人として相手に接するうえで重要な入り口であり，象徴です[2]。

　まず，お辞儀の種類を整理します。お辞儀は，座って行う「座礼」と立って行う「立礼」に分類されます。立礼は，お辞儀の角度や深さで「会釈」「敬礼」「最敬礼」の3種類に細分化されます（表8）。

　座礼は，主に和室で行われます。座礼の基本は，屈体です。屈体とは，正座の姿勢から上体を前傾させる動きです。屈体するときは，背筋をまっすぐに伸ばすことが重要とされています。頭はまっすぐに上体にのせ，上体の動きに合わせて移動させます（図13）。座礼には，9種類の礼（9品礼という）があります。このうちの7種類が，屈体に伴う手の位置から生ずる類型です（指建礼，爪甲礼，折手礼，拓手礼，双手礼，合手礼，合掌礼）。これら7種類の礼は，日常生活では使う頻度は多くありません。以降は，社会人としての

表8　立礼の分類

分類	相手		状況	目線
会釈	同僚，上司 （比較的身近な人）		日常的な挨拶	相手の胸元あたり
敬礼	上司，顧客，患者，患者家族 （目上の人）		挨拶	自分の足元から2m 程度先の地面
最敬礼	重要な顧客，クレーム対応，患者，患者家族 （特に重要な人，印象をよくしたい人）		挨拶，謝罪	自分の足元から1m 程度先の地面

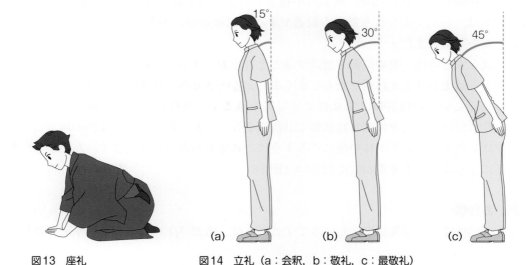

図13　座礼　　　　　　図14　立礼（a：会釈，b：敬礼，c：最敬礼）

挨拶で用いることが多い立礼について，詳しく解説します。

①会釈（図14a）

　会釈は背筋を伸ばした状態から15°程度体を傾けるお辞儀です。お辞儀の中では最も気軽な形式であり，廊下ですれ違うときなど日常的な挨拶で用いられます。

②敬礼（図14b）

　敬礼は背筋を伸ばした状態から30°程度体を傾けるお辞儀です。一般的に「お辞儀」と言うときは敬礼を指します。初対面の方への挨拶や見送りの際に用いられるお辞儀です。

③最敬礼（図14c）

　最敬礼は背筋を伸ばした状態から45～90°体を傾けるお辞儀です。謝罪の場面などで用いられ，傾ける角度が大きいほど心からの謝罪を示すと考えられています。大げさで品がない印象を避けるため，90°程度でとどめるのが適切です。

3) お辞儀の方法

　適切な距離や手の位置など，正しい方法でお辞儀をすることが重要です。お辞儀のタイミングは，吸う息で体を屈して，吐く息で静止させ，吸う息で体を起こす三息が標準であり「礼三息」と呼ばれています[3, 4]。三息を標準として呼気とともに上体を動かすことで，美しい姿勢を保てると言われています[5]。

①良いお辞儀

　お辞儀には，相手との適切な距離が重要です。お辞儀を行う適切な距離は，肘を直角に曲げて相手がいる方向に向け，肘から中指までの長さの2倍とされれています（図15）。この距離は，名刺交換を行う際にも最適です。特に初対面の相手にお辞儀をする際には，この距離を意識しましょう。

　お辞儀をする際は，手の位置を意識することも重要です。手を置く場所によって，お辞儀の見え方は変わります。腕をだらしなくぶらぶらとさせると印象が悪くなります。お辞儀の際の正しい手の位置は，男女によって異なります。男性の場合は，体の両脇に腕をぴったりとつけ，指先を伸ばした状態でお辞儀を行うのが一般的です。女性の場合は，指先を伸ばした状態で両手が体の前にくるように，太ももあたりに添えます。左手が上，右手が下になるように手を重ねてください（図16）。

②悪いお辞儀

　マナーに反するお辞儀は避けるべきです。例えば，頭だけ下げるお辞儀はマナー違反で

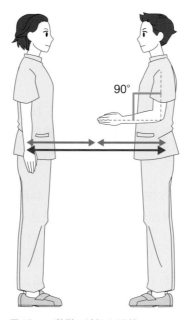

90°

図15　お辞儀の適切な距離

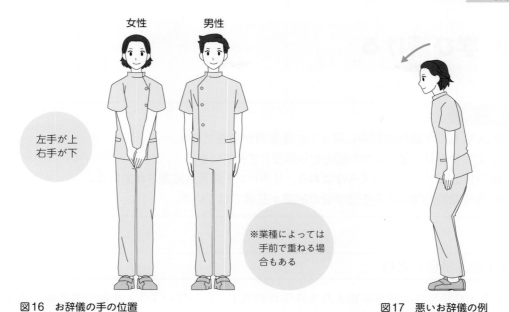

女性　男性

左手が上
右手が下

※業種によっては
手前で重ねる場
合もある

図16　お辞儀の手の位置　　　　　　　　　　　図17　悪いお辞儀の例

す。腰から頭まで背筋を一直線にするのが望ましいですが，頭だけでお辞儀をする人が意外と多く見られます。また，上司や先輩，客よりも先に椅子に着席して待っていたとしても，相手が入ってきたら起立して「立礼」をしましょう。椅子に座ったまま頭を下げるというのは，相手に不遜である印象を与えます。姿勢を正してお辞儀をすることが，相手への敬意を示すことになります（図17）。正しい姿勢でのお辞儀は，自身の品格や社会的信用を高めることにもつながります。またお辞儀だけでも，組織としての信用や教育水準の高さ，おもてなしの心など，周囲への影響が大きいことも意識しましょう。

〈参考文献〉
1）大坊郁夫：しぐさのコミュニケーション 人は親しみをどう伝えあうか．サイエンス社．1998．
2）元吉昭一：ビジネス系検定に学ぶ（第1回）秘書検定「きちんと丁寧」をいかに指導するか：お辞儀から始める「秘書検定メソッド」．ヒューマンスキル教育研究．2012；20：87-93．
3）小笠原清忠：小笠原流礼法入門 美しい姿勢と立ち居振る舞い．アシェット婦人画報社．2007．
4）柴崎直人：イラスト図解小笠原流日本の礼儀作用・しきたり「なぜ」がわかればすぐ 身につく！ PHP研究所．2008．
5）柴崎直人：いま生きる礼儀作法．新潮社．2000．

3. 学び続ける

要　点

● 人生100年時代の到来に備えて生涯学習が重要である。
● 生涯学習は，主に3つの理由から必要とされている。
● 「社会人の学び直し」とも呼ばれる，リカレント教育も推進されている。
● 各種職能団体による生涯学習の制度が整備されている。

1）「生涯学習」とは

　人生100年時代の到来に備えた生涯学習が重要になっています。生涯学習とは，人々が生涯に行うあらゆる学習を含みます。生涯学習の例には，学校や家庭での教育，文化やスポーツ活動，レクリエーションやボランティア活動，趣味などがあります。人々が生涯を通じて自由に学習でき，成果が適切に評価される社会を指して「生涯学習社会」と呼びます[1]。わが国の教育基本法第3条は，「国民一人一人が，自己の人格を磨き，豊かな人生を送ることができるよう，その生涯にわたって，あらゆる機会に，あらゆる場所において学習することができ，その成果を適切に生かすことのできる社会の実現が図られなければならない」と記されています。そのため文部科学省は，生涯に渡る一人ひとりの「可能性」と「チャンス」の最大化と，新しい地域づくりに向けた社会教育の振興方策を検討し，職業に必要な知識やスキルの社会人による学び直しの推進など，人生100年時代を見すえて生涯学習を推進しています[1]。

2）生涯学習の重要性

　生涯学習は，主に3つの理由から必要になります[2]。

　1つ目の理由として，社会や経済の変化に対応するための新しい知識や技術を習得するために必要となります。科学技術の高度化などによって，私たちの生活はより便利に，快適になりました。その反面，情報技術活用の習熟度の差が象徴するように，常に新しい知識・技術を身につけることが，日常生活や職業生活で不便や不都合が生じないために必要になっています。

　2つ目の理由として，心の豊かさや生きがいを増やすために必要となります。長寿化や余暇時間の増大などを背景に，いかに自由時間を充実させ，心を豊かにし，生きがいをもって人生を過ごすかということに高い関心が寄せられています。経済的な豊かさを楽しむのではなく，精神的なゆとりや心の豊かさをもたらす活動を楽しむことが求められています。

　３つ目の理由として，個人の知識や技術の向上が，社会全体の発展に寄与することが挙げられます。社会を構成する一人ひとりがモラルや知識，創造力や行動力を高めることで，社会全体の健全な発展がもたらされます。学んだ成果を生かし，地域社会に積極的に関わっていくことで，新しいコミュニティの形成や学習活動を通じた地域の活性化が進むことが期待されます。

3) リカレント教育

　「社会人の学び直し」とも呼ばれる，リカレント教育も推進されています。リカレント教育とは，学校教育を終えた後，任意の時期に再び教育を受け直し，そこで得た知識や技術をまた仕事で発揮することを繰り返し，社会や仕事に必要な能力を磨き続ける教育や仕組みを表す言葉です。「リカレント（recurrent）」は，「循環する」「再発する」という意味の形容詞で，「学ぶ」と「働く」を循環して知識・技術を磨いていくさまがこの言葉で表現されています。

　平均寿命の延長によって，多くの人が100歳まで生きられると見込まれています。平均寿命が100歳を超えるとなると，さらに長く働き，日常生活活動を継続する必要が出てくるでしょう。生活のためだけではなく，充実した人生を送るためにも，長く働くことを選択する人も増えるでしょう。仕事をする期間の長期化に伴い，働くうえで必要な知識やスキルを何歳でも，いつでも身につけられるようなリカレント教育の重要性が増しています。

4) 各種職能団体での生涯学習の例

　各種職能団体によって，生涯学習の制度が整備されています。日本理学療法士協会，日本作業療法士協会と日本看護協会の例を記します。詳細ならびに最新の情報は各協会のwebサイトが参考になります。

①日本理学療法士協会

　日本理学療法士協会では，理学療法士の質の向上，専門分野における職能的水準の引き上げを目指し，協会員が自発的な学習の継続ができるよう，豊富な学習機会を提供するために生涯学習制度を運用しています。本制度は，人々の生活や社会環境の変化に対応すべく，5年ごとの更新制を取り入れることで，生涯に渡り知識・技術の維持・向上が可能となる制度設計を行っています[3]。
・生涯学習制度のポイント（図18）
　まず「前期研修」を履修します。その後「後期研修」を履修し「登録理学療法士」となります。「登録理学療法士」の後は，5年ごとに更新があり自己研鑽を続けます。また，高い専門性を兼ね備える「認定理学療法士」や「専門理学療法士」の制度も構築されています。

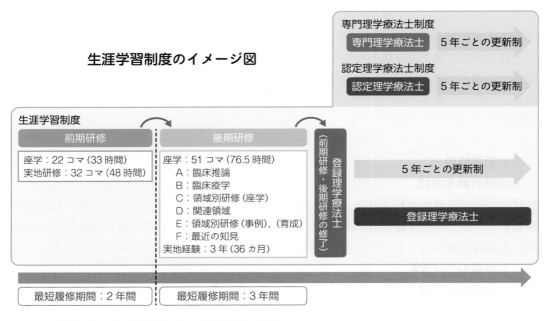

図18 理学療法士の生涯学習制度（日本理学療法協会）[3]

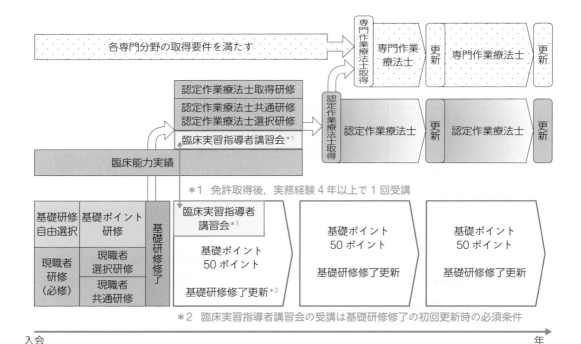

図19 作業療法士の生涯教育制度（日本作業療法士協会）[4]

②日本作業療法士協会

　日本作業療法士協会は，協会員の学術的研鑽を支援し作業療法の専門性を向上させるため，「生涯教育制度」を構築し運用しています（図19）。本制度は，作業療法士の継続的

な自己研鑽を支援するための「生涯教育基礎研修制度」と，作業療法の臨床実践，教育，研究および管理運営に関する一定の能力を習得するための「認定作業療法士取得研修」および高度かつ専門的な作業療法実践能力を修得するための「専門作業療法士取得研修」から構成されています。また，協会事業活動等から，作業療法士にとって必要不可欠である研修会講習会として，「生活行為向上マネジメント研修」「臨床実習指導者講習会」が制度内に盛り込まれています[4]。

③日本看護協会

看護職の働き方は，平均寿命の延伸によって，年齢を重ねても看護職としての就業を継続する傾向に変化しています。同じ職場で生涯働き続けるのではなく，様々な組織や領域を経験しながら働く傾向も高まっています。さらには，人々の医療や看護に対する要求は，複雑で多様化しています。そのため，自律的なキャリア形成の促進に関する国の政策等，看護職の学びを取り巻く環境は大きく変化しています。

日本看護協会では，今後も看護職が人々の健康に貢献する専門職であり続けることを目指し，看護職一人ひとりの学びを支える，生涯学習支援体制の構築を進めています。看護職一人ひとりが，人々に質の高い，適切な医療・看護を提供し専門職として活躍し続けるためには，生涯に渡り学び自らの資質向上を図ることが求められます。生涯の継続的な学びは，専門職としての責務であり，保健師助産師看護師法や看護職の倫理綱領に明示されています。

日本看護協会では，「看護職の生涯学習ガイドライン」という指針を明示しています（図20）[5]。「看護職の生涯学習ガイドライン」は，それぞれの看護職が変化する社会やニーズに合わせて新たな知識や技術を学び直し，継続的な学習に主体的に取り組み，その能力の開発・維持・向上を図り続けるための生涯学習の指針として位置づけられます。

また，日本看護協会では，前述した「看護職の生涯学習ガイドライン」に基づいて，看護師が学びを進めていくためのサポートブックも作成されています（図21）[5]。このサ

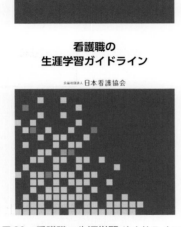

図20　看護職の生涯学習ガイドライン[5]

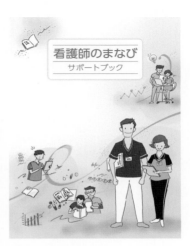

図21　まなびサポートブック[5]

ポートブックは，看護師としての人生において自分らしく活躍し続けるための「まなび」をサポートするガイドブックであり，年代や活躍している場，就業の有無を問わず，すべての看護師を対象とした内容になっています。その中には，すべての看護師に共通して必要な能力である「看護実践能力」，それぞれの能力を向上させるために必要である「看護実践能力に基づく学習項目」や，自身の看護実践能力の開発・到達の状況確認などに用いることが可能な「看護実践能力習熟段階」も示されています。

〈参考文献〉

1）文部科学省 web サイト：https://www.mext.go.jp/b_menu/hakusho/html/hpab201901/detail/1421865.htm（最終アクセス日：2023 年 4 月 21 日）
2）文部科学省 web サイト：https://www.mext.go.jp/b_menu/hakusho/html/hpab200601/002/001.htm（最終アクセス日：2023 年 4 月 21 日）
3）公益社団法人日本理学療法士協会 web サイト：https://www.japanpt.or.jp/pt/lifelonglearning/new/（最終アクセス日：2023 年 4 月 21 日）
4）一般社団法人日本作業療法士協会 web サイト：https://www.jaot.or.jp/continuing_education/（最終アクセス日：2024 年 1 月 15 日）
5）日本看護協会 web サイト：https://www.nurse.or.jp/nursing/learning/index.html（最終アクセス日：2023 年 4 月 21 日）

4. チームの一員として／仲間をつくる

要点

● 社会人はチームの一員としてのふるまいが大切である。
● チーム，チームワークの意味を理解することは社会人にとって重要である。
● チームワークを向上させることで，多くの利点が生じる。
● チームワークを向上させるために，コミュニケーション能力の向上が重要である。

1) チームの一員としてのふるまい

　社会人はチームの一員としてのふるまいが大切です。独力で行える仕事は多くありません。独力で実施しようと思っても，多くの場合は課題や困難に直面します。これは学生の立場でも経験すると思いますが，昨今の多様な変化を伴う社会では，学生時代以上に，複雑かつ多様な課題と困難に遭遇します。そういった課題や困難を解決するために，個人の能力によらず，チームとして自分の能力を発揮できるよう自らの役割を理解することが大切です。また，自身が求められている役割を理解することも重要です。その前提として，良き社会人の基本姿勢として，自分はひとりではなく「チームの一員」という考え方，ともに目標を達成する「仲間をつくる」という考え方が重要になります。チームでのコミュニケーションを怠らず，仲間の意見にしっかり耳を傾けて，チームワークや協調性を高めていくことが大切になるでしょう。

2) チーム，チームワークとは

　チーム，チームワークの理解は重要です。チームとは，「共通の目的，達成目標，アプローチに合意し，その達成を誓い，互いに責任を分担する補完的な技術をもつ少人数の人たちである」と定義されます[1]。チームに参加する個人には，自らの責務を果たし得るだけの専門能力が要求されます。また，チームは集団のひとつの形態であるため，いくつかの要素を備えることが必要と述べられています[2]。Salasらによると，チームが備える第1の要素は，チームで達成する目標が明確に存在し，各メンバーが目標について，等しい価値観をもっていることです。第2の要素は，課題達成のためにメンバー間で協力し合うということです。第3の要素は，各メンバーには課題達成のために果たす役割が与えられ，メンバー間の関係性はその役割によって規定されていることです。第4の要素は，チームのメンバーとそれ以外の人々との弁別性が高く，チームのメンバーが誰であるのか，明確に互いに認識できることです[3]（図22）。
　チームワークとは，「チーム内の情報共有や活動の相互調整のためにメンバーが行う対

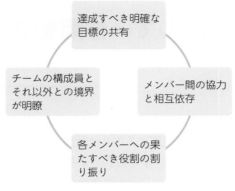

図22　チームに必要な要素

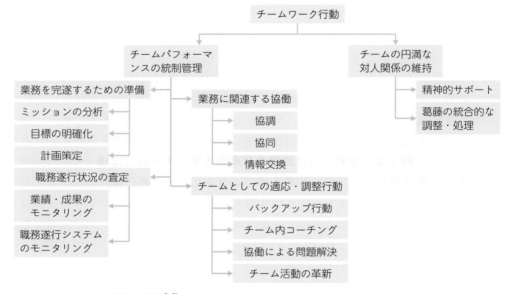

図23　チームワーク行動の分類[5, 6]

人行動全般である」と定義されています[4]。チームワークは，チームパフォーマンスを統制して管理するための行動と，チームの円満な人間関係を維持するための行動の2つに大別されます。チームパフォーマンスの統制管理に関する行動は，「業務を完遂するための準備」「職務遂行状況の査定」「業務に関連する協働」「チームとしての適応・調整行動」に分類できます。また，チームの円満な対人関係の維持に関する行動は，「精神的支援」「葛藤の統合的な調整・処理」に分類されます（図23）[5, 6]。

チームワークには，メンバーのチームに対する態度や感情，認知といった心理的要素も構成要素に含まれるとされています[2]。チームワークの構成要素は，行動的側面，心理的側面から「コミュニケーション」「チームの志向性」「チームリーダーシップ」「モニタリング」「フィードバック」「バックアップ行動」「相互調整」に整理し，総合的なチームワークモデルとして提示されています[7]。

これらを踏まえてチームワークの構成要素は，観察可能である行動レベルの要素と，チームワーク行動に重要に影響を及ぼす心理的レベルの要素の2つから成り立つと考えることができます。山口は，「チームワークとは，チーム全体の目標達成に必要な協働作業を支え，促進するためにメンバー間で交わされる対人的相互作用であり，その行動の基盤となる心理的変数も含む概念である」と包括的に定義しています[2]。

3) チームワーク向上の利点

チームワークの向上は，下記のような多くの利点をもたらします。

①生産性の向上

チームワークを発揮し，会社や組織，集団での統一された目標に対して業務を遂行することで，個々の従業員の技能や強みを生かした効率的な生産体制が確立できます。ひとりの能力やスキルでは成し得ない大きなプロジェクトでさえ，達成できる可能性があります。また，チームワークが機能すれば，ひとりに任せた仕事が手に負えず期限を過ぎてしまった，といった状況を未然に防ぐことができます。

②参画者の意識向上

チームワークの向上は，参画者の目的意識を高めます。チームには様々なメンバーが配置され，各々の能力や経験に応じた役職やポジションにつくため，個々に異なる権限や意思決定の機会をもちます。そのような機会は，会社や組織から期待されているといった意識の形成にもつながり，参画者の目的意識向上につながります。そして，チームの参画者が目的達成のために貢献するようになります。

③参画者間の支援関係の構築

組織の運営や業務の遂行，困難な状況に陥ったときなど，チームの参画者はお互いの弱みや不足を補完し合いながらその困難を乗り切ります。そのように同じ目標に向かってともに過ごすことで，チームの参画者間の良い関係が構築されていきます。困難に立ち向かう際に重圧を感じても，チームの参画者で助け合い試行錯誤を繰り返しながら乗り切ることで組織は強くなります。

④問題解決能力の向上

複数人で構成されている組織であれば，意見の対立が増えることもあります。これは，思考や習慣，仕事の様式などが全く同じ参画者を集めることは困難だからです。一方で，対立した意見が存在しても，チームとして同じ目標を掲げることで，その目的に向かってどのような方法や手段を用いてたどり着けるのか，複数人からの意見を整理して適切な方法を導き出せることもあります。また，現状のチームでは解決が困難な問題でも，その問題の扱いに長けた参画者をチームに加えることで，相談してともに達成できることもあり

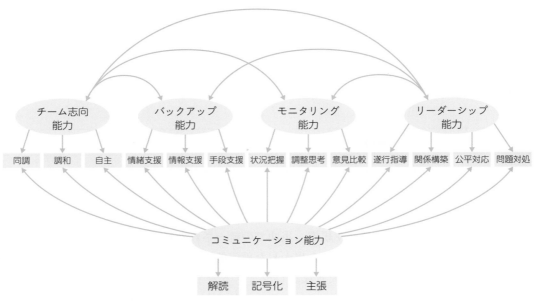

図24 チームワーク能力の分類[8)]

ます。

　ここで示したチームワークの向上がもたらす利点は，多くある利点の一部でしかありません。冒頭でも述べたように，「チームの一員」「仲間をつくる」という考え方を念頭におくことで，様々な場面でチームワークが成立していくと思います。同じ目標をもった，助け合う仲間です。

4) チームワークを向上させるために

　チームワークを支える能力を向上させるには，コミュニケーション能力の向上が重要です。チームワークを支える能力は，コミュニケーション能力，チーム志向能力，バックアップ能力，モニタリング能力，リーダーシップ能力の5つの能力で構成されると言われています（図24）[8)]。

　コミュニケーション能力は，他の4つの能力の基盤です[8)]。つまり，コミュニケーション能力の向上は，他のチームワークを支える能力の向上に寄与する可能性が考えられます。コミュニケーション能力に関する内容は，「実践的なコミュニケーション術」（p129）を参照してください。

〈参考文献〉

1) Katzenbach JR, Smith DK：The Wisdom of Teams: Creating the High-Performance Organization. Harvard Business School Press. 1993.
2) 山口裕幸：チームワークの心理学：よりよい集団づくりをめざして．サイエンス社．2008.
3) Salas E, Dickinson TL, Converse SA, et al：Toward an understanding of team performance and training. In Swezey RW, Salas E（eds.）. Teams: Their training and performance. pp3-29. Ablex Publishing. 1992.
4) Dickinson TL, McIntyre RM：A conceptual framework for teamwork measurement. In Brannick MT, Salas E, Prince C（eds.）. Team performance assessment and measurement：Theory, methods, and applications. pp19-43. Lawrence Erlbaum Associates. 1997.
5) Rousseau V, Aubé C, Savoie A：Teamwork behaviors: A review and an integration of frameworks. Small Group Research. 2006；37：540-70.
6) 山口裕幸：チームワークの光と影．心理学評論．2020；63：438-52.
7) Salas E, Sims D, Burke S：Is there a "Big Five" in Teamwork? Small Group Research. 2005；36：555-99.
8) 相川充，高本真寛，杉森伸吉，他：個人のチームワーク能力を測定する尺度の開発と妥当性の検討．社会心理学研究．2012；27：139-50.

医療技術者としての自覚とふさわしい態度

5. 他者への配慮

要点

● 社会人の基礎的な能力のうち，チームで働く力が多くを占める。

● チームで働く力を養うためには，「他者への配慮」が必要である。

● 「他者への配慮」ができるようになると，周囲からの信頼が高まる。

1）社会人にはチームで働く力が必要

　わが国では，「人生100年時代」を見すえての社会変革等に関する議論が盛んに行われています。この「人生100年時代」という言葉は，リンダ・グラットン教授らの著書「ライフ・シフト」にて提唱された言葉です。この著書では，2007年に生まれた日本人の子どもの約50％は107歳まで生きるという調査がされており，世界で最も早く人生100年時代に向き合わなければならないのは，他ならぬわが国です。そのため，社会で活躍する期間が延長していくことが予想されます。そのような社会背景の中，2006年に経済産業省が提唱した「社会人基礎力」（図25）という3つの能力，12の能力要素で構成される基礎能力が，人生100年時代に重要となってきます[1]。

　社会人基礎力の12能力要素のうち，6つの要素を含む能力が「チームで働く力」です。

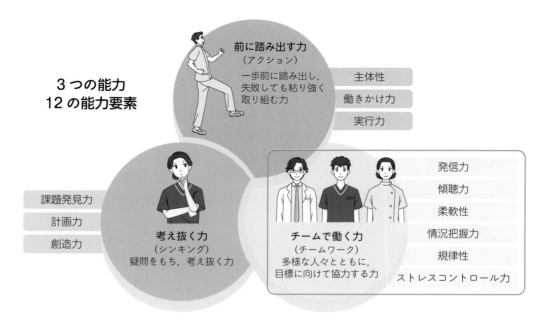

図25　社会人基礎力[1]

「チームで働く力」とは，社会人として様々な人と一緒に，目標に向けて協力する力のことを指します。様々な人と協力し合うには，自分の意見や考えを相手へ明確に伝えたり，相手の話を理解し尊重したりと，双方の立場を客観的に見て物ごとを進めることが求められます。業務を遂行するにあたって自分ひとりで物ごとを考え実行するのみでは不十分であり，相手（他者）と協調して実行していく能力，つまり他者への配慮を適切な時期に適切な量で実行できる力が，チームで働く力の向上に寄与します。

2）他者への配慮の具体例

　チームで働く力を養うために，他者への配慮が必要です。他者への配慮の具体例を，上述した「社会人基礎力」の内容に基づいて考えていきます。

①発信力：自分の意見をわかりやすく伝える力

　自分の意見をわかりやすく伝えるには，いかに相手に理解してもらうかを考えることが重要です。伝える相手がどのような対象なのか，どのような場所・時間なのか，どのような心境や状況なのか，などによって最善の方法が異なります。相手の立場になって伝わるように意見することが他者への配慮です。

②傾聴力：相手の意見を丁寧に聴く力

　相手の意見を丁寧に聴くには，相手に対して嫌悪感を抱かせない適切な表情や，聴く姿勢・態度を示すことが重要です。不快にさせるような態度や仕草を見せると，相手は自分に対して意見を述べることが困難になります。相手の意見に対して，真摯に向き合い耳を傾けることが，他者への配慮です。

③柔軟性：意見の違いや相手の立場を理解する力

　意見の違いや相手の立場を理解するには，相手の意見を柔軟に受け止め，他者の立場で物ごとを考えることが重要です。チームで働く以上，多種多様な考え方を有した相手が存在するので，意見の食い違いが生じることは多々あります。そのような環境の中だからこそ，物ごとを柔軟に考え，他者への配慮を忘れずに，意見の違いや相手の立場を理解する力が求められます。

④情況把握力：自分と周囲の人々や物ごととの関係性を理解する力

　自分と周囲の人々や物ごととの関係性を理解するには，状況を客観的に観察し，周囲に気を配ることが重要です。「自分さえよければいい」という考え方は，社会人として不十分です。相手の状況や困っていることを把握したうえで，自分のとる行動を考えることが大切です。他者への配慮に基づいて自分の行動が決まることも，社会人ではよくあります。

⑤規律性：社会のルールや人との約束を守る力

　社会のルールや人との約束を守ることも，社会，そしてチームで働くうえで重要です。ルールや決まりが守れないと，相手に迷惑をかけます。規律正しい人は自らを律することができ，相手と協調することができます。社会では協力しながら仕事を進めることがほとんどです。「他者への配慮」を忘れずに，ルールを守って人とうまく協調できることは社会人として必須の能力のひとつです。

3) 他者への配慮ができることの自分自身への影響

　他者への配慮ができるようになると，周囲からの信頼が高まるなど，自分自身にとって良いことも多く存在します。例を以下に挙げます。

①適切な「報告」「連絡」「相談」ができるようになる

　周囲の期待に応える「報告」「連絡」「相談」ができるようになります。他者に配慮する力があると，周囲が何を望んでいるかを察知しやすくなります。相手が望む，または期待することを察知できると，相手が「知りたい」と思う内容を簡潔に伝えることができるようになります。また，連絡や相談も，相手の状況や心情などを考慮して行うため，失敗が少なくなります。

②相手の視点で行動できるようになる

　常に相手の立場に立って行動するため，周囲から信頼を得やすくなります。他者とともに仕事を実施する際に，相手の予定の確認は不可欠です。相手の仕事が円滑にいくよう，自分自身の予定を柔軟に調整できるようになります。また，仕事を依頼された際には，提出期限や期日の確認から始まり，その期限よりも早く完了することが習慣になるでしょう。たとえ期限までに間に合わない状況になっても，他者への配慮ができると，期限よりも前にその理由なども含めた説明を行い，自分自身の業務の調整ができるようになります。

③周囲の協力を得やすくなる

　自分からの頼みごとも聞き入れられやすくなり，周囲の協力を得て，自身の仕事が円滑に進められます。他者への配慮ができる人は，仕事の依頼をするときに，必ず相手の状況を確認して，相手に過度な負担にならないように配慮ができます。そのような依頼をするときの態度や言葉遣いも当然ながら気をつけているため，相手を不快にすることなく，快く引き受けてもらえます。

〈参考文献〉
1）経済産業省 web サイト：https://www.meti.go.jp/policy/kisoryoku/（最終アクセス日：2023 年 4 月 21 日）

6. 言動に責任をもつ

> **要 点**
>
> ● 学生と社会人では責任が大きく異なる。
> ● 言葉に責任をもち，コミュニケーションをとることが重要である。
> ● 言葉と同様に，行動にも責任が伴う。
> ● 医療現場では，軽率な対応が命にも関わるような事故にもつながり得る。

1) 言動に責任をもつとは

　学生と社会人では，言動に対する責任の大きさと及ぼす範囲が異なります。社会人になると，「もう学生ではないのだぞ」と上司や先輩から注意される機会もあります。しかし，学生と社会人では何が違うのでしょうか。学生と社会人で違う例として，お金に関する立場の違いがあります。学生時代は，学費を払い，教育を受ける立場にありましたが，社会人になると給与を受けとる立場になります。つまり，サービスを受けるお客様の立場から，お客様にサービスを提供して対価をもらう立場へと変化します。そして，学生と社会人との最も大きな違いのひとつが「責任の大きさと範囲」です。

　責任とは，「立場上負わなくてはならない任務や義務」のことです。学生時代には何かしらの問題が起きても基本的には学生個人だけの責任でした。また，学生自身でその責任を負いきれない場合は，身内である親などにその責任の範囲が限定されていました。しかし，社会人になると所属する組織の看板を背負って仕事や業務を遂行します。そのため，何かしらの問題が発生した場合，個人のみの責任ではなく，所属先の責任も追及されます。したがって，社会人になると個人に課せられた責任であっても，所属する組織全体に及ぶという認識が必要です。こうした考えのもと，社会人がまず注意するべき点は，自身の言葉や行動です。

2) 言葉に責任をもつ

　言葉に責任をもちながら，様々な人とコミュニケーションをとることが重要です。社会人になると，チームワークが重要であり，ある程度のコミュニケーション力が求められます。様々な人とコミュニケーションを交わす中で，受け取る人によって言葉や文章への反応が異なることに気がつきます。賛同や肯定を得る場合もある一方で，批判や否定を受ける場合もあります。「受け取り方は人それぞれだから」「そのようなつもりで言ったのではない」などと思うかもしれませんが，その様々な反応の起点となったのは，自分自身の発信です。自分の発言によって，思わぬ誤解を生んだ経験はないでしょうか。相手が勘違い

したケースを除けば，発言の責任は自身が負います。社会人として，同僚やその他の周囲の人に何か発信をする際には，言葉には責任が伴うということを念頭におく必要があります。その意識だけでも，適切に言葉を選択することができるようになり，他者に配慮した言葉になります。

3) 行動に責任をもつ

　言葉と同様に，行動にも責任が伴います。社会人としての責任を果たすうえで必要な行動のひとつとして，時間を守ることが挙げられます。学生時代は，授業以外は比較的自由に時間が使えますが，社会人になるとより長時間働くことで仕事が生活の中心になります。学生時代のように自分本位で時間を調整し，約束した時間を軽視すると，すぐに周囲からの信用と信頼がなくなります。出社時間や，相手との面談時間に理由なく無断で遅刻する行為は許されません。職場が患者や関係する企業からの信用と信頼を失うことで，当事者が減給や解雇の対象として，社会経済的な制裁を受けることもあります。このように，社会人として信用を得るには時間を厳守するといった行動ひとつとっても，一定の責任が課されます。

　また，安易にひとごとにしないことも，責任感のある行動のひとつです。職場で何か問題が発生したとき，すぐにひとごとにしない者は，周囲からの信用と信頼が得られるでしょう。「自分がやったのではないから問題ない」と終わらせてしまうと，自分自身の成長にはつながりません。なぜそんなミスが起こったのか，自分が関わっていたらどんな支援ができたのかを，広い視野で考え，行動することが成長につながります。

4) 医療現場での言動に責任をもつ

　医療現場での言動においては，軽率な対応が命にも関わるような大きな事故にもつながり得ます。ひとりの社会人としての言葉や行動に責任が伴うことについて述べてきましたが，医療現場においては，さらに注意をしていかなければなりません。いくつかの例をもとに，その重要性を理解しましょう。

①担当患者に対して軽率な言葉をかけてしまった例

　医療従事者は，担当患者との信頼関係を築くことが重要になります。信頼関係が築けると，他の職員には話さない患者の本質的な悩みや相談を受けることも少なくありません（図26）。

　ある日，担当患者のAさんから「だいぶ，具合がよくなったから明日には退院できるかな？」という相談があったとします。相談を受けた担当看護師は，他の職員に比べ，Aさんのこれまでの経過を把握していました。そのため，Aさんが言うように，症状が改善してきていることを実感していました。そこで，担当看護師は，「Aさんは，とてもよくなったので，きっと明日には退院できると思いますよ」と，Aさんを勇気づける目的

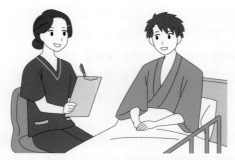

図26　担当患者からの個別での相談場面

でそのように返答をしました。A さんは「それはよかった。とても安心しました」と喜びました。しかし，同日の検査から，A さんには継続して入院して治療を行う必要性が明らかになりました。その旨を主治医から A さんに伝えたところ，「担当の看護師は明日退院できると言っていたぞ！」と，A さんはとても悲しみ，そして医療者に対して怒りをぶつけ，不信感をもってしまいました。

　このように，自分がよいと判断し，かつ相手のためになると思った発言が，周囲に混乱と迷惑をかけてしまうことがあります。今回の例では，退院の決定は主治医が行うものであるため，「だいぶお身体がよくなっていますね。明日退院できるかどうかは，主治医に確認してきますので，少しお待ちください」のような発信が，A さんに対しても，また主治医に A さんの意向を伝える意味でもよかったでしょう。

②多職種カンファレンスでの軽率な発言をしてしまった例

　医療従事者は，チームで働いています。そのため，定期的に多職種での会議を行い，患者の状況を把握し今後の方針などを決定していきます（図27）。

　ある患者 B さんの多職種カンファレンスが開かれています。今日は，担当の理学療法士が休みのため，B さんを時折担当する別の理学療法士が参加していました。しかし，その理学療法士は担当療法士から十分な申し送りを受けていない状態でした。「B さんの歩行は十分に安定してきているので，病棟でもひとりで歩けます」と，B さんの歩行に関する十分な評価結果がないままに伝えてしまいました。そして，「では，B さんは本日から

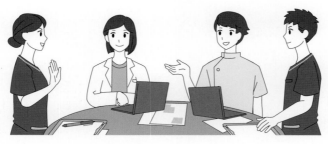

図27　カンファレンスの風景

病棟でのひとりでの歩行を許可します」と主治医が判断しました。Bさんはひとりで歩く許可が下りたことを喜び，早速，自室から歩き始めました。歩き始めはふらつきもなく，歩行できていましたが，距離が延びるにつれてふらつきが生じ，ふと向きを変えた瞬間に転倒してしまいました。Bさんは幸いにも骨折は免れましたが，ひとりで歩行することに対する恐怖心が生まれてしまい，その後のリハビリテーションに消極的になってしまいました。

　このように，自分の限定的な経験から出る軽率な発言から事故を招く例も少なくありません。今回の場合，「担当療法士から十分な申し送りがされていませんので，担当した経験のみではありますが，Bさんの歩行は改善してきてはいます。詳細は担当療法士に確認次第，すぐに情報を共有します」のように，十分な申し送りができていなかった事実を隠さず認め，かつその後どうするかといった，そのときに伝えられる内容にとどめることが重要です。

7. 他者を頼る力

> ## 要 点
>
> ● 他者を頼ることによってお互いの信頼関係が強化され，協調的に取り組むことができ，高い生産性と独創性を生み出すことができる。
> ● 他者を頼るときは，他者の立場に立って考える，依頼する目的を伝える，過度な負担をかけることは避ける，不確定な要素やリスクを最小限にする，完了後にフィードバックすることに注意する。
> ● 他者を頼るには，コミュニケーション力（説得力・理解力），協調性，洞察力を身につける必要がある。

1）他者を頼ることの重要性

　組織では，共通の目標に向かって様々な取り組みを協働して行います。取り組む内容は，個人で成し遂げるものや，チームで成し遂げるものがあります。目標の達成に向けてチームを効率的かつ効果的に活動させるためには，各々が役割を協調的に遂行することが必要です。

　「協調」は，「利害の対立する者同士がおだやかに相互間の問題を解決しようとすること」や「性格や意見の異なった者同士が互いに譲り合って調和を図ること」とされ，「協調性」とは「周囲の人とうまく協調できる性質」とされています。また，「協調性」はその起源から agreeableness と cooperativeness※の両方を含む概念※※とされています[1]。つまり，チームでの仕事は，各人に役割を割りあてるのみならず，皆が仕事を進めながら周囲の人を巻き込み，ときには頼り合いながら，同じ目標をもってともに進めていきます。協調性をもった個人が集まると，お互いの信頼関係が強化され協力的に取り組むため，お互いの弱みを補完し合い，多様なアイデアや視点を柔軟に取り入れ，高い生産性を維持しながら，創造的な発想を生み出すことができます。

　注意すべき点は，「お互いに」という観点です。他者に頼られることには抵抗がなくても，自分が頼る際，罪悪感や羞恥心などによって，頼りたくても頼ることができないことも考えられます。しかし，自分から他者を信頼し頼ることは，自身の協調性を高めることにもつながります。社会では未経験または経験の未熟な課題に取り組むことが多くあります。その都度，課題や問題を自ら考え，解決を目指しますが，ひとりでは想定した結果が得られないこともあります。その場合は，経験者や専門家に相談し頼ることで，効率的に取り組むことができます。さらに，課題や問題の解決を目指す過程では，悩み，心理的ストレスを抱えることがあります。自分の感情を整理し，冷静な判断をするためにも，他者に相談することが重要です。

※　ともに「協調性」を示す言葉ですが，agreeableness は cooperativeness よりも意味
範囲が広いとされており，agreeable という語がもつ「愛想のよい」「感じのよい」「仲良
くできる」といった共感性などの複数要素が含まれます。
※※非利己的で，他者に対して受容的，共感的，友好的に接し，他者と競い合うのではなく，
譲り合って調和を図ったり協力したりする傾向のこと。

2) 他者を頼るときの注意点

　他者を頼るときは，協調性を感じられるような態度やふるまいが大切です。いくつか注
意点を説明します。

①他者の立場に立って考える

　他者とコミュニケーションをはじめるときに，他者の予定を無視して自分の都合のよ
い時間に予定を組むなどの自己中心的な行動はせず，相手の都合のよい方法やタイミン
グを聞くことが，他者の立場に立って，配慮を欠くことなく他者を頼る第一歩になりま
す（図28）。

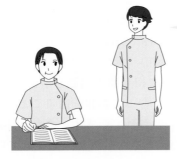

今，お時間よろしいでしょうか？

図28　都合のよい方法やタイミングの聞き方の例

②依頼する目的を伝える

　依頼の目的を明確にすることで，納得して引き受けてもらえます。さらに，相手にはど
のような利点があるかを伝えると効果的です。自分が困っていること，他者にできること
を意識して説明するとよいです（図29）。

③過度の負担をかけることは避ける

　相手の負担を増やす依頼は，長期的にみると信頼関係に乱れが生じる可能性がありま
す。相手の状況を把握し，負担が過度にならないように心がけます。他者がどのくらい仕
事を抱えていて忙しい時期であるかを把握せずに依頼すると，他者にストレスを与え，
チームとしての生産性が低下します。

④不確定な要素やリスクを最小限にする

　依頼は，内容を明確にして期限や目標を共有することで，依頼先に求めている結果が理解しやすくなります（図29）。端的で明確な言葉を使って依頼することで，相手の判断や迷いを最小限にすることができます。

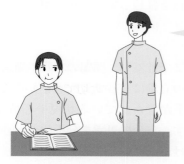

> ○○さんの退院が近く，サマリーを提出するため，○月○日までに確認をお願いしたいのですが，よろしいでしょうか？

図29　目的・依頼内容の伝え方，スケジュールの確認の例

⑤完了後にフィードバックする

　依頼内容が完了されたことで，その目的に対して相手がどのように貢献できたかを伝えると，達成感を共有することができます。結果や成果のフィードバックを怠らず，次も依頼しやすい関係を継続することが重要です（図30）。

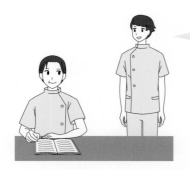

> 先輩から教えていただいた方法で練習したところ，患者さんが歩けるようになってきました。ありがとうございます。

図30　完了後のフィードバックの仕方の例

3）他者を頼る力を身につける

　他者を頼るためには，コミュニケーション力（説得力・理解力），協調性，洞察力を身につける必要があります。

①コミュニケーション力（説得力・理解力）

　他者にとって理解しやすいよう，明確で適切な言葉で伝える力です。全体の目標を深く理解して，依頼の内容や求める結果について明確化することで身につきます。また，他者からの話を助言として捉え，前向きに理解する力も必要です。

②協調性

人同士がお互いに親しみ，打ち解けるための力です。チームで仕事をするには，自分と他者が対等な立場で接することが求められます。高圧的に依頼することや，過度に謙虚な姿勢で依頼することは協調性に欠け，チーム力の向上が見込まれません。日頃からお互いにコミュニケーションをとり，親和力を高めて信頼関係を維持しておく必要があります。

③洞察力

周囲を深く観察しながら，表面化されていない部分まで推察し，問題の本質や発言の裏にある意図を見抜く力です。他者を頼る際には，他者の立場に立って，配慮を欠くことなく，内容や時期を見定めることが求められます。相手が置かれている状況や心情など，様々な視点について推察しながら進めることが必要です。自分の思考を分析的かつ客観的に捉えることを習慣的に行うことで，洞察力を身につけることができます。

〈参考文献〉

1）登張真稲：協調性とその起源-Agreeableness と Cooperativeness の概念を用いた検討．パーソナリティ研究．2010；19：46-58.

8. 非を認める

要 点

● 謝罪は釈明行動のひとつであり，自分の非を認めることである。
● 失敗について謝罪をしたときには，改善のための自己内省の機会が与えられ，新しい知識や技術を修得できる。
● 非を認めない無責任な態度は，相手との信頼関係を損なう。
● 謝罪する方法は，直接的な謝罪の言葉を述べること，嘘のない正確な状況を説明すること，相手を気遣いながら正当化すること，許しを求めて関係性の修復を申し出ること，今後は同じことを繰り返さない約束をすることである。

1）謝罪とは

　問題を起こした際には，事情を説明して了解を求める釈明という行動を起こします。釈明には，謝罪，弁解，正当化，否認の4つがあります。謝罪は，単に「すみません」という言葉だけでなく，「確かに自分のミスだ」「自分の努力が足りなかった」など，自分の非を認めることを指します。弁解は，責任を他に転嫁することを指します。正当化は，自分に誤りや間違いがないと主張することを指します。最後に，否認は，自分は悪いできごとに関与していないと主張することを指します[1]。Itoi らによると，謝罪に至るには，3つの要素を認めることが必要であるとされています[2]（図31）[3]。1つ目は，そのできごとを自分が引き起こしたと認めること（負事象への関与），2つ目は，そのできごとが有害であると認めること（行為の不当性），そして3つ目は，その被害の責任を自分が負う必要があると認めること（行為に対する責任）です。

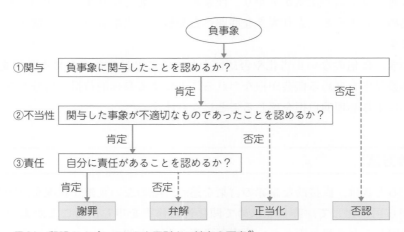

図31　釈明タイプとこれらを区別する基本3要素[3]

2) 謝罪と失敗から新たな知識や技術を修得する

　負の事象が起きた際，影響を受けた相手には少なからず不信感があります。そのため，相手との信頼関係の修復には，自ら非を認めて謝罪することが必要です。心からの謝罪は，あなたの誠実さや相手に対する誠意・良心，負の事象を起こしたことに対する責任感などを相手に伝えることができます。ときには，相手への尊重が伝わり，信頼関係が向上する場合もあります[1]。さらに，自分の非を認めることで，問題解決に向けた前向きな取り組みを開始できるようになります。

　古くからのことわざである「失敗は成功のもと」「七転び八起き」「怪我の功名」などのように，失敗から学ぶことは，自身の成長を促進する機会となります。失敗したときは，その経験を次に生かすために，自己内省の機会が与えられます。何がよくなかったのか，どうすればよかったのか，今後同様の失敗をしないためにどうすればよいかなどを分析することで，問題解決と再発のリスクマネジメントをすることができます。この分析結果によって，新しい知識や技術を修得する機会も得られます。失敗して，その結果を分析し次の成功に結びつけた経験は，自信につながり，新しいことに挑む原動力になるでしょう。失敗が成功の糧となるのは，成功に向けて準備を怠ることなく万全の体制で臨んだ場合であることは，理解しておく必要があります。失敗がよいのではなく，失敗から学ぶことが重要となります。

　確実に避ける必要がある失敗として，倫理的な失敗と安全上の失敗があります。倫理的な失敗とは，不正行為や偽装，詐欺のような倫理的に問題がある失敗を指します。安全上の失敗とは，事故や怪我を伴う失敗を指します。

3) 非を認めないことで起きる問題

　非を認めず，責任をとらない態度をとると，相手は不信感を抱き，信頼関係を損ないます。また，信用を失うことで，その人との仕事が困難になります。相手が複数人の場合は，仕事に対する全員の士気が下がり，作業の効率が悪くなります。問題が解決されていないまま進めてしまうと，より大きな問題へと発展し，当事者だけでは解決ができない状況になります。

　非を認めず，確信のない正当化や否認ばかりすることは自分自身にも負担をかけます。例えば，作業効率を高める機会が損なわれることによる身体的負担や自分を守るための自己防衛反応による心理的負担を感じることになります。

4) 謝罪の方法

　謝罪をするときは，直接的な謝罪の言葉を述べ，嘘のない正確な状況を説明し，相手を気遣いながら正当化して，許しを求めて関係性の修復を申し出ることが大切です。そして，今後は同じことを繰り返さない約束をすることが大切です。

　直接的な謝罪とは，「申し訳ございませんでした」「すみません」のような言葉であり，必ず最初に述べます。さらに，大渕によると，謝罪に必要な3つの要素（負事象への関与，行為の不当性，行為に対する責任）を表現する言葉は**表9**[3, 4]のようなものがあり，状況や立場に応じてつけ加えるとよいでしょう[1]。

　次に，なぜこのような状況になっているのか，嘘のない正確な状況を説明します。説明の際は，状況を時系列で説明すること，5W1H（「When：いつ」「Where：どこで」「Who：だれが」「What：何を」「Why：なぜ」「How：どのように」）を意識すること，話す内容の主語を明確にすること，自らの保身はせず，誠実で正確な内容を伝えることを心がけます。

　3番目は，不快感情を与えた相手に対して，気遣いをする言葉や態度を示します。**表9**にあるような相手への労いの言葉や，相手の意見や助言を正当化する言葉「○○さんのおっしゃる通りです」などを伝えます。そして，相手の意見や助言を要約した内容を含めて，「○○さんが○○（要約内容）を助言してくださったおかげで理解することができました」を伝えることで，相手への気遣いを示すことができます。

　4番目は，相手ともう一度同じ方向を向いて歩めるように関係の修復を図ります。関係修復のためには，相手に謝罪を受け入れてもらう必要があります。許しを求める言葉（**表9**）や，お辞儀などの態度から誠意を伝えます。

　最後に，将来の誓いとして同じ失敗を繰り返さないことを約束します（**表9**）。このときの注意点は，自分の能力を超えた実現不可能な約束はしないことです。Huiらによると，失敗をして謝罪をした後に行動改善を図ることで信頼が高まるものの，同じ失敗を繰り返すと信頼がさらに低下します[5]（**図32**）。

表9　釈明の言語要素[3, 4]

釈明の構成要素	肯定する表現例	否定する表現例
負事象への関与	「確かに，私の担当です」 「私がしたことです」	「私の担当ではありません」 「私は関係ありません」
行為の不当性	「不注意でした」 「対応が適切ではありませんでした」	「規則通りにやったまでです」 「これが一番よいと思いました」
責任	「私の責任です」 「私のせいです」	「私のせいではありません」 「私の責任ではありません」
悔恨	「申し訳ないことをしました」 「すみませんでした」	「悪いことをしたとは思っていません」
被害者への労り	「気の毒に思います」	「気の毒だとは思いません」
賠償の申し出	「償いをさせていただきます」	「賠償する気はありません」
将来の誓い	「これからは気をつけます」 「これから心を改めます」	「やり方を変える気はありません」
許しを求める	「許してください」 「勘弁してください」	「許しを求めるつもりはありません」

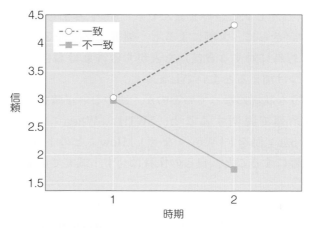

図32 謝罪後の言行一致・不一致と信頼度の変化[5]

〈参考文献〉

1) 大渕憲一：失敗しない謝り方．CCC メディアハウス．2015．

2) Itoi R, Ohbuchi K, Fukuno M：A cross-cultural study of preference of accounts：Relationship closeness, harm severity, and motives of account making. Jornal of Applied Social Psychology. 1996；26：913-34.

3) 大渕憲一：謝罪の研究―釈明の心理とはたらき．東北大学出版会．2010．

4) 大渕憲一：日本人と謝罪．平成 22 年瓢木会総会特別講演．2010．

5) Hui CH, Lau FLY, Tsang LC, et al：The impact of post-apology behavioral consistency on victim's forgiveness intention：A study of trust violation among coworkers. Journal of Applied Social Psychology. 2011；41：1214-36.

9. 秘密を守る

要 点

● 秘密を守ることで相手は安心し，信頼性を高めることができる。
● 医療現場には守秘義務があり，秘密の漏洩には罰則がある。
● 医療現場における情報漏洩の原因は，USBメモリの紛失，電子メールの誤送信，情報の不適切な持ち出し，SNSへの書き込み，コンピュータウイルス感染，盗難が多い。常日頃から個人情報の保護に努める必要がある。

1) 秘密を守ることと信頼性との関係

　秘密とは，他人に知られたくない情報や知識，行動などを指します。その内容は，個人的な情報やプライバシー，友情や恋愛の関係性，製品開発の技術など様々です。内容の規模は，個人的なものから組織的なものまで幅広く，秘密保持者にとって大変価値のあるものです。秘密を保持する個人や組織は，そのような価値ある内容を安易に他人へ知らせることはしません。秘密の共有は，秘密保持者が相手に対して安心と信頼を抱き，その内容の共有によって相手との関係を深めたり，物ごとの改善が期待されたりする場合のみ行われます。もちろん，秘密を知った人は，決してその内容を漏洩してはいけません。漏洩することは，秘密を保持する個人や組織からの信頼をなくし，関係性が崩れ，物ごとが進まない，もしくは悪い方へ進む危険性が高くなります。また，一度でもこのようなことがあると，秘密保持者は漏洩の不安と疑いを抱き，自身にも不利益になります。Pearsonらは，患者の信頼の源となる医師の行動は，医師としての能力，思いやり，守秘，頼りがいであると述べています[1]。

2) 社会（医療現場）での守秘義務と個人情報保護

　職業に従事する者は，職務上知り得た秘密や個人情報に関する守秘義務が課せられます。この職業には，公務員や裁判官，弁護士，教師，銀行員などがあります。守秘義務は法律で定められています。理学療法士・作業療法士の守秘義務においても，理学療法士及び作業療法士法の第十六条に記載があります。また，正当な理由なく，業務上知り得た秘密を漏洩した場合の罰則が，第二十一条に記載されています。ここでは，理学療法士・作業療法士を中心とした医療に関わる基本的な内容を記載します。

> 第四章　業務等　第十六条（秘密を守る義務）
> 理学療法士又は作業療法士は，正当な理由がある場合を除き，その業務上知り得た人の秘密を他に漏らしてはならない。理学療法士や作業療法士でなくなった後においても，同様とする。
> 第六章　罰則　第二十一条（平一三法八七・全改）
> 第十六条の規定に違反した者は，五十万円以下の罰金に処する。

　注意する点は，「他に漏らしてはならない」という部分です。自分の家族や友人などに漏らしても違反となり，処罰の対象です。その秘密が公開されている範囲内でのみ共有することが許されます。

　「人の秘密」は，その人のすべての情報や知識，行動が該当します。個人情報も「人の秘密」に値し，法によって保護される対象であるため，他に漏洩してはいけません。個人情報の保護は，法律によって定められています（個人情報保護法）。個人情報保護法は，個人情報の有用性に配慮しながら，個人の権利や利益を守ることを目的に 2003 年 5 月に制定され，2005 年 4 月に全面施行されました。

　個人情報とは，生存する個人に関する情報です。氏名，生年月日，連絡先（住所・電話番号・メールアドレス），映像情報，音声録音情報などであり，特定の個人を識別できる情報です。個人情報は，ひとつの情報で個人識別できなかったとしても，複数の情報を組み合わせることで識別できる場合も該当します。この他に，マイナンバーや保険者番号，顔認証データ，歩行の態様など，番号や記号，符号などで特定の個人を識別できる場合は個人情報になります。近年では，SNS が普及しており，ID 番号や画像からでも特定の個人が識別されるため注意が必要です。

　また，個人情報には，他人に公開されることで本人に対する不当な差別や偏見，不利益が生じないよう，取り扱いに配慮が必要な要配慮個人情報があります。例えば，病歴，心身機能の障害の有無，健康診断結果，調剤情報，社会的身分，犯罪の経歴などです。このような要配慮個人情報の取得や第三者提供には，原則として本人の同意が必要となります[2]。

　医療現場は，膨大な量の個人情報を扱います。また，それらの個人情報はカルテに記載されたり，カンファレンスで発言されたりするなど，様々な場所や場面から簡便に入手できます。この簡便さは，患者の状態を共有し安全な医療行為の遂行に有用ですが，管理するうえでは漏洩の危険性が高まります。常日頃から「秘密を守る」ことを意識した行動を心がけましょう。

3) 医療現場で起きた個人情報漏洩事故の分析結果から考える対策

　NPO 日本ネットワークセキュリティ協会の 2018 年情報セキュリティインシデントに関する調査結果〜個人情報漏えい編〜によると，医療・福祉の漏洩件数は 28 件で全体の

6.3％を占め，5番目に多い業種となっています。全業種における漏洩の原因では，紛失・置き忘れが最も多く，誤操作と不正アクセスの3つを合わせて全体の約70％を占めます。さらに近年では，様々な情報が電子化され，インターネットや電子メールから漏洩する件数が増えています[3]。

　品川らは，医療機関における患者の個人情報に関する事故の現状を調査しています。調査対象となった186件のうち，個人情報漏洩の最多媒体はUSBメモリで47％です。また，発生原因は，紛失，盗難，インターネット（ウイルス感染，SNSへの書き込み，メール誤送信）などがありました。職種は医師で最も多く，医師・看護師を除く専門職種での発生割合は10.4％です[4]。さらに品川らは，医師と看護職は業務が異なり，漏洩事故の状況も異なることを仮定し，起こしやすい個人情報漏洩事故の原因を両職種で比較しました。その結果，医師は「不適切な持ち出し，意識的な開示，目的外使用，過剰な情報提供」が多いことに対し，看護師は「置き忘れ，紛失」が最も多く，全体の3分の1を超える結果になっています。この調査の実際の事故内容を表として引用します（表10）[5]。

　また橋本らは，医療系学生による患者情報に関する事故の概要と対応に関して調査しています。医療系学生に関する事故を分析すると，実習記録用紙などの紙媒体の紛失などよりもファイル共有ソフトの使用やUSBメモリの紛失，SNSへの書き込みが原因として挙がりました。このような電子情報は，大量のデータを含み，伝播可能性が高いことで大きな事故に発展する可能性が高いです。具体的な事故の概要を表11に示します[6]。

　医療職種や医療系学生は，患者の重要な個人情報を扱うため，情報漏洩は大きな医療事故へと発展していきます。個人情報漏洩の原因は，USBメモリの紛失，電子メールなどの誤送信，不適切な持ち出し，SNSへの書き込み，コンピュータウイルス感染，盗難が多いことから，注意する対象を理解しておくことが必要です。

　考えられる対策を以下に紹介します。

① USBメモリの紛失

　USBメモリは病院や作業室から持ち出さないようにします。職場内の所定の保管場所で鍵をかけて管理します。持ち歩く場合は，ポケットの中に入れたり，鞄に放り込んだりせずに，専用のケースに入れましょう。大型のUSBメモリの使用やキーホルダーをつけて目立つようにすることは，紛失リスクの回避に貢献します。また，使用するUSBメモリや保存されているファイルには必ずパスワードを設定しましょう。

②電子メールの誤送信

　電子メールを送信する前に，宛先を確認することが重要です。複数人へ送信する場合は1人ずつ確認します。メールソフトによっては，宛先が自動入力される機能が搭載されています。名前が同じもしくは似ていることで，間違った相手に送信してしまう可能性があるため注意が必要です。

表10　原因別の事故内容と件数[5]

原因	事故内容	件数（%）	
		看護職者 n＝68	医師 n＝210
置き忘れ，紛失	・院内（ロッカーや白衣のポケットに入れた後，PC に接続した後，所定の場所等から）で各種媒体（PC，USB メモリ，書類等）が所在不明になった。	23 (33.8)	38 (18.1)
	・PC，USB メモリ，書類等の媒体を院外（院外・院内不明な場合を含む）で紛失した。	2 (2.9)	15 (7.1)
	・電車やタクシー内で PC や USB メモリ等が入ったカバンを置き忘れた。	0 (0.0)	6 (2.9)
	・許可を得て持ち出した媒体を紛失した。	0 (0.0)	1 (0.5)
不適切な持ち出し，意識的な開示，目的外使用，過剰な情報提供等	・「持ち出し禁止」「持ち出す際の許可や暗号化・匿名化」「USB メモリや PC の利用・コピー禁止」等のルールを守らず PC，USB メモリ，書類等の媒体を持ち出し（媒体へコピーし），事故（紛失した，盗難にあった等）を起こした。	17 (25.0)	96 (45.7)
	・第三者に患者の個人情報を伝えた。	1 (1.5)	1 (0.5)
	・SNS に，患者の情報・写真等を掲載した。	1 (1.5)	1 (0.5)
	・患者情報を不正に持ち出し，挨拶状（開院案内）を送付した。	0 (0.0)	8 (3.8)
誤送付・誤配布・郵送中の事故	・検査結果等を誤った患者に交付した。	12 (17.6)	3 (1.4)
	・番号を間違えて第三者に FAX を誤送信した。	2 (2.9)	0 (0.0)
不正アクセス	・電子カルテを目的外に閲覧し，周囲等に漏らした。	4 (5.9)	0 (0.0)
盗難	・院内の PC，USB メモリ，デジタルカメラ等が盗まれた。	1 (1.5)	13 (6.2)
	・許可を得て持ち出した PC，書類等が盗まれた（車上荒らし，ひったくり等）。	1 (1.5)	2 (1.0)
	・持ち出した PC，USB メモリ，書類等が盗まれた（車上荒らし，ひったくり等）。	0 (0.0)	16 (7.6)
	・カルテを盗み，第三者に渡した。	1 (1.5)	0 (0.0)
不正アクセス（マルウェア）	・自宅に持ち帰った患者情報がファイル共有ソフト（Winny 等）を介して，ウイルス感染し流出した。	1 (1.5)	7 (3.3)
	・院内の PC がウイルス感染した。	0 (0.0)	1 (0.5)
不適切な開示	・ブログに掲載した写真や学会発表時のスライドに患者の名前等が写りこんでいた。	1 (1.5)	2 (1.0)
廃棄関連	・持ち出したメモを投棄した。	1 (1.5)	0 (0.0)

表11 医療系実習生による患者情報の取り扱い事故の概要（2005年1月～2013年6月）6)

No	発表年月	事故原因	教育機関（実習施設）	事故の概要
1	2013年1月	twitterへの書き込み	A専門学校（○○小児科）	専門学校生が，プロスポーツ選手のカルテを閲覧しその内容をtwitter上に書き込み
2	2012年10月	USBメモリの紛失	B医科大学（B大学附属病院等）	助産学専攻の学生が，周産期の助産過程4名分を含む計23名分の個人情報の保存されたUSBメモリを紛失
3	2011年9月	書類の誤廃棄	C（○○センター）	学生実習生が，個人情報を含む書類をシュレッダー処理せず一般ごみとして廃棄
4	2010年6月	USBメモリの紛失	D大学（D大学病院，D大学関連病院）	医学部学生が，65人分の患者の個人情報（名前，入院中病歴，画像）を含むUSBメモリを紛失
5	2008年11月	SNSへの書き込み	E大学（実習先病院）	医学部学生が，手術等の治療の様子をSNSサイトに書き込み
6	2008年7月	USBメモリの紛失	F医科大学（F医科大学附属病院）	医学部学生が，96人分の患者の個人情報（名前，病気の合併症に関するデータ等）を含むUSBメモリを紛失
7	2007年8月	ファイル共有ソフトからの流出	G附属看護学校（G病院）	看護専門学校の学生が，自宅PCに入力した患者39人分の個人情報（姓，年齢，入院日，病名等）が，ファイル共有ソフト（ライムワイヤー）を通してインターネット上に流出
8	2006年10月	ファイル共有ソフトからの流出	H医科大学（H医科大学附属病院）	医学部学生の自宅PCが，ファイル共有ソフトからウイルス感染し，患者4名分の個人情報（氏名，検査結果等）を含む臨床実習のレポートがインターネット上に流出
9	2006年2月	ファイル共有ソフトからの流出	I病院附属看護学校（I病院）	看護学校の学生の自宅PCが，ファイル共有ソフト（Winny）からウイルス感染し，15名分の患者の個人情報（名前，病名等）を含む看護実習の記録や指導計画書がインターネット上に流出
10	2006年1月	ファイル共有ソフトからの流出	J大学（J大学附属病院）	医学部学生の所有しているPCが，ファイル共有ソフト（Winny）からウイルス感染し，41名分の診療情報（患者の名前や症状，病名等）がインターネット上に流出
11	2005年12月	ファイル共有ソフトからの流出	K大学（K大学医学部附属病院）	医学部学生の自宅PCが，ファイル共有ソフト（Winny）からウイルス感染し，元入院患者3名の個人情報（名前，病名，家族の病歴等）を含むレポートデータがインターネット上に流出
12	2005年10月	資料およびノートPCの置き忘れ	L大学（L大学医学部附属病院）	医学部学生が，53人分の患者の個人情報（診療科，氏名，病名，入退院日等）が記載された資料や私用ノートPCを病院の学生控室に置き忘れ

※記事から判断できたことのみ記載

③不適切な持ち出し

　正当な目的がないときには，個人情報を持ち出してはいけません。どのような情報が必要であるかを事前に検討することが必要です。

④ SNS への書き込み

　SNS は情報発信が容易であるものの，誰もがその情報を知り得るため，個人情報の扱いには，特に注意が必要です。SNS 上には，文章，画像，動画など様々な内容があるため，個人情報と結びつきやすいです。その対策として，医療現場で知り得た情報や自分以外の内容は発信しないことです。もし発信する場合は，必ずその人から同意を得て行います。友人同士の日頃のやりとりから注意しておくと効果的であると思います。

⑤コンピュータウイルス感染

　パソコンやタブレットなどの電子機器には必ずウイルス対策ソフトを入れて保護します。また，USB メモリなどの外付けドライブからのウイルス感染も考えられるため，扱いには十分な注意が必要です。

⑥盗難

　個人情報の保管は鍵つきの棚や引き出しなどで行います。また持ち歩く際は，いかなる場合も記憶媒体を手元に置き，車や電車の中に置いたままにはしないようにしましょう。

⑦その他

・会話

　自分が話す相手と異なる人が会話を聞く（聞こえてしまう場合もある）ことによって，個人情報が漏洩する危険性があります。休憩室やトイレ，電車やバスの中，お店の中などでの会話や電話での通話を周囲が聞くことで漏洩します。配慮していたとしても，聞いた人が個人を特定できる場合は秘密を守っていることにはなりません。周囲の状況を確認しながらの会話を心がけましょう。

・個人情報の書かれた紙の取り扱い

　個人情報が書かれた紙などを持ち歩くことがあります。それらを紛失することや他者が見られる場所に置くことで，個人情報が漏洩する危険性があります。ファイルに綴じて，誰にも見られないような場所で保管しましょう。また，記載する場合は，個人情報が特定されないような工夫（氏名を A 様，B 様……とするなど）をしましょう。

・電子カルテの取り扱い

　電子カルテには多くの個人情報が書かれています。電子カルテを開いたまま離席することで漏洩することがあります。離席する場合は，個人情報のない画面まで戻す必要があります。

・オンライン会議の映り込みや画面共有

　近年では，オンライン上での会議や研修会，講義が一般化しています。重要な情報が背

後に映り込んだり，ファイルを共有する際に，自分のパソコン画面での映り込みや誤って重要な情報を選択することで漏洩することがあります。画面には，重要な情報が映り込まないようにする（もしくは隠す）ことや，バーチャル背景で見えないように対処します。オンライン会議に参加する場合は，重要な情報を見られにくい場所に保存し，不要なファイルは閉じるよう，毎回確認してから参加します。

〈参考文献〉

1）Pearson SD, Raeke LH：Patients' trust in physicians：many theories, few measures, and little data. J Gen Intern Med. 2000；15：509-13.
2）個人情報保護委員会：個人情報の保護に関する法律についてのガイドライン（通則編）．平成 28 年 11 月（令和 4 年 9 月一部改正）．
3）NPO 日本ネットワークセキュリティ協会：2018 年情報セキュリティインシデントに関する調査結果〜個人情報漏えい編〜（速報版）．
4）品川佳満，橋本勇人：医療機関における患者の個人情報に関する自己の現状―電子媒体が関係したケース分析．医療情報学．2013；33：311-9.
5）品川佳満，橋本勇人，伊東朋子：看護職者が起こしやすい個人情報漏えい事故の原因に関する分析―2017 年の改正個人情報保護法施行までに起きた事故事例をもとに―．日本看護研究学会雑誌．2018；41：1005-12.
6）橋本勇人，品川佳満：医療系学生による患者情報に関する事故の概要と対応―教育機関が把握しておくべき法的対応を中心として―．川崎医療短期大学紀要．2013；33：49-54.

10. 影響力を知る

要 点
- 人は様々な立場を使い分けながら生活している。
- 影響力とは，何かしらの働きかけによって，他人の意見や行動を変えたり，環境の変化を引き起こしたりできる能力である。
- 自分が影響力を与える場合は，相手の状況を考慮した発言や行動をとること，統率力のある発言や行動をすること，対象となる相手や環境と自分との関係性を理解すること，意図せずに与える影響力を客観的に考えることに注意する。
- 自分が影響力を受けるときは，相手からの働きかけが，自分に肯定的か見極めること，自分の考えを持ち続けること，自分に対して良い影響力を与える人には積極的に関わることに注意する。

1) 人の立場

　人は生活するうえで様々な立場があります。例えば，○○さん家の長男や，○○学校の人，○○さんの彼氏など，その種類は多く，様々です。「人の立場」とは，その人が置かれた状況，考え方，価値観などを指し，その人が属する組織や集団，役割，経験などが関係します。人は，様々ある立場を状況に応じて使い分けて生活しています。社会でも同様に，○○会社の人，○○さんの部下，○○の仕事をしている人など様々な立場があります。様々な自分の立場によって他者へ与える影響力は変化します。自分の立場を理解し，その影響力を認識したうえで，発言や態度，行動，ふるまいを考えます。

2) 影響力とは

　影響力とは，何かしらの働きかけによって，他人の意見や行動を変えたり，環境の変化を引き起こしたりすることができる能力です。経済産業省は 2006 年に「職場や地域社会で多様な人々と仕事をしていくために必要な基礎的な力」として社会基礎力を提唱し，「前に踏み出す力」「考え抜く力」「チームで働く力」の 3 つの能力から構成されていると示しました。「前に踏み出す力」は，物ごとに進んで取り組む力である主体性，他人に働きかけ巻き込む力である働きかけ力，目的を設定し確実に行動する力である実行力の 3 要素に分けられています[1]。影響力には，人や環境を肯定的な変化へと導く良い影響力と，否定的な変化へと導く悪い影響力があります。また，影響力が強ければ変化が促進され，弱ければ抑制されます。さらに，影響力を与える側か受ける側かといった立場にも違いがあります（図33）。

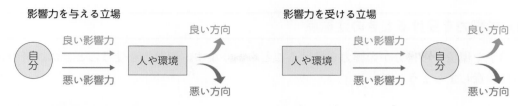

図33　影響力による変化

3）影響力を与えるときの注意点

　自分が影響力を与える場合は，肯定的な良い方向に導くことを目指します。自分が影響力を与える際は，以下の4つに注意しましょう。

①相手の状況の考慮

　相手の状況を考慮して，発言や行動をしましょう。自分本位な発言や行動は，相手からの信頼を失います。常に，相手がどのように感じ，どのような行動をとるか，考えながら行動するように心がけましょう。自分の行動や言動を客観視することによって，相手の状況に合わせることが可能になり，影響力が強くなります。

②統率力

　統率力のある発言や行動をしましょう。統率力とは組織や集団をまとめ目標達成に向かって導く力を指し，物ごとを肯定的な方向に進めることを強化します。物ごとは，ときとして否定的な方向へと変化することもあります。その変化を見極め，肯定的な方向へと修正するためにも，統率力が必要です。統率力のある発言や行動に重要なことは，一貫性をもたせることです。発言や行動が毎回異なるようでは，相手を困惑させるだけであり，良い影響力を与えることは困難です。

③関係性の理解

　対象となる相手や環境と自分との関係性を理解しましょう。医療現場で考えると，患者や患者家族，上司，同僚，部下，他職種，他部署など様々な相手に影響を与えます。例えば，自分が医療職で相手が患者や患者家族である場合，自分の発言や行動は，患者や患者家族に強い影響を与えます。それを理解した発言や行動ができない場合，信頼関係が崩れて否定的な変化へと進む危険性があります。このように相手や環境と自分との関係性によって，影響力の強さが変わることを理解しましょう。

④意図せぬ影響の考慮

　意図せずに与える影響力を客観的に考えましょう。相手や環境に対して，意図的に影響を与えることもあれば，意図せずに影響を与えてしまう場合もあります。また，それが悪い影響力になるとハラスメントにもつながるため注意が必要です。

4) 影響力を受けるときの注意点

　相手や環境から自分が影響力を受けることもあります。影響力を受けるときは以下の3つに注意しましょう。

①影響の方向性

　相手からの働きかけが，自分に対して肯定的な方向へ変化するものであるかを見極めましょう。相手の発言や行動がすべて良い影響を与えているとは限りません。特に相手が自分よりも権威ある人の場合，相手からの影響を強く受けることがあるため，注意が必要です。もし悪い影響になる場合は，良い影響へと転じられるように自分から相手に影響を与えたり，ほど良い距離感をとったりするとよいでしょう。

②自分の考え

　自分の考えをもち続けましょう。相手からの働きかけを受けると自分の発言や行動が相手の考えに近づきます。近づき過ぎると，自分が大切にしていることや信じているものが損なわれることがあるため，注意しましょう。

③良い影響への関わり

　自分に対して良い影響を与えてくれる相手には，積極的に関わりましょう。相手から良い影響を受け自分が経験をすることで，学びや成長の機会となります。また，そのように相手からの影響に応えると，信頼関係が強化され，自分から相手に対して影響を与えやすくなります。

〈参考文献〉
 1) 経済産業省：社会人基礎力に関する研究会「中間とりまとめ」. 2014.

11. 感情と事実を分ける

> **要　点**
>
> ● 感情は事実を歪めることがあるため，事実と感情を分けて考える必要がある。
> ● 事実と感情を分けるためには，感情量の調整や誤感情の抑制といった感情の制御が重要である。
> ● 感情の制御は，自己分析をすること，目標を設定すること，主体性を身につけること，体調を管理することで鍛えられる。

1) 事実と感情の関係性

　事実とは，現実世界に実際に存在する情報，あるいは確認された情報を指します。これは，個人の主観や意見とは異なり客観的なものです。事実は，実験や観察，調査などの科学的手法を通じて得られることが多く，また，歴史的文献や報告書，統計なども事実の情報源となります。また，事実は時間や場所，文化に依存しないことが多く，人々がそれを認めることで普遍的な事実として認識されます。一方，事実と似ている言葉に真実があります。真実は，事実とは異なり，主観的な価値判断が含まれます。例えば「今日の天気は雨である」ということは客観的に見て，誰もが事実であることを確認できます。しかし「雨が降ると元気が出ない」という主張は発言者の価値観によるものであり，確認可能な客観的な事実でなく，真実とみなされます（ただし「雨が降ると元気が出ない」ということを科学的に検証されている病気などがあり，発言者にとっても客観的な情報である場合は事実となります）。

　感情とは，人間が経験する様々な心の状態を指します。感情の種類や分類には様々な議論があり定められていませんが，日本人に馴染みのある基本的な感情は「喜・怒・哀・楽」であると思います。これらの感情は，心の状態であり，実体としての存在はありません。そのため，客観的な理解は難しく，身体的な反応とともに，表情や音声，言葉などを通じて表現されます。

①喜（よろこび）

　喜びは，何らかの良いできごとや成功，幸福な状況に対して生じる感情です。喜びを感じると，身体的には笑顔をつくったりすることがあります。

②怒（いかり）

　怒りは，何らかの不適切な行為や，妨害されたり，傷つけられたりしたと感じた場合に生じる感情です。怒りを感じると，身体的には拳を握ったり，表情が険しくなったりすることがあります。

③哀（かなしみ）

　哀しみは，損失，失望，寂しさなどのマイナスのできごとに対して生じる感情です。哀しみを感じると，身体的には泣いたり，声が弱くなったりすることがあります。

④楽（たのしみ）

　楽しさは，何か新しいことを学んだり，面白いできごとを体験したり，余暇を楽しんだりすることに対して生じる感情です。楽しさを感じると，身体的には笑ったり，精力的になったりすることがあります。

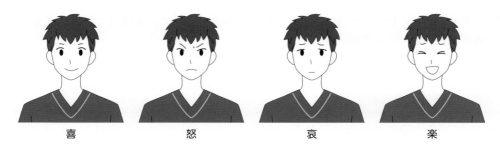

| 喜 | 怒 | 哀 | 楽 |

　感情は人間の行動や意思決定に影響を与えることがあります。感情によって無意識のうちに事実を歪めることがあり，物ごとを見る視点を変え，物ごとを評価する基準が変わることがあります。以下の例で解説したいと思います。

> 例）上司や先輩，教員などから自分が起こした失敗を指摘された。この上司や先輩，教員はいつも自分を叱るため，物ごとに一緒に取り組みたくない。

　上に示した例における事実は「自分の失敗を指摘された」ことになります。この事実だけを考えると，自分は失敗を改善する行動を開始することが必要になります。しかし，この例では「いつも自分を叱るため，物ごとに一緒に取り組みたくない」という思考になっています。これは失敗を指摘され自分自身に起きた「怒」や「哀」の感情によって，本来とるべき行動が「物ごとに一緒に取り組みたくない」という行動に変化してしまっています。このように感情によって物ごとの捉え方を間違え，本質となる事実を歪めたり，見落としたりしてしまいます。感情を適切に制御して切り離し，事実をもとに物ごとを捉え，行動することを心がけましょう。

2）感情の制御

　事実と感情を分けるためには，適切な感情の制御が必要です。感情の制御は，感情を全く出さないようにするという意味ではありません。誰しもがそれぞれの感情をもち，感情量を調整したり誤った感情が出ないように自身で制御しています。特に否定的感情となる「怒」や「哀」などが生じたときは，心理的な反応として思考停止したり，逃走したり，闘争したり，放棄したりすることがみられ，物ごとを円滑に進めることができません。常

日頃からの感情の制御が重要となります。

　人が適切に感情を制御するためには，自制心や自律力を身につける必要があります。自制心とは，欲求や衝動，感情に対して自己の意志で抑制する力や能力のことです。つまり，自分が望む行動を実行するために，自身を制御し自分の欲求や感情に抗うことができる力を指します。自律力とは，自分自身を制御し，自身の目標や価値観に基づいて行動する能力のことです。自律力をもつ人は，自身の欲求や衝動に従って，外部からの圧力に左右されることなく，自身が望む行動を自身の判断で実行できます。

　自制心と自律力は，自分自身の行動や感情を管理して制御し，自分自身の欲求や衝動に対して抵抗することが必要であるという点で共通しています。また，自分自身の目標，将来の成功や幸福に向けた行動を選択することができるという点でも共通しています。つまり，自制心と自律力のある人の特徴は，自分自身の感情を管理し，行動を制御しながら，自分自身の目標に向かって進むことができる人です。

3）感情の制御のために（自制心と自律力の向上）

　自制心や自律力を高めるためには，以下のようなことが考えられます。

①自己分析を行う

　自分自身を客観的に見つめることができると，自己認識が高まり，自制心や自律力が強化されます。自分自身の感情や行動を観察し，どう改善すればよいか考えることが大切です。前述した例のような内容をノートなどへ書き出すことによって理解を促進することができます。

②目標を設定する

　自制心や自律力をもつためには，自分自身の目標設定が必要になります。自分が達成したいと思う目標を設定し，その目標に向かって行動することが重要です。

③主体性を身につける

　周囲の感情に左右されないように，自分自身で考え，判断をして，行動できる主体性を身につけることで自制心や自律力が強化されます。身近な小さい目標からはじめていき，繰り返し練習することで主体性を養うことができます。

④体調を管理する

　自分自身の体調が悪くなると，自制心や自律力が低下します。適切なスケジュール管理をして，行動には余裕をもって，心を安定させることや適度な運動などによってストレスを溜めないようにすることが大切です。

良き医療技術者としてのふるまい方

1. 挨拶をする ── 医療現場における適切な接遇

要 点

● 医療従事者として，相手の不安に寄り添い，適切な接遇を心がける。
● コミュニケーションのはじまりである「挨拶」は相手よりも先に行う。
● 良好なコミュニケーションは対象者との良好な関係構築につながり，リハビリテーションの治療効果を促進させる。
● 医療職種間のコミュニケーションエラーから生じるインシデントやアクシデントを防ぐため，多職種でのコミュニケーションの重要性を理解する。
● 心理的安全性の高い環境づくりを心がける。

1) 接遇の重要性

　医療施設において接遇は重視されます。医療を提供する施設でなぜ接遇が？ と思うかもしれませんが，医療機関の使命でもある，「患者の安心安全を担保し，最善の医療を提供する」には，医療従事者の接遇が必要不可欠です。日本医療機能評価機構によると，医療事故の要因は，医療職種の知識不足や技術不足に加え，患者への説明不足や医療者側が確認・観察・報告を怠ったなど当事者の行動に関わる要因が多く報告されています[1]。医療事故を起こさずに安全・安心な医療を受けてもらうには，医療職種同士のみではなく患者への適切な情報共有が求められます。患者は，身体や生活に様々な不安を抱えて医療機関を受診します。そのため，医療従事者は，患者の不安な気持ちに寄り添って適切な医療を提供するため，患者に正しく情報を伝えるスキルとして接遇が求められます。

2) 相手よりも先に挨拶をする

　人間は社会的動物であり，人と人との間には常にコミュニケーションが求められます。良好な人間関係を保つには，挨拶や会話が欠かせません。特に初対面の場合，相手との円滑なコミュニケーションは挨拶からはじまります。挨拶をすることで，相手に対する敬意や配慮を表し，相手に対して良い印象を与え，信頼関係を築くことができます。
　心理学者のアルバート・メラビアンが提唱した「メラビアンの法則」では，ある特定の条件下*での人の印象を決める3要素の割合は，視覚情報55％，聴覚情報38％，言語情報7％とされています[2]（図34）。つまり，人は話の内容ではなく，出会った瞬間の見た目や話し方で第一印象を形成する傾向があるということです。第一印象で好感をもっても

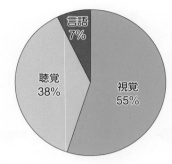

図34　メラビアンの法則
初対面の第一印象決定因子の割合。
・第一印象は出会って数秒で決まる。
・初対面時，言語，視覚，聴覚で矛盾した情報が与えられたとき
　に優先されるのは，視覚が55％，聴覚が38％，言語が7％。

らうためにも，適切な身だしなみで明瞭な挨拶を相手よりも先にすることを心がけましょう。

　＊言語的，非言語的に好意や反感などの態度や感情を示し，それらに矛盾がある場合。

3）治療の促進因子

　対象者の生活状況やリハビリテーションの目標を聞くときなど，リハビリテーション関連職種は常に対象者とコミュニケーションをとることが求められます。リハビリテーション領域では，対象者がより良い生活を送ることを支援するため，対象者のみではなく，他の医療関連職や家族と情報共有を行い，協力して医療を進めます。その中で，対象者の訴えを傾聴し，医療従事者に何を求めているのか，どのような方針で支援を進めるのかを話し合うことによって，医療者と対象者で信頼関係を構築していきます。医療者と対象者の信頼関係が健康関連アウトカムに与える影響については，医療従事者に対する信頼が強いほど，主観的健康感（自分が感じる自身の健康度合い）が高く，健康行動をとりやすいこと（健康増進志向の生活様式や指示に沿った服薬をするなど），QOL（quality of life：生活の質）が高いことが報告されています[3]。リハビリテーション関連職種は他の職種よりも対象者と関わる時間が長いため，良好な関係を築くことは治療効果を高めるうえでも重要であると言えます。

　理学療法士や作業療法士が担当する対象者のほとんどは，何らかの疾患や障害を有し，不安や緊張を感じています。そのため，身体機能の評価などを説明もなしに開始することは避け，まず自分自身が何者なのか，これから何をするのかを説明し，相手とコミュニケーションをとることからはじめましょう。不安な状況を緩和し，対象者との信頼関係を構築することで，対象者と理学療法士や作業療法士がお互いの気持ちや状況を表出しやすい環境と関係性が生まれ，治療を円滑に進めることができます。また，対象者との信頼関係の構築は，予期せぬインシデントやクレームの予防にもつながります。日頃からのコ

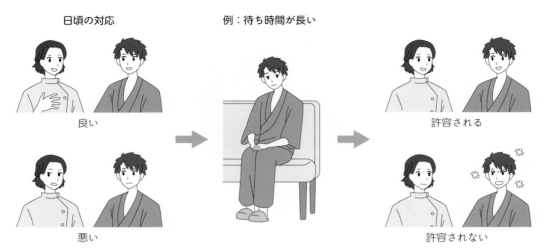

日頃の対応　　　　　　　例：待ち時間が長い

良い

悪い

許容される

許容されない

図35　日頃の対応から生じる安心感，不信感

ミュニケーション不足によって信頼関係が構築できていない場合，相手の些細なミスに対しても不信感や不満を抱きやすくなります。日頃の何気ないコミュニケーションは，医療者と対象者との信頼関係を育み，適切で安全な治療と予期せぬ不満軽減にも役立つということを理解しましょう（図35）。

4) コミュニケーションでインシデント・アクシデントを予防する

　対象者に対する医療は理学療法士や作業療法士などひとつの職種のみでは行うことは不可能です。多くの場合，対象者を中心とした複数の職種で構成されるチームで治療が行われます。チーム医療では，各職種の専門性を活かした情報共有と治療方針の検討が行われます。そのため，対象者に対する医学的な情報共有の前提として，各職種が互いに壁をつくらず，互いを尊重し合いながらコミュニケーションをとることが求められます。その際，治療を担当するチームのメンバーは必ずしも顔見知りのみではなく，初対面のメンバーが集まる場合もあります。相手の専門性を理解し，互いを尊重し合い，コミュニケーションをとることを心がけましょう。対象者の情報共有に円滑さを欠くことは，効果的な治療を行えないのみではなく，重大なインシデント，アクシデントにつながる危険性すらあります。医療機関で発生している医療事故の主原因は，コミュニケーションエラーとされています[4]。対象者へ安全安心な医療を提供するためにも，職種間で互いを尊重し合うコミュニケーションは非常に重要な要素と言えます。

5）心理的安全性の高い環境

　学生の臨床実習や新人療法士のはじめての勤務は，ある程度ストレスがかかる状況であると言えます。臨床実習指導者や先輩職員からの指摘事項として，「積極性のなさ」や「自らの考えの表出の少なさ」などをよく耳にします。臨床実習指導者や先輩職員と円滑なコミュニケーションがとれないと，疑問点や自身の考えを表出する機会を失い，結果として「積極性がない学生・新人」という印象を与えてしまいます。臨床実習指導者や先輩職員からしても，「何を考えているかわからない」「どこまで理解しているかわからない」などの印象から，学生・新人の状況に応じた質問や回答が難しくなります。そのような状況は，学生や新人職員にとっては心理的安全性が低く，「報告」「連絡」「相談」（報連相：ほうれんそう）をしにくい環境になっていると考えられ，その結果，指導者からの問いかけや助言に対しても，学生や新人療法士は相応の反応ができず，さらに緊張しコミュニケーション不足が助長するという悪循環が発生してしまいます。

　実習生や新人療法士に指導を行う場合，実習指導者や先輩職員は相手が報告・連絡・相談をしやすい雰囲気をつくり出せるよう，心理的安全性の確保を心がけましょう。その手段としては，いきなり主題に入るのではなく，冒頭では雑談を行い，その後に相談事項を聞く手法である「雑談」「相談」（雑相：ざっそう）を活用するのもよいでしょう。理学療法士・作業療法士の臨床実習指導者講習会の内容にも含まれているように，ハラスメントに留意し，学生や新人療法士が成長しやすい環境を整えることが求められます。

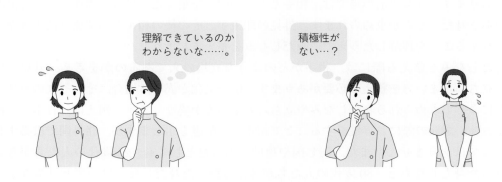

〈参考文献〉

1）公益財団法人日本医療機能評価機構 web サイト：医療事故情報収集等事業 2021 年年報. https://www.med-safe.jp/contents/yearreport/index.html（最終アクセス日：2023 年 4 月 11 日）

2）Mehrabian A：Silent messages：implicit communication of emotions and attitudes（2nd ed.）. Wadsworth. 1981.

3）Birkhäuer J, Gaab J, Kossowsky J, et al：Trust in the health care professional and health outcome：A meta-analysis. PLoS One. 2017；12：e0170988.

4）Guttman OT, Lazzara EH, Keebler JR, et al：Dissecting communication barriers in healthcare：A path to enhancing communication resiliency, reliability, and patient safety. J Patient Saf. 2021；17：e1465-71.

2. 医療現場における身だしなみ

要　点

● 服装や髪型のみではなく，姿勢や立ちふるまいも含めた身だしなみを整えるように意識する。

● 医療職として身だしなみを整えることは，見た目の美しさのみではなく，感染対策の観点からも重要である。

● 学生でも，実習中は一医療人としてみられるため，適切な身だしなみを意識する。

1）身だしなみとは

　身だしなみとは，相手に不快感を与えないように言動や服装を整えることや，立ちふるまい方またはその心がけとされ，ビジネスや社会生活の中で重要な役割を果たします。

　初対面の相手の印象は外見や言動に大きな影響を受けるとされており，第一印象の55％は相手の話す内容ではなく，身だしなみを含めた外見によって決まると報告されています[1]。身だしなみが整っている人はコミュニケーションをとる相手に対して信頼感を与える一方で，身だしなみが崩れている人は相手に対して不快感を与え，信頼を損なう可能性があります。社会生活の場では，相手との信頼関係を築くためにも，場面に応じた清潔感のある身だしなみが求められます。外見の印象が，その後の相手との関係性に大きな影響を与えることを理解したうえで，身だしなみを整えましょう。

　身だしなみを整える際には，相手がどのような立場の人であるのかを考え，外見を整え，立ちふるまい方を整える必要があります。国や文化が異なる場合，それぞれの地域や文化によって求められる身だしなみや立ちふるまい方が異なります。例えば，日本では挨拶やお礼，謝罪の際にお辞儀をすることで相手への配慮を示しますが，諸外国では必ずしもそうではありません。また，同じ国や地域であったとしても，20歳代の人たちが考える整った身だしなみと，80歳代の人たちが考える整った身だしなみは一緒とは限りません。つまり，身だしなみを整え，相手と信頼関係を築く場合には，他者がどう感じるかという視点を忘れずに自らの外見や立ちふるまい方を柔軟に変える必要があります。

　印象をよくするための身だしなみの3原則として，清潔感・機能性・調和があります。清潔感はよく手入れされていること，機能性は動きやすく仕事しやすいこと，調和は周囲の人と調和がとれていることを意味します。具体例としては，頭髪に寝癖やフケはないか，前髪は目にかかっていないか，制服が汚れてシワが目立っていないか，仕事に支障となるような動きにくい服装をしていないか，華美なネイルをしていないか，他人が不快と思うほどの香水の匂いや体臭がないかについて配慮するとよいでしょう。

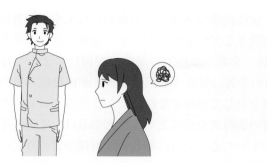
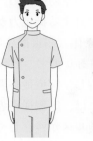
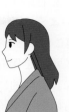

2) 医療現場における身だしなみ

　医療現場における身だしなみは，患者との信頼を築くために重要な役割を果たします。医療従事者は清潔感のある外見，マスクや手袋の適切な着用，整った服装など，患者などの対象者から信頼できる印象をもってもらえるように心がけましょう。

　理学療法士や作業療法士が臨床現場で着用する衣服としては，ケーシーやスクラブがあります（図36）。ケーシーは，タートルネックのような首元と短めの丈，半袖のデザインが特徴の医療ウェアです。「ケーシー」の名前は，1960年代に放送されていたアメリカのドラマ「ベン・ケーシー」の主人公がこのデザインの白衣を着用していたことに由来します[2]。スクラブの着用は1990年代のアメリカで流行しはじめ，もともとは手術衣として使用されていましたが，機能性に優れているため現在では日本でも病院や介護施設などで定着しつつあります。「スクラブ」という言葉には，「ごしごし洗う」という意味があり，力を加えて洗っても生地が破れたり薄くなったりすることがないという特徴を表しています[3]。

　医療者の服装が患者に与える影響として，白衣を着用している医療従事者を目の前にすると血圧が上がること（白衣高血圧），特に高血圧症の患者では顕著であることが広く知られています[4]。小児領域では，子どもに対して過剰な緊張感を与えないように，キャラクターが描かれたユニフォームを着用するなどの工夫も行われています。また，対象者の年齢によっても服装の受け取り方は異なり，スクラブに対する印象は，65歳以上の対象者では45歳未満の対象者の印象に比べてよくないと報告されています[5]。つまり，服装の影響は相手の属性によって変化することを把握しつつ，適切に整えることが必要だと言えます。

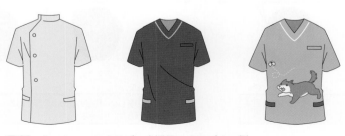

図36　ケーシー，スクラブ，小児用スクラブの一例

　医療現場では，感染予防のため，常に清潔であることが求められます。患者は，健康な人と比べて感染症に対する抵抗力が低下している場合があり，通常ではほとんど病気を起こさないような病原体（弱毒微生物，非病原微生物，平素無害菌）によって日和見感染症 * を起こすことがあります。多数の患者に対応する医療従事者が感染症の原因となる細菌やウイルスを保有し，医療従事者を介して感染症を広げてしまうことは避けなければなりません。具体的には，医療従事者の腕時計や指輪といった装飾品は，手洗いを実施したとしても細菌やウイルスが残存しやすいため，患者に触れる医療従事者の身だしなみとしては不適切です。また，前に屈んだ際に目にかかる頭髪や長い頭髪は，患者やその周囲の不潔領域に髪の毛が触れたり，ユニフォームに頭髪が触れたりすることがあります。髪に触れるたびに頭髪についたウイルスや細菌が手指に付着し，他の患者に移してしまう危険性があることを理解しましょう。

　*日和見感染症：正常の宿主に対して病原性を発揮しない病原体が，宿主の抵抗力が弱っているときに病原性を発揮して起こる感染症。

服装①　　　　　　　　　　　　　　　　　　　　　　**服装②**

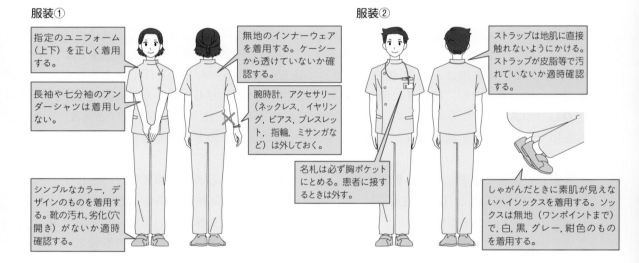

指定のユニフォーム（上下）を正しく着用する。

長袖や七分袖のアンダーシャツは着用しない。

シンプルなカラー，デザインのものを着用する。靴の汚れ，劣化（穴開き）がないか適時確認する。

無地のインナーウェアを着用する。ケーシーから透けていないか確認する。

腕時計，アクセサリー（ネックレス，イヤリング，ピアス，ブレスレット，指輪，ミサンガなど）は外しておく。

名札は必ず胸ポケットにとめる。患者に接するときは外す。

ストラップは地肌に直接触れないようにかける。ストラップが皮脂等で汚れていないか適時確認する。

しゃがんだときに素肌が見えないハイソックスを着用する。ソックスは無地（ワンポイントまで）で，白，黒，グレー，紺色のものを着用する。

頭髪

頭髪の色は地毛で。脱色後地毛の色がわからない人はカラー番号8番までの暗色を参考にすること。

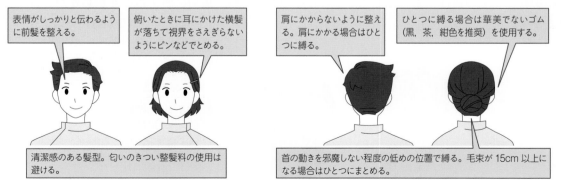

表情がしっかりと伝わるように前髪を整える。

俯いたときに耳にかけた横髪が落ちて視界をさえぎらないようにピンなどでとめる。

清潔感のある髪型。匂いのきつい整髪料の使用は避ける。

肩にかからないように整える。肩にかかる場合はひとつに縛る。

ひとつに縛る場合は華美でないゴム（黒，茶，紺色を推奨）を使用する。

首の動きを邪魔しない程度の低めの位置で縛る。毛束が15cm以上になる場合はひとつにまとめる。

図37　適切な身だしなみの例

3）学生に求められる身だしなみ

　理学療法士や作業療法士など医療関連職種の養成校に在学している場合，カリキュラムの一部として臨床実習を履修する必要があります。その際には，学生という身分ではあるものの，それぞれの専門職種に準じたユニフォームを着用するため，対象者や職員から見ると，学生であっても一医療人として認識されます。そのため，学生という身分ではあっても，各実習施設に応じた適切な身だしなみを心がけましょう（図37）。

　学校という同世代の多い環境では不適切ではないと思われる身だしなみであっても，幅広い年代，様々な社会的背景，種々の身体状況にある対象者にとっては，必ずしも適切であると言えない場合も多くあります。医療専門職種を目指す学生として，すべての対象者から受け入れられる身だしなみが求められます。

〈参考文献〉

1) Mehrabian A, Wiener M：Decoding of inconsistent communications. Journal of Personality and Social Psychology. 1967；6：109-14.
2) Classico JOURNAL web サイト：白衣・スクラブ・ケーシーの違いとは？それぞれの特徴をご紹介. https://www.clasic.jp/journal/labcoat-choice/1980（最終アクセス日：2023 年 4 月 10 日）
3) Classico JOURNAL web サイト：ケーシー白衣・医療用スクラブのメリットと選び方. https://www.clasic.jp/journal/labcoat-choice/1621（最終アクセス日：2023 年 4 月 10 日）
4) Pickering TG：White coat hypertension. Curr Opin Nephrol Hypertens. 1996；5：192-8.
5) Gherardi G, Cameron J, West A, et al：Are we dressed to impress? A descriptive survey assessing patients' preference of doctors' attire in the hospital setting. Clin Med (Lond). 2009；9：519-24.

3. 清潔を保つ

> **要　点**
> ● 清潔を保ち，感染症のリスクを軽減させることは医療従事者の責務である。
> ● 5S「整理・整頓・清掃・清潔・躾」を保ち，安心安全の医療提供を心がける。
> ● 清潔操作のタイミング，適切な手指衛生管理を身につける。
> ● リハビリテーションセンターや対象者の居室では，リハビリテーションの効果を最大化するための環境整備を心がける。
> ● 対象者のプライバシーに留意したうえで，環境調整を行うことは，医療人・社会人として最低限のマナーである。

1) 清潔を保つこと

　医療職種にとって清潔を保つことは，身だしなみを整えることと同様に，感染予防の観点からも重要です。清潔な状態を維持することで感染症のリスクを低減させることができ，患者や対象者にとって良好な療養環境を整えて，安心安全な医療を提供することができます。他にも清潔を保つことは，医療現場もしくは施設自体の信頼や，患者や利用者の心理的な安心感にもつながります。清潔を保ち，患者や対象者が安心安全な治療を受けられる環境を整えて提供することは，医療従事者の責務と言えます。

2) 5S とは

　もとは製造業の領域で使用されていた「5S（ゴエス）」ですが，現在は医療業界でも使用されています。「整理（Seiri）」とは，必要なものと不要なものを分けて不要なものは捨てること，「整頓（Seiton）」とは，必要なものがすぐに取り出せるよう場所や置き方を決め，表示をわかりやすくすること，「清掃（Seisou）」とは，きれいな状態にすると同時に，物品の点検を行うこと，「清潔（Seiketsu）」とは，整理・整頓・清掃を徹底し，きれいな状態を維持すること，そして「躾（Shitsuke）」とは，決められたことを決められたとおりに実行できるよう習慣づけることです。5S は，それぞれの頭文字をとって名づけられた標語です。

　医療安全の観点から，職場での 5S 活動を行っている病院や施設は多くあります。5S 活動は，臨床現場の見た目をよくするだけではなく，患者に対する安心安全の担保や業務効率改善にも役立ちます。

3）清潔操作（標準予防策：スタンダードプリコーション）

　標準予防策は，感染症の有無に関わらず，全対象者に普遍的に行われる予防策です。標準予防策は，血液，体液（唾液，胸水，腹水などすべての体液），汗以外の分泌物，排泄物，傷のある皮膚や粘膜を感染の可能性がある物質とみなして対応することで，対象者と医療従事者双方において，病院や施設内での感染の危険性を減少させる手段です。この標準予防策の中でも大きな役割を果たすのが手指衛生（手洗い，手指消毒）です。WHOが提唱する手指衛生を行う場面は，患者に接触する前（入室前・診察前など），無菌操作をする前（侵襲的処置の前など），体液曝露のリスクの後（検体採取および処理後など），患者に接触した後（検温や血圧測定後など），患者環境に触れた後（リネン交換の後など）です[1]。

　「正しい手洗い」の方法は，水で手を濡らし石鹸を手に取る，石鹸をよく泡立てながら手のひらを洗う，手の甲を伸ばすように洗う，指先・爪の間を念入りに洗う，指の間を洗う，親指をねじりながら洗う，手首を洗う，流水で石鹸と汚れを洗い流す，ペーパータオルでしっかりと水分を拭き取るという手順が紹介されています（図38）[1]。

　また，「正しい手指消毒」の方法は，十分な量の石鹸を手のひらに取る，手のひらをこすり合わせる，手の甲を合わせてすりこむ，指先・爪の間にすりこむ，指の間にすりこむ，親指をねじり合わせてすりこむ，手首にすりこむ，と紹介されています[1]。手指衛生を行う場合には，手洗いや手指消毒の方法を守り，洗い残しが多い部位を認識したうえで実施することが大切です。

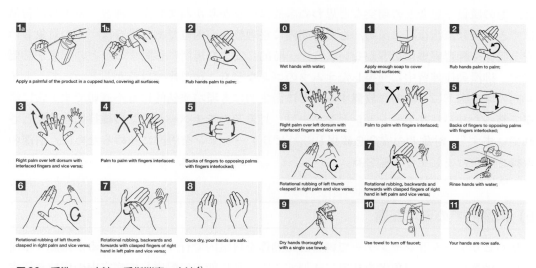

図38　手洗いの方法，手指消毒の方法[1]

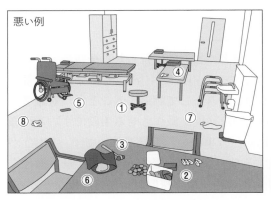 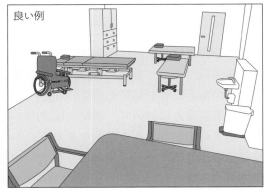

図39　リハビリテーション室内環境整備箇所の一例
①セラピーチェアが放置されていないか（転倒の危険性がないか）
②練習用の物品などが机に散乱していないか（整理整頓されているか）
③評価機器が放置されていないか（物品管理がされているか）
④使用済み環境クロスがベッド上に放置されていないか（感染対策が徹底されているか）
⑤停車中の車椅子のフットサポートが放置されていないか（転倒の危険性がないか）
⑥血圧計やサチュレーションモニターが放置されていないか（物品管理がされているか）
⑦床が濡れている箇所がないか（転倒の危険性がないか）
⑧ゴミが床に落ちていないか（転倒の危険性や感染対策が徹底されているか）

4）リハビリテーションセンター内での環境整備

　リハビリテーションセンター内では様々な病態の患者がリハビリテーションを行っています。目の前で担当している対象者のみに集中し過ぎて周囲の環境に意識が向いていないと，他の職員や患者との衝突など思わぬ事故につながりかねません。練習で使用した物品はできる限り原状復帰に努め，もし時間内に整理整頓が困難である場合は，他の対象者の安全確保や練習実施に影響がないよう，一時的に安全な場所に移動するなどの配慮が必要です。排泄動作練習中に交換したオムツのゴミなども，後で片づけるからといって，トイレ内の床や廊下に一時的に放置することは衛生的にも環境整備的にも不適切です。常に清潔で整ったリハビリテーションセンターは，対象者のモチベーションの維持にも重要とされています[2]。対象者の安全を確保しリハビリテーションを円滑に進めるために，清潔の保持を心がけましょう（図39）。

5）病室内での環境整備

　リハビリテーションセンターで練習した動作を自室内で行うことができるか確認する場合や，練習終了後に対象者を病室に送迎する際，動作能力に配慮して病室内の環境を清潔にすることが求められます。安全に動作が遂行できるような環境を整えること，院内感染などが生じないよう衛生的な環境を保持すること，入院生活のストレスを軽減させ心地よく過ごせる環境を整えること，リハビリテーションで練習した動作を自ら実施できるように設定することなどを意識するとよいでしょう。また，ベッド周りの環境が整理されてい

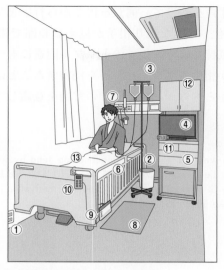

図40　病室・居室内での環境整備確認箇所の一例
①ベッド脇のコンセント位置（昇降時の支障になっていないか）
②ゴミ箱の位置（手の届く位置にあるか）
③点滴棒の位置，ルートの長さと患者の活動範囲（抜ける可能性はないか）
④テレビ位置（患者が見られる方向に向いているか）
⑤床頭台位置，テーブル位置と患者の私物の位置（手の届く位置にあるか）
⑥ベッド柵の設置位置（安静度が遵守されているか）
⑦ナースコール位置，患者の手元にあるか（患者自身で押せるか）
⑧特殊コールの設定（センサーマット，ビームセンサ，ピンチセンサ，離床センサな
　ど）（安全対策が遵守されているか）
⑨バルーンが床についていないか（感染対策が遵守できているか）
⑩ベッドコントロール位置（安全対策が遵守されているか，患者自身で操作できるか）
⑪時計，予定表などの位置（患者自身で確認できるか）
⑫洋服の整理整頓（安全対策が遵守されているか）
⑬布団の整理整頓（安全対策が遵守されているか）

ない場合，ベッドからの転倒転落，点滴のルートの抜け，酸素吸入用ルートのねじれ，ゴミ箱やコンセントの破損など，思わぬインシデントが発生する危険性があります。対象者が日頃生活をしている環境に入る際には，衛生面の問題はないか，転倒予防などの対策に不備はないか，対象者の動作能力を鑑みたうえで外傷の危険性がある箇所はないか，能動的に活動できる環境になっているか，ということを確認しましょう（図40）。

6）病室は唯一のプライベート空間

　病室は，個室でもカーテンで簡易に仕切られている場合でも，多くの患者や対象者にとっては病院での唯一のプライベートな空間であり，プライバシーへの留意を忘れてはなりません。緊急時ではない限り，環境整備をするためだからといって，むやみに病室内に入り，設置されているものに勝手に触れてはいけません。病室内で環境整備として患者の

物品に触れる際には，必ず声をかけて，同意を得てから行いましょう。環境整備に対しての同意が得られた場合でも，可能な限り相手が見える範囲で物品を扱うなどの心遣いもあったほうが，お互いに気持ちよく，後々のトラブル回避にもつながります。医療提供施設だからといって，職員が相手のプライバシーを侵害することは決して許されません。相手に対する敬意を常日頃からもち，一般社会での常識を意識して行動しましょう。

〈参考文献〉

1）World Health Organization web サイト：WHO guidelines on hand hygiene in health care：a summary. https://apps.who.int/iris/handle/10665/70126（最終アクセス日：2023 年 8 月 20 日）
2）Maclean N, Pound P, Wolfe C, et al：The concept of patient motivation：a qualitative analysis of stroke professionals' attitudes. Stroke. 2002；33：444-8.

4. 時間の遵守・調整

> **要　点**
> - 対象者から信頼される医療人になるため，基本的なマナーを守り，自分の言動に責任をもつ。
> - 時間厳守を気にかけ過ぎ，対象者の重要な訴えに対する対応が疎かにならないように注意する。
> - リハビリテーションの実施時間は1単位20分と決められている。
> - 待つ時間の長さの感じ方は状況によって異なる。
> - 学生も実習中は実習施設の組織の一員であるという認識をもち，マナーを守った行動を心がける。

1) 時間厳守の重要性

　相手との約束や時間を守るということは社会生活における基本的なマナーです。子どもの頃から学校や幼稚園でも言われてきたことですが，社会人になってからも必須のマナーであると言えます。社会人になり組織の一員となると，約束・時間を守るという行動ができない場合，個人の信頼感を損なうだけではなく組織全体の不利益となります。基本的なマナーすら守れないということは，その他の事項においても遂行できないと判断されかねません。そして属する組織に対しても，「あの会社は基本的なマナーの教育すらできていない」という悪い印象をもたれてしまいます。

　では，我々医療従事者が所属する病院という組織ではどうでしょうか？一般的な会社においては時間が守れないことや約束が守れないことは，個人の評価や会社自体の評価を下げ，会社の業績を落とすきっかけになる可能性があります。しかし，病院では時間を守れないこと，約束を守れないことの影響はさらに重大な意味をもちます。最悪の場合，人命に関わる事態を招きかねません。例えば，ホットパックなどの温熱療法の時間を厳守できなかった場合，熱傷により治療対象者の状態が悪化してしまうことは容易に想像できます。医療的な処置についても，適切なタイミングで実施できなかったことによって，治療効果が最大化されず，対象者の不利益となることも考えられます。

2) 「予定通り」進まない場合

　リハビリテーション領域では，リハビリテーションの実施予定時間があらかじめ定められていて対象者にも周知されています。もし，予定時間に理学療法士・作業療法士が来ない場合，それ以後の関係性に悪影響を及ぼしかねません。しかし，実際の臨床現場では，

1. 時間厳守を気にし過ぎ，対象者の重要な訴えに気づかないケース

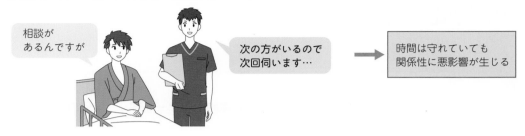

2. 状況に応じて対応し，予定を調整するケース

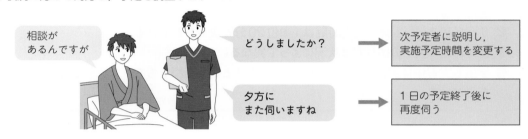

図41 患者の訴えへの対応
練習終了時間が迫っているときに対象者から重要な訴えがあった場合，状況に応じて次の練習時間の調整を行う。
次の対象者の開始時間が遅れる場合，誠意ある説明を行うこと。

別の患者への急な対応などで次の相手を待たせてしまう場面は多く発生します。例えば，リハビリテーション中に患者の状態が急変した場合や，練習終了時にこれまで表出されなかった不安の訴えがあった場合などです。その際に時間厳守を気にかけるあまり，対象者への対応が疎かになってしまったり，対象者からの重要な訴えに気づかなかったりということがないよう注意をしましょう。そのような場合，次に予定している対象者の時間を調整したり，自身の事務作業の時間を調整したりしてできるだけ速やかに対応しましょう（図41）。次にリハビリテーションを行う予定になっている対象者を待たせていたり，時間変更をしたりする際には，なぜ待たせてしまったのか（時間変更が必要なのか）を丁寧に説明し，待たせた相手側の立場となって誠実な対応を心がけましょう。

3）1単位は20分

　本書の執筆時（2023年）の医療保険制度では，リハビリテーションは1単位20分で実施されます。もし，3単位60分でリハビリテーションを予定していたにも関わらず50分で終了し，3単位分の請求をした場合，対象者の治療時間が確保されていないだけではなく，診療報酬を不正請求しているとも判断されかねません。そうなれば，対象者のリハビリテーションを受ける機会の損失のみではなく，組織に対する不利益にもつながります。時間・約束を守ることは，個人と所属する組織を守り，そして何よりもリハビリテーションを行っている対象者の利益を守ることにつながります。

表12　「待つ」時間を長く感じる例

原則	病院での具体例
何もしないで過ごす待ち時間は長く感じる	病室にいる時間，待合室診療を待つ時間
本来のサービスの前後に付随する待ち時間は長く感じる	病院の診療までの待ち時間や，その後の薬局や会計での待ち時間
不安があると待ち時間を長く感じる	予定されたリハビリテーション時間になっても担当者が来ない ナースコールを押しても誰も来ない
不確定な待ち時間は長く感じる	午前中に主治医の回診があるとだけ告げられた後の待ち時間
理由がわからない待ち時間は長く感じる	「ちょっと待っていてください」とだけ告げられた後の待ち時間
不平等な待ち時間は長く感じる	隣の診察室の方が早く診察が進んでいる際の待ち時間
サービスの価値が高いと思えば長く待つことを厭わない	名医に診てもらうための待ち時間
ひとりで待つときは待ち時間が長く感じる	待合室にて知り合いがいる環境で診察を待つ
不快な待ち時間や苦痛を与える待ち時間は長く感じる	席数が限られている待合室で立って診療を待つ 気温や湿度が適切ではない環境で待つ
不慣れな場所で待つときは待ち時間が長く感じる	入院初期で環境に慣れていない場合の自室にいる時間やリハビリテーションセンターでの時間

4）時間の長さの感じ方は状況によって異なる

　社会生活を営む中では，「待つ」という行為は頻繁に発生します。電車を待つ，信号を待つ，友人を待つ，外来受診の順番を待つなど，様々な場面で「待つ」ことが発生します。その「待つ」時間は人それぞれの許容される時間を超えると，不平や不満につながり，その後のコミュニケーション上大きな支障となることがあります。その「待つ」という行為に関しては，表12のような原則があり[1]，この原則からすると，入院している患者は時間の経過が長く感じられる条件が揃っていることがわかります。一方で，医療従事者は，日々の業務で多忙な時間を過ごしています。そのため，医療従事者と患者では時間の感じ方は大きく異なっている可能性があります。対象者を待たせる場合，「ちょっと待っていてください」という曖昧な指示ではなく，「練習道具をもってくるので，3分ほどお待ちください」と，なぜ待たせるのか，どの程度待たせるのかを説明することを心がけましょう。

5）臨床実習での注意点

　養成校在学中の学生は，資格を有していないため，診療報酬の申請はできません。しかし，ユニフォームを着用し，臨床現場に出ている場合，組織の一員としてマナーを遵守した行動が求められます。学生の立場であっても，対象者のもつ病院の印象や病院から養成校への印象を悪くしてしまう可能性は十分にあります。臨床実習において時間を守る場面として注意する例には，実習地への事前連絡の時間，実習地への集合時間，レポート課題

の提出日時，対象者への自主練習時間管理（指導者から指示された場合）などがあります。また，約束を守る場面として注意する例には，指定された課題の提出，リハビリテーションの見学・模倣・実施時の注意事項などが挙げられます。その他，細かな内容も含めて実習指導者からは多くの指導や指示が伝えられます。臨床実習生は，誠実にその約束を守る姿勢が大切です。ただし，自分自身の状況を考えたうえで，遵守が難しいと判断した場合は，ひとりで悩まず，指導者や養成校の教員に相談しましょう。

〈参考文献〉

1）クリストファー・ラブロック，ローレン・ライト（著），小宮路雅博（監訳）：サービス・マーケティング原理．白桃書房．2002．
2）高木英明：待ち時間の心理とサービスシステム．筑波経済月報．2017；4：12-7．

5. 明瞭な返事

> **要 点**
> ● 返事の目的は，相手の依頼や発言に対して自身の理解度を明確にすることである。
> ● 返事には相手の話を積極的に聞く姿勢を示す役割もある。
> ● 発話明瞭度や声の高さ，視線，タイミング，内容など返事の仕方によって，相手に与える印象は異なる。

1）返事の目的

①自身の理解度を示す

　返事の目的は，状況や立場によって異なりますが，多くは相手の発言や依頼に対する自身の理解度や考え・行動を示すことです。例えば患者や他の医療者に「物品を貸してほしい」と依頼を受けた場合，返事をせずにその場を離れると，依頼した人は依頼を受け入れられたのか，聞こえていなくて別の目的でその場を離れたのか，確証がもてずに不安になります。あるいは相手を不快にさせたかと思い，その後の依頼がしにくくなる場合があります。返事は，依頼を快く引き受けるという意思を明確に相手に伝えることができ，お互いに依頼しやすい安心な雰囲気をつくり出します。

　学生と指導者との間でのコミュニケーションでは，学生が指導者から説明を受けた際に，返事をせずに話を聞いているだけでは，たとえ真剣に指導者の話を聞き理解していたとしても，指導者は学生の理解度が十分に把握できません。その結果，指導者は学生に何をどこまで詳細に伝えるのがよいか悩み，必要以上の時間をかけて説明しなければなりません。返事をしなくても自身の意図を汲みとってもらえるという考えは一方的であり，ときには信頼関係や患者の安全を損なう原因となるため注意が必要です。

　反対に，学生が十分に指導者の話を理解できていないにも関わらず理解したかのような返事をした場合，指導者にすべて理解できたと勘違いされてしまいます。指導者は学生にすべて「伝えた気」になりますので，学生と指導者との間に認識の違いが生じて，その後のコミュニケーションに影響が及ぶ可能性があります。医療現場において，患者の容態や治療，内服，転倒予防などの患者の安全に関する事項を「伝えた気」になってしまうことは，医療事故を誘発する大きなきっかけにもなります。

②聞き手としての姿勢を示す

　返事は，相手に対して積極的に話を聞く姿勢を示す役割もあります。話を聞く際の視線や表情，うなずきなども重要な要素ですが，それらと同じように返事をしながら話を聞くことは，相手に「あなたの話を聞いています」という態度を明確に示すうえで重要です。

自身で相手の話をよく聞いたと思っても，相手にそれが伝わらない場合は，「十分に聞いてもらえなかった」と思われ，良いコミュニケーションは成立しません。臨床場面では，患者が医療者に対して「どうせ真剣に聞いてもらえない」と感じてしまい，医療者に話しかけるモチベーションが下がって本音を相談してくれない恐れもあります。学生と指導者の間では，指導者が学生に対して「やる気がない」と誤った印象を抱く可能性があります。常日頃から，コミュニケーションは双方向性であることを理解し，聞く側の態度を示すために返事を活用することは重要です。

2) 返事の仕方

①発話明瞭度と声の高さ

　発話明瞭度は高い方が勤勉さや計画性といった良い印象を与えるため[1]，はっきりとした声で相手が聞きとりやすいように返事をすると好感をもたれます。高い声や速い話し方は活発さや元気な印象を与えますが，それらが過度になるとかえって軽率な印象を与えるという欠点を有しています。反対に，低い声は信頼感や安心感といった印象を与えますが，過度になると聞きとりにくさや元気のない印象を与えてしまいます。実際に過去の研究では，声の高さは高いほど，発話の速度は速いほど，外向性，勤勉性，協調性において良い印象を与え，勤勉性や協調性においては，ある一定の高さや速さを超えると，かえって悪い印象を与えることが明らかとなっています[2]。声が高い人は発話が速くなり過ぎないように，声が低い人は遅くなり過ぎないように注意すると，相手に良い印象を与えやすいと考えられます。発話速度に関する詳細は，「実践的なコミュニケーション術」（p129）も参照してください。

②視線

　視線は相手の目に向けます。視線が別の所に向けられていると，相手には聞き手の関心が別にある，あるいは話に興味がないといった印象を与えてしまいます。その結果，話し手は「話を聞いてもらえていない」と感じ不安になります（図42）。一方で，相手の目を注視しすぎると，場合によっては威圧的な印象を与えることもあるので注意が必要です。適宜，焦点を広げたり，少しだけ視線を外したりすると自然な視線を相手におくることができます。コミュニケーションにおける視線の役割やテクニックの詳細は「実践的なコミュニケーション術」（p129）を参照してください。

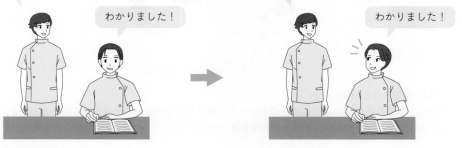

図42　返事の際の視線
左図では相手の報告に返事をしているが，目線は書類に向けられたままであり，相手に「忙しそう」「あまり多くを話してはいけなさそう」などといった印象を与えてしまう。右図のように顔を上げて目線を合わせながら返事をすることで，コミュニケーションをとりやすい雰囲気をつくることができる。

③タイミング

基本的には，一つひとつの発言や依頼ごとに返事をします。話の途中に何度も返事をすると，話を聞こうとする姿勢は十分に伝わるかもしれませんが，あまり過度になってしまうと話の文脈と関係なく返事をしている印象を与えかねません。話し手は，むしろ話の内容が伝わっていないかもと不安を抱くため注意が必要です。どこで返事をすると自身の理解度が相手に伝わるか，考えながら話を聞く必要があります。依頼に対しては，すべての依頼を聞き終わった後で，「わかりました」などと明確に返事をしましょう。会話のどの部分に対する理解を示す返事なのか，相手の依頼の何を承諾したのかが明確になるように心がけて返事をしましょう。

④返事の内容

相手の話を理解できた場合，または承諾する場合には「わかりました」と返事をします。相手の話が十分に理解できていないにも関わらず「わかりました」と返事をしてしまうと，話し手は相手に理解されたと考えるため，その後，両者間で理解に離齬が生じます。相手の話に対して理解が不十分だと思われる場合には，その重要性や緊急性，相手と自分に許されている時間も考慮して，「申し訳ありませんが，○○の点をもう一度お伺いしてもよいですか」などと聞き返す必要があります。特に医療安全の観点から重要な事項で聞き違いが許容されない場合は，「○○ですね，わかりました」と言葉に出して繰り返すことで，自身の理解を相手にも確認してもらい，理解の不一致をなくすよう努めます（図43）。指導者など目上の相手から話を聞く場合は，「うんうん」といった聞き方は敬意を欠いている印象を与えるため，丁寧な相槌を心がけて「はい」と応答します。

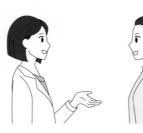

収縮期血圧が 90 以上での
運動療法をお願いします。

わかりました。
収縮期血圧が 90 以上ですね。

図43　重要事項の確認の仕方
重要な事項や指示は声に出して繰り返すことで，相手との理解の一致を確認することができる。特に時間がなく急いでいるときは聞き漏らしや聞き違いが生じやすいため，意識して確認するとよい。

〈参考文献〉

1) 内田照久：音声中の母音の明瞭性が話者の性格印象と話し方の評価に与える影響．心理学研究．2011；82：433-41.
2) 内田照久，中畝菜穂子：声の高さと発話速度が話者の性格印象に与える影響．心理学研究．2004；75：397-406.

6. 自己を制御する

> **要 点**
> ● 医療者は信頼関係を築くために，患者ごとの状況や特性に応じて自身を演じる必要がある。
> ● 自身の特性を知り，その特性を活かして相手に合わせて演じる経験を積み重ねることで，接遇のスキルが高まる。
> ● 患者の評価を通して，相手の求める関わりを理解し，治療に最適な関係性を演じる。
> ● 患者と関わるうえでは，怒りをはじめとした感情制御の重要性を理解して，その術を身につける必要がある。

1) 相手に合わせて演じる

　多くの患者と関わるうえでは，患者ごとの状況や特性に応じて，リハビリテーションの目的を達成するために最良と思われる自己を演じる必要があります。治療の効果を最大化するには，医療者と患者の間における信頼関係が必須であり，患者に受け入れられる医療者としてふるまいます。患者は，性別や年齢だけでなく，生活状況，障害の種類や程度，生い立ちなど，多様な背景をもっています。すべての患者に受け入れられ信頼関係を築くには，通りいっぺんの対応では難しいです。例えば，目の前の患者に適しているのは，親しみやすい医療者なのか，頼れる医療者なのかといった立場を判断して演じます。それらの立場は必ずしも相反する関係にはなくどちらも大切ですが，どちらに比重を置くかの判断が求められます。医療者と患者も人と人との関係のため，「相性」がよいときもあれば，悪いときもあります。しかし，患者は医療者を選べない存在であり，患者側からすれば，医療者側の「相性が悪かった」といった判断では済まされません。新人医療者のフレッシュな佇まいやエネルギーに満ちた姿勢を好む患者もいれば，ベテラン医療者の安心感のある頼れる関わりを求める患者もいるでしょう。新人医療者が前者の患者を担当する場合は，自身のよさを活かして信頼関係を築きますが，後者の患者の担当になった場合は，普段の雰囲気を変化させた落ち着いた関わりが必要になります。すべての患者に完璧な対応をすることは困難と思われますが，その中でより良い関係性を築くために何をするかという視点が重要です。医療者は自身の特性の認識だけで思考を止めるのではなく，スキルとして自身を演じる術を獲得し，生涯を通じて磨き続ける必要があります。また，自身の臨床経験や成長に伴って患者に与える影響が変化する点も理解しておくとよいでしょう。

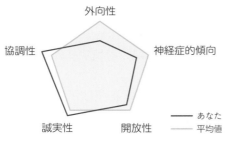
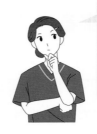

図44　性格特性の評価に基づく自己分析
自身の性格特性を客観的に把握して臨床でのコミュニケーション術を検討する。既存の評価を利用することで，簡便に自身で行うことができる。

2) 自身の特性を活かして演じる

　相手に合わせて演じるうえでは，まず自身の特性を知ることが重要です。特性は，年齢や性別，医療者としての経験年数，性格など，多くの要素から成り立ちます。例えば，性格を分析するうえでは「Big 5」といった尺度[1, 2]が有名です。この尺度は，開放性，誠実性，外向性，協調性，神経症的傾向の5つの因子から構成され，その因子間のバランスが結果として与えられます（図44）。このような尺度や分類を用いて，それぞれの特性がどのようなバランスになっており，他者からはどのように評価されやすいかを考えることも自分自身への理解を深める方法です。演じる特性が自身の特性から乖離している場合は，演じることが自身の大きな心的負担になります。また，不自然さが顕著になることでかえって円滑なコミュニケーションや信頼関係を阻害する可能性もあります。例えば，ベテラン医療者が担当である方が安心すると訴える患者に対して，若手の医療者が担当せざるを得ない状況は少なくありません。このときに，若手の医療者が過度に背伸びをしてベテラン医療者のようなふるまいをすると，かえって「知ったかぶり」のように見えてしまい，患者は医療者に対して軽薄な印象を抱くかもしれません。このような場合は，自身を偽るのではなく，若手としての自身を中心に据えたうえで，どのようにふるまうと患者に安心感を与えられるのかを考え行動します。演じるということは，全く別の人格になるのではなく，自身の特性を相手に合わせる形で活かす行為です。臨床の中で患者にとって最適と思われる医療者像を考え，実行し，その経験を積み重ねていくことが重要です。日々の臨床で演じるスキルを考えて磨き続け，無理なく実行できる「演じる幅」を広げていくことが，専門職としての接遇です。

3) 演じるうえでの患者評価

　繰り返しになりますが，適切に演じるためには，相手がどのような関わりを求めているのか，どのような関係性が治療において最も良い結果を生むのか，といった評価と考察が重要です。常に患者が求めている医療者を演じることが，医療者として正しいわけではありません。患者の治療，生活，その後の人生に対してより良い結果を考えた際に，患者が

求める像とは異なる医療者としてのふるまいが必要な場合も少なくありません。しかし，それらは医療者が独断的に決定した医療者像を演じるのではなく，患者が求めている関わりを評価して，何が最良かを考察したうえで行われます。コミュニケーションは相互的な関わりの中で生じる行為です。医療者のみでその在り方について判断すると，患者と医療者との間の信頼関係が損なわれる原因になります。患者の治療に対するモチベーションも多様であり[3]，その高低や方向性，変化などを評価して，そのときどきでリハビリテーションの効果を最大にする立場を判断し演じることが求められます。

4) 感情の制御

感情の制御はアンガーマネジメントをはじめとして，ストレス社会と言われて久しい現代社会ではよく耳にするトピックです。患者との関わりの中でも，コミュニケーションがうまく成立しないときは心が不安定になる経験もします。しかし，当然のことながら，医療者が患者に対して心を乱した言動をとってはいけません。可能な限り建設的ではない感情を制御しながら，患者と関わる必要があります。これは，感情を抑制するといった意味ではないことを理解してください。感情表現の抑圧は，精神的健康に負の影響を及ぼす危険性がありますので[4]，常に感情を抑制することは注意が必要です。患者との関わりの中で怒りを覚えたときは，反射的な表出を防いだうえで一旦冷静になり，必要に応じて表出するなど，自身の感情を適切に制御しながら，良いコミュニケーションのための感情表現を意識しましょう。

患者の健康状態のみでなく，医療者自身の心身の状態を整えることは重要です。身体的，または精神的に疲労が強い場合はストレスも蓄積されやすく，感情の抑制が効きにくい状態になりやすいです。生活習慣を整えて，過度なストレス源となる事象を特定して対応方法を考えるなど，自身の生活を適切に管理することは，医療者として常に一定のパフォーマンスを維持するうえで重要な要素です。怒りの制御方法として，6秒ルールはアンガーマネジメントとして有名です。怒りを感じた瞬間から次の行動に移る前に6秒間我慢することで怒りが落ち着くといった対処法です。こういった特定の手法を知ることは臨床での感情の制御に役立つかもしれません。

リハビリテーションの方針において医療者と患者の間で乖離が生じた場合に，心が不安定になる医療者をみることがあります（図45）。しかしリハビリテーションは医療者のためではなく，患者のための行為です。常に，誰のためのリハビリテーションか，そのうえで何が問題なのかを冷静に分析し，対応する必要があります。専門職としてリハビリテーションの効果を最大にすることを考え実行するといった基本的な姿勢に立ち返り，行動しましょう。自身で解決できない問題は，上司などに相談し組織の中で問題を共有して対処することも，医療者にとって重要な選択肢です。この点は，「他者を頼る力」（p79）も参照してください。

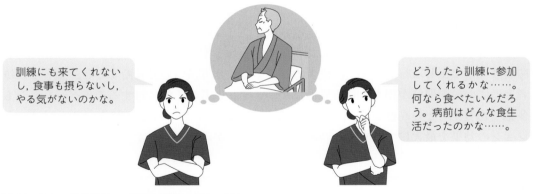

図45 患者・医療者間での意見の齟齬に対する対応
左図は患者の拒否に対して苛立ちを抑えられず，それ以上の建設的な思考が止まってしまっている状態である。右図は，次に理学療法士・作業療法士がどのようにアプローチしたらよいのかについて考えている。リハビリテーションは誰のための医療であり，何が目的かを見失わずに，そのときできることを考える必要がある。

〈参考文献〉
1）和田さゆり：性格特性用語を用いた Big Five 尺度の作成．心理学研究．1996；67：61-7.
2）並川努，谷伊織，脇田貴文，他：Big Five 尺度短縮版の開発と信頼性と妥当性の検討．心理学研究．2012；83：91-9.
3）Yoshida T, Otaka Y, Osu R, et al：Motivation for rehabilitation in patients with subacute stroke：A qualitative study. Front Rehabil Sci. 2021；2：664758.
4）Hu T, Zhang D, Wang J, et al：Relation between emotion regulation and mental health：a meta-analysis review. Psychol Rep. 2014；114：341-62.

7. 配慮して行動する

> **要 点**
> - 患者や職員と関わるうえで，目配り，気配り，心配りといった相手への配慮が必要である。
> - 目配りを心がけ，視野を広くもって周囲に注意を向けることで，困っている人や助けが必要な人をいち早く認識することに努める。
> - 気配りを心がけ，相手の行動や仕草に注意を向けて，相手が求めていることに気づき主体的に対応できるように努める。
> - 心配りを心がけ，相手の立場になって物ごとを捉え行動することに努める。

1) 相手への配慮と信頼関係

　相手への配慮として，目配り，気配り，心配りといった言葉がよく用いられます。この概念はサービス業における接客など多くの業界や状況で活用されており，相手への配慮を具体的に考えるうえで役立ちます。臨床においても患者との信頼関係を築くうえでは，相手に対する一つひとつの配慮が欠かせません。患者が安心して医療を受けるためには，患者と医療者との個人間の関係のみならず，患者と医療チームとの間で信頼関係が構築されている必要があります。接遇に限らず，医療者間でなされる相手への配慮は，医療チームの働きやすさに直結し，患者の安全向上やリハビリテーションの質の向上にも寄与します。具体的な配慮の方法について「目配り，気配り，心配り」の言葉をもとに説明します。

2) 目配り

　目配りは，周囲に広く注意を向けて，困っている人や助けが必要な人をいち早く認識することを指します。医療者間で会話をしているときや，事務作業をしているとき，リハビリテーションの最中など，何かを行っているときも顔を上げて視野を広くもち，目の前の人や事象のみならず，常に周囲に注意を向けることが重要です（図46）。徒手的な治療や道具を使用したリハビリテーションでは，医療者の注意が手元や道具のみに限定されないよう常に患者の表情や仕草などの表出に注意し，痛みを我慢していないか，不安を感じていないか確認しながら行います（図47）。自身が担当する患者のみではなく，病棟やリハビリテーション室で過ごす周囲の患者にも十分な安心と安全が担保されているか注意しなければなりません。何かわからないことや相談ごとがあって困っているように見える患者には，「何かお困りですか？」などと積極的に医療者から話しかけて対応しましょう。

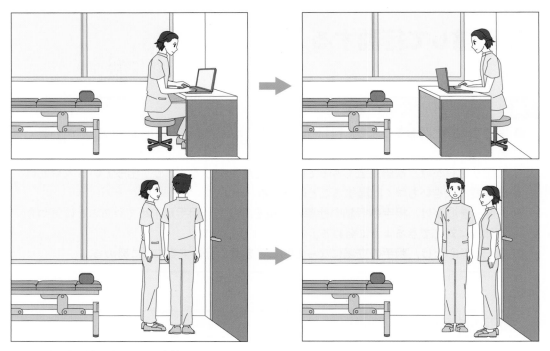

図46　周囲に注意を向けやすい姿勢
訓練室に背を向けるのではなく，身体を訓練室の方に向けながら事務作業や職員間での会話をすることで，周囲に注意を向けやすい。

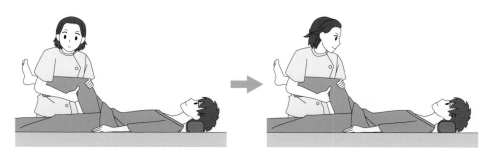

図47　患者の表情に注意を向けながらの関わり
徒手療法や機器を操作しているときなど手元に注意を向ける際にも，常に患者の表情やその他の状態に気を配り，微小な変化にも気がつくことができるように心がける。

　医療者全員で行う配慮の積み重ねが入院中の患者の心理的な安全につながります。一度も会話を交わしたことのない患者でも，配慮が必要と思われた際には積極的に話しかけます。医療者である自覚をもち，常に当事者としての意識をもちましょう。周囲に広く注意を向けることは，医療安全の観点からも重要であり，リハビリテーションに取り組む患者や，その周囲の患者の安全確保にもつながります。

3) 気配り

気配りは，相手が求めていることにいち早く気づき，先回りして行動することを指します。気を緩めずに常に相手の行動や仕草に注意を向けて，相手が何を求めているか，何に困っているかを考え，医療者から主体的に対応するように心がけます。例えば，患者が鼻をすすっているときは要求される前にティッシュやゴミ箱を用意したり，患者が自主練習用の器具を棚から取り出すことに難渋しているときは，代わりに準備したりするなど，医療者から働きかけます。担当の患者が普段よりも暗い表情をしているように感じたときは，「何かありましたか？」と声をかけて話しやすい雰囲気をつくります。患者が困った様子で話しかける相手を探しているときは，「何かお困りですか？」と声をかけます。一見すると当たり前のような行動ですが，医療者は患者とのリハビリテーションや事務作業など多くの業務を臨床現場で抱えており，相手への配慮が行き届かないことが少なくありません。改めて配慮について意識して実践することが，患者の安心と安全をつくり出します。

身辺動作に介助が必要な患者に対して，医療者が患者の自立を促すために介助をしないことと，患者の潜在的な要求に気がつかずに手伝わないことは大きく異なります。介助せずに自立を促す行為は，原則，患者と合意がとれたうえで行います。患者が認知機能障害などによって十分な判断能力を有していないと思われる場合でも，医療者側の一方的な判断で患者の潜在的な（または表出された）要求を無視して介助を放棄することは望ましくありません。

4) 心配り

心配りは，相手の気持ちに寄り添った対応を指します。気配りにおいては医療者の立場から気がついて配慮することが求められますが，心配りにおいては相手の立場になって考え，行動することが求められます。医療者としての役割を全うし，患者の置かれた状況を自分のことと認識して考え，行動することが心配りの本質です。

医療者の役割は，単に医療技術を提供することではありません。専門性をもって磨かれた技術が最大に効果を発揮するためには，患者との信頼関係は必須であり，常に患者の立場になって物ごとを考え，行動する習慣が求められます。例えば患者が初めて麻痺した手が動いて喜んだときに，理学療法士・作業療法士も一緒に喜びながら，その成功体験を共有することが重要です。患者が靴を履く練習に一生懸命に取り組む際には，必要に応じて励まし，動作が遂行できた際にはともに喜び，労うことによって，単に医療者がリハビリテーションを提供するだけの無機質な存在ではなく，患者の動作自立を当事者としても捉えて支援していることが伝わると思います。

動作がうまくいかなかった場合も，次の練習に活きるような工夫の提供や意欲を高めるための励ましなど，共感を伴う建設的な関わりが必要です。患者が動作を達成したにも関わらず医療者が何も言わずに次の練習に移行したり，動作を失敗したときに叱責とも受け

取れるような指摘をしたりすることは，配慮という観点からは適切ではありません。ときには，患者の失敗に対してその内容を明示し，成功に導くための指摘が必要になります。また，患者との関係性が十分に構築されたうえで目的をもって厳しい態度を選択する場合もあるでしょう。しかし，相手の気持ちを十分に推し量る努力をしたうえで関わることを忘れてはいけません。患者が「相手が自分のことを親身になって考えてくれている」「この人なら信頼できる」と思えるような，対人関係の構築が真の信頼関係をつくりあげます。一方で，過度な共感から医療者と患者との間で依存的な関係性が築かれないように注意も必要です。医療者として最良の医療を提供するために相手の心に寄り添うという本来の目的は，常に見失ってはいけません。

　リハビリテーションは患者の生活を支援する専門職です。患者に対しては，身体機能や認知機能といった機能面へのアプローチにとどまらず，全人的な関わりが求められます。人工知能をはじめとした科学技術が目まぐるしく発展していく中で，この心配りこそが，理学療法士・作業療法士にしかできない専門性を担保していると言えます。それは単なる対人関係の範疇にとどまらず，リハビリテーションの効果を最大限に引き出すための専門的なスキルのひとつであると言えます。

D

実践的なコミュニケーション術

1. 表情

要 点

● 赤ちゃんは，表情を通じて母親や周りの人に自分の気持ちを伝えようとする。
● 言語的コミュニケーションは，言葉を媒介として情報を伝えること，非言語的コミュニケーションは，言葉を使わずに情報を伝えることである。
● ある特定の条件下ではコミュニケーションで相手に伝わる情報の割合は，言語情報が7％，聴覚情報が38％，視覚情報が55％を占めている。
● 表情には年齢や文化によらず普遍であるという特徴がある。

1) 赤ちゃんと表情

　赤ちゃんと母親とのコミュニケーションは，赤ちゃんの成長と発達に非常に重要です。新生児にみられる生理的（新生児）微笑は，早ければ生後数時間以内にみられ，大人に愛されるための本能とも考えられています。生後2カ月頃からは，社会的微笑がみられ，生後3〜4カ月頃には意思のある微笑みになります。赤ちゃんにとって表情は，まだ言葉を上手に話すことができない中で自身の感情や気持ちを示す重要な手段です。赤ちゃんは，表情を通じて母親や周りの人に自分の気持ちを伝えようとします。

　私たちは成長するにつれて多くの言葉を身につけ，自身の思いや考えを伝える「話す」，相手の思いや考えを知る「聴く」というコミュニケーション手段を通じて他者との関係を築いていきます。しかし，顔の表情は，人と人が社会で関わる中で，生涯その重要さが損なわれることはありません。

2) 2通りのコミュニケーション方法

　コミュニケーション方法は，言語的コミュニケーションと非言語的コミュニケーションに大別されます。言語的コミュニケーションは，言葉を媒介として情報を伝えるため，その意味を正確に伝えられます。非言語的コミュニケーションは，言葉を使わずに，表情や視線，姿勢，しぐさ，対人距離，接触などにより情報を伝えます。

　非言語的コミュニケーションは，人間の社会生活において重要な役割を果たしており，言語と同様に情報伝達に使用されています。例えば，笑顔は喜びや友好的な態度を示すことができます。また，怒りや悲しみといった感情や態度も，表情や身振り手振りから相手に伝えることができます。このような特徴をもつ言語的コミュニケーションと非言語的コ

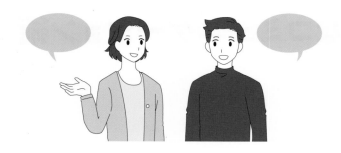

ミュニケーションは，互いに補完し合いながら，円滑なコミュニケーションを実現させています。

3) コミュニケーションにおける視覚情報

　コミュニケーションにおいて言語的情報と非言語的情報が相手に伝わる割合を調査した研究によると，ある特定の条件下[*]でのコミュニケーションで優先される情報の割合は，言語情報が7%，速度・声のトーン・抑揚（聴覚情報）が38%，そしてボディランゲージ（視覚情報）が55%であったと報告されています[1]。言語情報は言語的コミュニケーションに該当し，聴覚情報や視覚情報は非言語的コミュニケーションに該当します。そのときの状況や文脈で割合が変化する可能性もありますが，コミュニケーションをとる際，非言語的コミュニケーションは非常に大きな役割を果たすと考えられています。

　過去の報告においても，様々な感情表現の中で表情は相手に感情を伝達するために主要な役割を果たすと報告されています[2]。人間の顔には性別や年齢といった生物学的属性，人物の社会的属性，情動・意図・関心等の心理状態など，非常に多くの情報が含まれています[3]。例えば，相手の表情から感情や態度を読みとることができます。つまり，表情は他者とコミュニケーションをとるうえで，欠かすことのできないものと理解しておきましょう。笑顔は，「感謝」「承諾」「許可」などの他に「戦わない」「敵意がない」など様々な意味をもっています。コミュニケーションの中に笑顔があるかないかは，関係を築いていくうえで重要な要素となるのです。

　[*]言語的，非言語的に好意や反感などの態度や感情を示し，それらに矛盾がある場合。

　以下にコミュニケーションに必要な表情についてまとめました。

①笑顔

　表情の中でも，笑顔が特に重要です。笑顔は親しみやすさや友好的な関係を表し，相手に好感をもってもらうことができます。笑顔で接することで，相手からの信頼を得ることにもつながります。また，笑顔には相手をリラックスさせる効果もあるようです[4]。

　笑顔には，微笑みやにっこりとした笑顔，大きく口を開けた笑顔など，様々な種類があります。相手との関係や状況によって，適切な笑顔を選ぶことが大切です。

②眉の動き

　眉の動きは，相手に感情や意図を伝える手がかりとなり，相手の心理状態を理解するうえでも役立ちます[5]。眉を上げることは，驚きや興味を表します。逆に下げることは，不快感や不満を表します。また，眉を中心に寄せると，緊張や不安，悲しみや心配を表すこともできます。また，眉毛の形状や密度，太さなども，個人の性格や印象を表す手がかりとなります。例えば，太く長い眉毛は強い個性を示す一方で，細く短い眉毛は控えめな印象を与えます。

③視線

　相手を見ることで，相手に対して注目していることを示すことができます。視線に関しては，「視線」の項で詳細に触れます（p136）。

④口の動き

　言葉の意味を強調します。また，口の動きは，発音に影響することも重要です。正しい口の動きをすることで，明瞭な発音をすることができます。表情としては，口を大きく開けると興味や驚きを示し，逆に口を閉じると不満や拒絶を示します。

4）身振り

　表情以外の非言語的コミュニケーションとして，身振りは相手の注意を引きつけたり，相手とのコミュニケーションの質を向上させたりすることができます。手を使って身振りをすることで，相手に伝えたいことを強調して伝えることができます。具体的には，手を広げる，振る，腕を組む，頭を抱える，顎にあてる，胸にあてるなどがあります。相手の身振りに合わせて手を使うことも大切です。大きく頷く動きは，相手に対して自分が理解していることや賛成や同意を伝えます。首をかしげると，不確かさや疑問が表現できます。相手の身体に手をあてたり，手を握ったり，さすったりすることは，痛みや不安を解消する効果もあるとされています。

5）表情は世界中の人々にとって共有のコミュニケーションツール

　表情には普遍的であるという特徴があります。表情の普遍性とは，異なる文化，言語，地域，年齢，性別などの背景をもつ人々が，同じ表情によって同じ感情を表現する傾向があることを指します。これは，人間の表情が生物学的・心理学的に決定されたものであり，ヒトが種として共通の祖先をもつことに起因すると考えられています。例えば，笑顔は幸福や喜びを表現する普遍的な表情であり，怒りは目を細め，眉を下げることで表現されます。このような普遍性は，異なる文化間でのコミュニケーションを促進することができます。

　表情研究の第一人者である Ekman らは，すべての人間に共通する6つの感情があると

表13　基本的感情を表す表情の特徴[6]

感情	表情の特徴
幸福	口角は後ろに引かれ，上がる。口を大きく開けて笑う。鼻から口元へのシワができる。
驚き	眉が上がる。額に水平なシワができる。目が大きくなり，顎は落ちて開くが口に緊張はない。
悲しみ	眉が下がり，目が涙で濡れている。口元は下がるか，または唇が震える。
怒り	眉は下がり，引き寄せられる。目が細くなり，口が引きつっている。顔が赤くなっているなどの表情で表される。
嫌悪	鼻にシワが寄る。眉毛が下がり，口が引きつっている。舌打ちをする。
恐れ	眉が上がり引き寄せられる。目が大きくなり，口が閉じている，顔が引きつっている。

提唱しました[6]。その感情とは，①幸福，②驚き，③悲しみ，④怒り，⑤嫌悪，⑥恐れであり，6種類の感情が表情の特徴と対応していることを示しました（表13）。これらの感情表現が言葉とともに使用されることで，豊かなコミュニケーションが可能となります。

〈参考文献〉

1) Mehrabian A：Communication without words. Psychological Today. 1968；2：53-5.
2) Mehrabian A：Nonverbal communication. Nebraska Symposium on Motivation. 1971；19：107-61.
3) 高木幸子：コミュニケーションにおける表情および身体動作の役割．早稲田大学大学院文学研究科紀要. 2005；51：25-36.
4) 石原俊一：自立神経系に及ぼす自発的笑いの実験的検討．人間科学研究．2007；29：51-9.
5) 佐々木大輔，目加田慶人，春日正男，他：表情変化に伴う動きに基づく表情の特徴．The Institute of Electronics, Information and Communication Engineers. 1999；62：81-6.
6) Ekman P, Friesen WV：Unmasking the face：A guide to recognizing emotions from facial clues. Prentice-Hall. 1975.

2. 発話の速度，抑揚

要 点

● 音声によるコミュニケーションには，言語情報とパラ言語（話す速度，抑揚，声色など）の2つがある。
● 人の印象は，発話の速度によって大きく変わる。
● 状況に応じて発話の速度に変化をつけることが大切である。
● 効果的な情報の伝達のためには，話し方に抑揚をつけることがポイントである。

1）パラ言語の重要性

　音声によるコミュニケーションには，言語情報とパラ言語の2つの要素があります。パラ言語とは，コミュニケーションの際に言語情報を補う言語以外の音声情報のことで，発話の速度，抑揚，声色などを指します。音声によるコミュニケーションでは，言語情報から得られる論理的情報のみならず，話し手の声の音質や抑揚などのパラ言語的情報が加わり，多様な内容が伝達されます。ときには，言語情報とは異なる内容をパラ言語的情報が伝達する場合もあります[1]。

　筆者も，音声表現によって意図しない印象が聞き手に伝わる経験を何度もしています。例えば，母親が発した「頑張ったね」という励ましや賞賛の言葉について，母親の本来の意図に反して，筆者は良い印象を受けませんでした。話し手の意図とは異なる印象を受けた原因は，音声表現にあったと言えます。発話の速度も速く，抑揚もなく，トーンも一定であったため，適当に言われたと感じたのです。このような誤解をそのままにして意図の確認などを行わなかった場合，関係性が崩れてしまう可能性があります。同じ言葉を用いても，それに伴うパラ言語的な要素によって相手への伝わり方は大きく異なることを覚えておく必要があります。本項では，発話の速度，抑揚について説明します。

2）発話の速度を意識する

　人の印象に影響を与える要素のひとつに，発話の速度があります。人の印象は，発話の速度によって大きく変わります。怒っているときに早口になる人もいれば，ゆっくり話す人もおり，人によって感情と発話の速度の対応関係は様々です。さらに，置かれた状況や相手によっても発話の速度は変化します。例えば，上司と話す場合，部下と話す場合，家族と話す場合，それぞれ発話の速度は異なるでしょう。また，発話速度によって聞き手側が受け取る話し手の性格印象が変わることも報告されています[2]。人は，初めて話した相手に対して「この人って，きっとこんな人だろうな」と無意識に予想します。それは，見

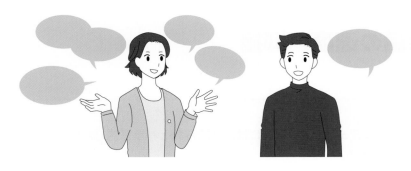

表14　発話速度による印象，利点，欠点

	印象	利点	欠点
速い	・落ち着きがない ・疲れそう ・思考力や決断力が早い ・自信がない ・威圧的	・伝える情報量が多くなる ・笑いや迫力が生まれる	・聞きとりにくい ・伝えたいことがうまく伝わらない
遅い	・おっとりしている ・優しい ・思慮深い ・自信家で落ち着いている	・滑舌がよく聞き取りやすい ・じっくりとコミュニケーションがとれる	・伝える情報が少なくなる ・聞き手を退屈にさせてしまう

た目で判断している部分もありますが，話し方で判断される割合も無視できません。表14に発話の速度による一般的な印象，利点，欠点をまとめてみました。話し方によって相手に与える印象は一長一短のようにも見えるかもしれませんが，その違いを理解していることがコミュニケーションスキルの向上に寄与します。

3) 発話速度を使い分ける

　他者とコミュニケーションを図る場合は，相手の気持ちを読みとり，相手の話す速度に合わせましょう。例えば，相手が早口で話しかけてきたとき，自分も相手の発話の速度に合わせてください。相手が早口で話しかけているのにも関わらずゆっくり返事をすると，会話の受け答えに円滑さを欠き，関係性がうまく築けないことがあります。

　一般的な発話の速度は，1分間で300〜350文字程度と言われています。話すのが苦手な人，人前で話すと緊張してしまう人は，発話の速度に気をつけるだけでも話しやすくなります。大切なのは，状況に応じて発話速度に変化をつけることです（表15）。しかし，適切な発話の速度は相手の性格や文化背景によって異なります。ある人はゆっくりと話すことを好みますが，速く話すことを好む人もいます。そのため，相手に合わせて発話の速度を調整することを意識するとよいでしょう。発話速度に普遍的な正解はありません。多くの人が聞きやすい速度を意識すること，時間，場所，場面に合わせて発話速度を変えられるよう練習する必要があります。

表15 発話速度と適した状況

ゆっくり話す	・重要なメッセージを伝えるとき ・結論 ・契約 ・面接
少し早口で話す	・理由や補足情報 ・相手を説得したい場合 ・商品等の説明

4) 話し方の抑揚, 声のトーン

　相手の注意を引いて効果的に情報を伝達するには, 話し方に抑揚をつけることがポイントです。抑揚を上手に使うことで, ①会話の中で相手の注意を引くことができ, ②感情を伝えることができます。抑揚をつける簡単な方法は, 声のトーンを変えることです。声のトーンとは, 発する声の高低のことです。声のトーンによって受け手の印象は変わるため, その場に適した声のトーンにすることが必要です。

①高い声

　高い声は明るさ, 若さを感じさせます。しかし高過ぎる声は, 騒々しく軽薄な印象を与えることがあります。また, 発話速度が速い場合も同様に若々しさや明るさを感じさせますが, 声が高い人の場合は軽薄な印象を増長させることもあります。

②低い声

　低い声は安心感を与え, 信頼性や信用, 慎重さなどの成熟した大人の印象を相手に与えます。その反面, 声が低いと感情の起伏を感じないという印象を与えて, 怒っているように感じさせてしまうこともあります。

　抑揚は会話のリズムをつくり出すことにも役立ちます。一定の抑揚を使って話すと, 相手にとって聞きやすく, 印象に残る会話をすることが可能になります。ただし, 抑揚を使い過ぎると, 相手にとって煩わしい印象を与えます。適切な範囲で抑揚を使うよう心がけましょう。

〈参考文献〉

1) 中村敏枝：コミュニケーションにおける「間」の感性情報心理学. 音声研究. 2009；13：40-52.
2) 内田照久：音声の発話速度が話者の性格印象に与える影響. 心理学研究. 2002；73：131-9.

3. 視線

要　点

● コミュニケーションにおいて重要となる目の役割に，アイコンタクトがある。
● 視線や目の動きは感情を表し，コミュニケーションにおいて重要な役割を果たしている。
● 目を合わせることが苦手な人でも，いくつかのテクニックを学べば，視線を合わせることができるようになる。
● リハビリテーション場面では，患者と目線の高さを合わせることも重要である。

1）目は重要なコミュニケーションツール

　コミュニケーションにおいて重要となる目の役割にアイコンタクトがあります。アイコンタクトは，お互いに視線を合わせることで，相手に対して積極的に人間関係を築きたいという気持ちを表すことができます。目が合ったときには，少し恥ずかしく感じたり照れたりすることもありますが，一般的には喜びを感じる人が多いと思います。会話中には，相手に注意を向けて，積極的に目を合わせるようにしていきましょう。アイコンタクトと発話数を調査した研究では，視線量が多いほど話し手側の発話数が多い傾向を示しました[1]。また，視線量の多さによって自信がある印象を与えることもできます[2]。このように，目を見て話せるようになると様々な心理的効果が期待できます。

2）視線がもつ役割

　他者に視線を向けることは相手への関心を示すサインとなります。相手から視線を受けとることは，「相手が自分の話を聞いてくれている」という安心や好意につながり，逆に視線を向けられない場合は，不安や自分への無関心を感じることがあります。視線の有無は，感情に大きな影響を及ぼすのです。そのため視線を適切に使うことで，相手との信頼関係を築いて円滑なコミュニケーションを促すことができます。

　Kendon[3] は視線に関する研究を行い，以下の4つに役割を分類しました。第1は，自分が相手に注意を向けていること，意思疎通の希望があるということを示す役割です。第2は，相手の自身に対する働きかけを見ることで次の行動の指針となるフィードバックを与えることです。第3は，会話の調整の働きがあることです。第4は，自身の態度や情動を他者に伝える働きがあることです。

　注意する点としては，話し手に視線を向ける時間があります。視線は，話し手に対して注目・興味・好意・尊敬などを伝えられる一方で，長時間の凝視は敵意・支配・攻撃・疑惑などのマイナス感情を抱かせることがあります。そのため，ときには視線を逸らすこと

も必要です。ある研究では，友好度を高める凝視時間は 0.5 秒から 1 秒で，凝視時間が 2 秒に近づくほど友好度は下がると言われています[4]。

　まばたきも感情を示すサインとなります。まばたきの頻度は精神状態によって大きく変化し，緊張時や怒っているときなどは非常に多くなります。コミュニケーション中のまばたきについて調査した研究では，人々はまばたきを介して話の切れ目を無意識に共有していることが報告されており，まばたきを通して相互理解や共感性を高め，円滑なコミュニケーションを促進している可能性も考えられます[5]。

3) 目を見て話すテクニック

　相手への視線は，傾聴時は多めに，話すときは控えめにしましょう。目を合わせることが苦手な人でも，いくつかのテクニックを学べば，視線を合わせることができるようになります。相手の目を見ることが難しいと感じる場合は，ぜひこれらのテクニックを生活に取り入れてみてください。

①体の向き，相槌

　相手の目を見て話すことが難しい場合でも，「あなたの話を聴いていますよ」ということを視線以外の手段で表現することが大切です。例えば，相手の方に体を向けたり，相槌を打ったり共感することで，話し手が伝えたいことをしっかり受け止めていると示すことができます。

②目の周りを見る

　相手の鼻や眉間，鼻筋の辺りを見て話を聞くと，相手からは目を見て聞いているように見えます。可能であれば，話の重要な点だけでも，しっかりと目を見ると効果的です。

③必要なときだけ目を見る

　相手の目を見るのは，相手や自分が重要なことを話しているときだけで十分です。自分が話をするときよりも，相手の話を聴くときに目を合わせることをおすすめします。聞き手が目を合わせると，話し手がしゃべりやすくなり，コミュニケーションが円滑になります。

④目線より会話に集中する

　目を見て話すことにこだわり過ぎると，会話がおろそかになります。目線は考え過ぎず，楽しく会話することを考えてください。肩肘張らずに力を抜いて，無理なく視線を合わせる程度の気持ちで十分です。

⑤適度に目を離す

　話し手は，適度に目を離すようにすると友好的な印象を与えることができます。そして，適度にアイコンタクトをとるとさらによいです。目線を外すときは「縦に外す」のが

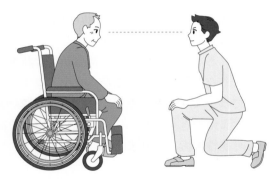

図48　目線の高さ

ポイントです。目が合ったら，目線を上下させると自然です。目線を横に外したり凝視し続けるのは，ネガティブな印象を相手に与えてしまうため注意が必要です。

⑥目を見る時間を調整する

相手の話を聴くときは目を見ることが基本です。質問や相槌なども目を見ながら行うとよいでしょう。その一方，自分が話すときは，目を見なくても不自然になることは少ないです。ただし大切なことを伝えるときは，相手の目を見て話すようにしましょう。

4）目線の高さ

リハビリテーション場面では，目線の高さにも注意しましょう。できる限り患者と目線の高さを合わせます（図48）。患者が座位や臥位の場合は，患者の視界に入る位置で，患者を見下ろす形にならない程度にかがんで高さを調整します。患者が背臥位の場合は，姿勢を低くしすぎると視界に入りにくいため注意が必要です[6]。患者の表情や動きから，相手に負担をかけない位置で目線の高さを合わせましょう。

〈参考文献〉

1) 青山康郎，戸北凱惟：発話を促す話し合いの場に関する研究：アイコンタクトに着目して．日本教科教育学会誌．2005；28：41-50.
2) Tessler R, Sushelsky L：Effects of eye contact and social status on the perception of a job applicant in an employment interviewing situation. Journal of Vocational Behavior. 1978；13：338-47.
3) Kendon A：Some functions of gaze-direction in social interaction. Acta Psychol (Amst). 1967；26：22-63.
4) 深山篤，大野健彦，武川直樹，他：擬人化エージェントの印象操作のための視線制御方法．情報処理学会論文誌．2002；43：3596-606.
5) 中野珠実：脳の情報処理とまばたきの関係を見る．https://www.brh.co.jp/publication/journal/082/research_2（最終アクセス日：2023年9月1日）
6) 才藤栄一（監），金田嘉清，富田昌夫，大塚圭，他：PT・OTのための臨床技能とOSCE コミュニケーションと介助・検査測定編．第2版補訂版．p120．金原出版．2020.

4. 敬語（尊敬語，謙譲語，丁寧語）

要 点

- 言葉遣いはコミュニケーションにおいて重要な要素のひとつであり，その中でも「敬語」は相手への敬意を表す言葉である。
- 敬語には，尊敬語，謙譲語Ⅰ，謙譲語Ⅱ，丁寧語，美化語の5つがある。
- クッション言葉は，言いにくい内容やきつくなりがちな言葉の衝撃を和らげる言葉である。
- 敬語は正しい使い方をしなければ，かえって失礼になる場合がある。
- 患者と話すときは，専門用語は使わず，患者の目線で患者が理解しやすい言葉を使う。

1）円滑なコミュニケーションのために

コミュニケーションにおいて重要な要素のひとつが「言葉遣い」です。そのうち「敬語」とは，相手への敬意を表す言葉です。敬語を使ううえで大切なのは，相手を思いやり，お互いが気分よく会話ができるようにしようという気持ちです。間違った敬語を使用していると，話している内容が正しくても，相手側との信頼関係を築くことは難しいでしょう。

もちろん，適切な敬語を使うだけでなく相手にわかりやすく伝える言葉を選ぶことも求められます。言葉遣いと言葉をともに正しく適切に用いることは，信頼関係の構築の第一歩です。

敬語の役割は，単に「敬意の表出」のみではありません。以下に特に注意してほしいポイントを紹介します。

- ・相手を尊重することを表す（目上の人を立てる）
- ・あらたまった場をつくりたいとき（発表などをするとき）
- ・適切な距離を保ちたいとき（他者に対して心理的距離をとる）
- ・自分と他者との関係性を示す（上下・親疎・内外の関係）
- ・品位を保ちたいとき（敬語を使いこなせる＝信用できる人とアピールする）

敬語を使うべき場面で適切に使うことができないと，「相手に対する敬意がない」「場をわきまえない」「なれなれしい」「教養のない人で信用できない」などの印象を与える恐れがあります。日本語を正しく効果的に使用するうえで，敬語は避けて通れません。敬語を習得できれば，言葉遣いに関する不安の大半は解消されます[1]。

2）敬語の種類について

文化庁の敬語の指針[2]によると，敬語は，尊敬語，謙譲語Ⅰ，謙譲語Ⅱ，丁寧語，美化語の5つに分かれています。

①尊敬語

　尊敬語とは，相手を尊敬し，立てるために使用される表現方法です。相手が主語となり，相手の行動や持ち物などを高める表現が用いられます。また，語尾に「〜れる」や「〜られる」がつく場合や，接頭語として「お」や「ご」をつける場合などもあります。これらの表現を使うことで，相手に対して敬意を表すことができます。「尊」には「身分が高い」などの意味があり，「敬」には「相手をうやまう」という意味があります。目上の人をうやまい高める表現が「尊敬語」です。

　例文：
　・○○先生がお話になる。
　・もうすぐ患者さんがいらっしゃる。
　・○○さんのおっしゃる通りです。

②謙譲語Ⅰ，謙譲語Ⅱ

　謙譲語Ⅰは，自分側から相手側または第三者に向かう行為・物ごとなどについて，その向かう先の人物を立てて述べるものとされています。謙譲語Ⅱは，自分側の行為・物ごとなどを，相手に対して丁重に述べるものとされています。つまり謙譲語とは，自分の行為を控えめに表現し，相手を尊重する表現方法のことです。自分が主語となる文を使用し，自分自身の行為や持ち物を謙遜する言い回しを用いることで，相手を尊重し敬意を表します。また，「謙」とは「謙遜する」という意味をもち，「譲」とは「相手に譲る」という意味をもちます。自分自身を謙遜する表現を用い，自分の主張を控えることで，相手を尊重し高めることが「謙譲語」の特徴です。

　例文：
　・取引先のお客様の会社に伺う。
　・お話はすでに伺っています。
　・資料を拝見しました。
　・お礼申し上げます。

③丁寧語

　相手との関係に関わらず，日常会話で敬意を表すために使います。例えば，友人や家族，同僚などに対して使います。丁寧語は，尊敬語や謙譲語とともに使うことが多いです。

　例文：
　・今日は○○曜日です。
　・学校に行きます。

④美化語

　美化語は，名詞や動詞に「お」または「ご」をつけ，物ごとを「美化」して伝える敬語です。相手の存在に関係なく，丁寧に伝えることが目的です。

　例文：
　・お店，お皿，ご挨拶

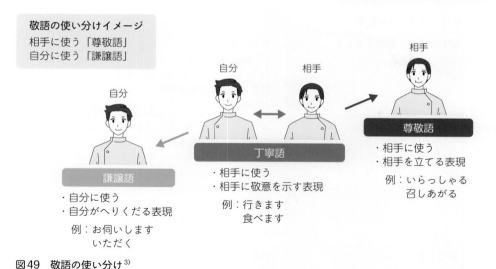

図49　敬語の使い分け[3]

表16　敬語の種類と働き

分類	特徴	例
尊敬語	対象の人物への敬意を表す。主語が相手。	いらっしゃる，おっしゃる
謙譲語Ⅰ	自分がへりくだることで，動作が向かう先の人物への敬意を払う。主語が自分。	伺う，申し上げる
謙譲語Ⅱ	自分がへりくだることで，読み手・聞き手への敬意を表す。主語が自分。	参る，申す
丁寧語	相手に対して丁寧に述べる。	です，ます
美化語	物ごとを美化して述べる。	お水，お料理

　尊敬語は，相手の行動や持ち物などに対して敬意を表す言葉であり，謙譲語は自分の行動や持ち物などに対して謙虚に表現する言葉です。両方とも目上の人に対して敬意を表す敬語表現ですが，主語が相手の場合は尊敬語を使用し，自分が主語で相手に敬意を表す場合は，謙譲語を使用します。丁寧語は，「です・ます」などを用いて文章を丁寧に表現する敬語表現であり，どの相手に対しても使用できます。図49[3]，表16に敬語の種類，使い分けについて詳細をまとめました。はじめから適切に敬語を使いこなすことは難しいと思います。そのため臨床の場面では，丁寧語を基本として，尊敬語や謙譲語は状況や場面に応じて使い分け方を学んでいきましょう。

3）クッション言葉を使いこなす

　クッション言葉とは，言いにくい内容やきつくなりがちな言葉の衝撃を和らげてくれる言葉のことです。クッション言葉を用いることで。相手に対する思いやりや配慮を示すことができ，自分の意思や考えを伝えやすくなります。例えば，お店に入ってハンバーグを注文した際に，「売り切れました」「ありません」とだけ言われたら，不快ではないでしょ

表17 クッション言葉

尋ねるとき，質問するとき	・失礼ですが ・ご迷惑でなければ ・お伺いしたいことがあるのですが ・立ち入ったことをお尋ねしますが ・お時間が許せば
依頼するとき	・お忙しいところ申し訳ありませんが ・ご多忙中とは存じますが ・恐縮ですが ・お手数をおかけしますが ・ご面倒をおかけしますが ・ご足労をおかけいたしますが ・ご都合がよろしければ ・もしよろしければ
断るとき	・心苦しいのですが ・あいにくですが ・残念ですが ・申し訳ございませんが
要望に応えられないとき	・申し上げにくいのですが ・大変ありがたいお話ですが ・せっかくお声がけいただいたのですが
異論を唱えるとき	・失礼を承知で申し上げますが ・差し出がましいようですが ・おっしゃることは重々承知しておりますが ・申し上げにくいのですが ・私の考え過ぎかもしれませんが

うか。たいていは，「あいにく……」「ただいま……」「申し訳ございませんが……」と前置きがあり，その時点で断れる予想（心の準備）ができると思います。何かを依頼する場合も，伝える前にクッション言葉を挟むことで，角が立たないよう言葉の衝撃を和らげてくれます。対面で行われるコミュニケーションに限らず，メールにもクッション言葉は広く使われます。対人コミュニケーションが多い部署では特に意識しておくことが重要です。様々なクッション言葉を表17に示しました。

4) 敬語使用時の注意点

敬語も正しい使い方をしなければかえって失礼にあたる場合があります。敬語を使用する際の注意点を説明します。

①クッション言葉を使用する

前述のとおり，クッション言葉を利用することで，会話を円滑に進めることができます。

②医療スタッフ，患者家族に対しては常に敬語

年齢や立場などは関係なく，すべて敬語で対応します。

表18　二重敬語

二重敬語	正しい表現
お目にかからせていただきます	お目にかかります
お越しになられました	お越しになりました
おっしゃられた	おっしゃった
お帰りになられました	お帰りになりました
ご覧になられてください	ご覧になってください
お見えになられました	お見えになりました
お読みになられましたか？	お読みになりましたか？
伺わせていただきます	伺います
拝見させていただきます	拝見します

③自分の身内には敬語を使わない。

「お母さん」は「母」，「お兄さん」は「兄」のように表現します。

④二重敬語を使用しない

二重敬語とは，同じ種類の敬語を重ねて2回使うことです。丁寧に言おうとしたために，二重敬語になっていることも少なくありません。二重敬語について表18に示しました。

5) リハビリテーション専門職に求められる言葉遣い

患者のリハビリテーションに対するやる気を引き出すには，信頼関係を築かなくてはなりません。その信頼関係を築く土台となるのが接遇です。社会に出ると患者をはじめとして様々な世代の方と接することになります。若者言葉は同世代の間では通じますが，異なる世代の方には伝わらず，不快感を与えてしまいます。また，患者と話すとき専門用語は使わず，患者の目線で，患者が理解しやすい言葉を使いましょう。

敬語は，「あなたのことを尊重しています」というシグナルです。患者に対しては，丁寧語を使用しましょう。患者を下の名前で読むのではなく，必ず苗字で「○○さん」「○○様」と呼ぶようにしましょう。普段から患者に対して敬意を払うためにも，「ですます」調を使用するとよいでしょう。

先輩の言葉遣いを観察し，「きれいな言葉遣いだな」と思う点を参考にして，自身もそのような言葉遣いを身につける練習をすることをおすすめします。そうすることで，患者や同僚から信頼される人に成長できるでしょう。

〈参考文献〉
1) 株式会社ザ・アール：これだけは知っておきたい「敬語」の基本と常識. フォレスト出版. 2018.
2) 文化庁 web サイト：敬語の指針. https://www.bunka.go.jp/seisaku/bunkashingikai/kokugo/hokoku/（最終アクセス日：2023 年 9 月 1 日）
3) NTT ビズリンク web サイト：コールセンターで徹底したい正しい言葉遣いとは？ https://www.nttbiz.com/solution/ccs/column/category/ccs/（最終アクセス日：2023 年 10 月 30 日）

5. 興味をもつ・もたせる

要 点

● 良好な人間関係を築くためには，相手に対して興味をもち，共感や理解を示すことが重要である。
● 聞き手の興味を引きつける話題を提供する。
● 人に興味をもつ方法のひとつとして，相手側の話を聴くことが挙げられる。
● 患者と円滑なコミュニケーションをとるには，患者に興味をもつことが重要である。

1）相手に対する敬意

　コミュニケーションスキルは，相手との関係を構築し，情報の交換や相互理解を図るために必要不可欠です。しかし，ただ情報を伝え合うだけでは，良好な関係を築くことはできません。他者との円滑なコミュニケーションの根幹は，「他者に対して興味をもつ」ことです。会話のキャッチボールは，まず相手に興味をもつことから始まります。

　興味をもつことは，相手に対する敬意を表す行為です。相手が話す内容に興味をもち共感や理解を示すことが，深いコミュニケーションを促します。相手が何かを話すときに，その話に真剣に耳を傾けることは，相手に「あなたの話は重要だ」と伝えることになります。したがって，相手の話に興味をもつことは，相手への尊敬を示し，良好な人間関係の構築につながります。また，興味をもつことは，相手の感情に共感することにもつながります。相手が何かを話すときに，話に共感し理解を示すことで，相手に「あなたの気持ちを理解しています」と伝えることができます。逆に，表面的な会話や一時的なコミュニケーションでは，相互理解が深まらず，印象に残らない存在となってしまいます。

2）興味を引く話し方

　話し手として，相手の興味を引きつける話題を提供するなど，話し方のテクニックで相手側の興味を引ければ自然と会話は盛り上がるようになります。以下に，相手の興味を引く話し方のコツについて紹介します（表19）。

　クライマックス法とは，話の肝心な部分や結論を最後に述べる話し方です。この方法は，聞き手の興味を最後まで引き付けたい場合や，話が後半になるにつれて盛り上がるような場合で使用されます。一方，アンチクライマックス法とは，話の要点や結論を最初に述べる話し方です。この方法は，結論を最初に伝える必要がある場合や，緊急性がある場合に使用されます。

　相手の関心を引くためのスキルを学んだら，実践してみましょう。まずはスキルを意識

して積極的に使用することが自身の成長に欠かせません。このプロセスを繰り返し，相手の興味を引く話し方を徐々に習得していきましょう。

3) 人に興味をもつことができない理由

なかには，他者になかなか興味をもつことができない人もいます。人に興味をもつ方法のひとつとして，相手側の話を聴くことを大切にしてみてください。他者に興味をもてない人の特徴としては，①マイペース，②人の話をあまり聞いていない，③単独行動が好き，④自由主義，などが挙げられます。他者に興味がない・もたないことには，ストレスを減らすというメリットがあります。ストレスの原因は人間関係に起因するものが多いため，ストレスの要因を通常よりも減らすことができます。デメリットは，①周りに評価してもらえない，②困ったときに助けてもらえない，③考え方に柔軟さが減ってしまう，などが挙げられます。「人に興味をもてない」性格を改善したいと考える場合は，以下の方法を実践してみることをおすすめします。具体的な助言を表20に示しました。

表19 興味を引く話し方のコツ

項目	使い方
聞き手のメリットとなる情報を提示する	・相手の興味のある話題について話す 　例：相手の趣味に関するニュース，得になる話題など
わかりやすく例え話等を交える	会話の要所で例え話を交えて話します
意外性で興味を引く	・意外性がある話題を提供する 　例：スポーツ選手が予想外の大記録を達成したり，弱いチームが予想外に勝利したりすることなど 　＊相手の興味がある話題に限る
会話の速度，抑揚，間をうまく利用する	「発話の速度，抑揚」の項目（p133）を参照
身振りで表現する	「身振り」の項目（p131）を参照
クライマックス法とアンチクライマックス法を使い分ける	①クライマックス法が有効な場合 ・最初から相手が興味のある話題だとわかっている場合 ・相手と信頼関係ができている場合 ②アンチクライマックス法が有効な場合 ・相手がこちらの話に興味があるか不明の場合 ・相手と信頼関係ができていない場合

表20 人に興味をもつ方法

聴くこと大切にする	自分のアピールはほどほどに 相手7割，自分3割を意識する
質問をする	相手に質問をすることで，相手のことを深く知ることができる
笑顔で挨拶をすることを心がける 挨拶はこちらから	コミュニケーションは挨拶から。コミュニケーションの発展につながる
共通の趣味を見つける	相手と共通の興味をもつことができれば，話題を広げることができる

4) 患者に興味をもって接する

　患者と円滑なコミュニケーションをとるには，患者に興味をもつことが大切です。興味をもつことで患者の状況を深く理解できるようになり，治療もスムーズに進めることができます。ただし，患者を知ろうとするあまり感情が入り込みすぎてしまい，質問ぜめになってしまうことには注意しましょう。また，親しくなるために相手に興味をもつことは非常に重要ですが，患者と医療従事者はある程度の距離感を維持しなければなりません。普段の会話から敬語を用いることは，適切な距離感を保つことにも寄与します。

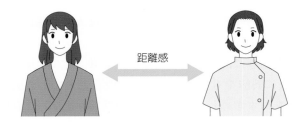

距離感

医療技術者としての自覚とふさわしい態度

6. 伝える力

要点

● コミュニケーション能力には4つの要素があり，相互に補い合い，うまくバランスをとる必要がある。

● まずは，自身の伝える力を把握することからはじめていく。

● 伝える力がある人の特徴をまず学び，実践できる所から真似る。

● PREP法を使用することで，わかりやすく相手に簡潔に伝えることができる。

1) コミュニケーション能力の4つの要素

コミュニケーション能力には，「伝える力」と「聴く力」の2つの要素からなり，それぞれに言語的コミュニケーションと非言語的なコミュニケーションが存在するため，合計4つの要素で構成されています（図50）。伝える力とは，「書く」「話す」などの手段を用いて，自分の伝えたいことを相手に「正確に」「効果的に」伝える能力のことです。聴く力とは，相手が話している内容を理解するだけでなく，相手の表情やしぐさ，視線，声のトーンなどから情報を読みとり，相手の意図や要望を的確に把握する能力のことです。聴く力は，傾聴力とも言われます。

①伝える力─言語的コミュニケーション

相手の感情に訴えかける力，考えを論理的に伝える力，相手を説得する力，相手の感情に訴えかける力などが含まれます。これらの能力は，相手に応じて使う言葉や伝える内容，順序などを適切に調整することで，正確かつ効果的に情報を伝えることができます。

②伝える力─非言語的コミュニケーション

ジェスチャーや表情，声のトーン，抑揚などを状況に応じて変えることで，相手に安心感を与える力です。

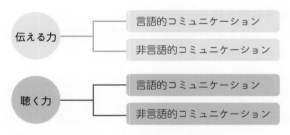

図50　コミュニケーション能力の4つの要素

147

③聴く力―言語的コミュニケーション

相手の話を理解する力，相手の立場を考慮して共感し寄り添う力などが含まれます。相手を理解するためには，「聴く姿勢をもつ」「話を促す」「質問する」といったコミュニケーションスキルが役立ちます。これらを行うことで相手が話しやすくなり，コミュニケーションが円滑化されます。

④聴く力―非言語的コミュニケーション

相手の表情や視線，声のトーンなどから，言葉として表れていない相手の気持ちや意図を読みとる力です。相手の微妙なしぐさの変化に気づくことで，コミュニケーションが円滑化されます。

このようにコミュニケーションにおいては4つの要素が相互に関連しながら作用しています。患者に話しかける場面では，大きな声でゆっくり話すなど，相手に自分の思いを伝えるために言葉を選び，表現を工夫します。また，話を強調するために腕を使って身振りをしたり，口を大きく開けたりもします。患者の話を聴くときは，傾聴し，言葉以外の情報をできるだけキャッチしようと心がけます。自分が話をする場合は話が終わるタイミングで相手に視線を多く向け，自分の伝えたかったことが的確に伝わったか，相手のしぐさなどを含めて確認します。

2) 自分の伝える力をチェックしてみよう

コミュニケーション能力の伝える力と聴く力はどちらも重要な要素ですが，人によって得意・不得意があります。まずは主観的に自身の伝える力をチェックしてみましょう（表21）[1]。どのレベルでも，気にする必要はありません。現時点での自身の伝える力を把握し，繰り返し実践の中で練習していきましょう。

3) 伝える力がある人の特徴

伝える力をもっている人は以下の特徴があります。伝える力がある人の特徴をまず学び，実践できる所から真似てみましょう。

①相手の理解度に話を合わせられる

言葉を使って明確に伝えることができます。相手が理解しやすいように，専門用語を避けて，簡潔かつわかりやすく説明します。

②説得力がある

自分の考えや意見を相手に納得してもらえるように，話を順序立てて説得力をもって伝えます。

表21 伝える力のチェックリスト[1]

☐	①伝えたいことがそのままスムーズに言葉にできることが多い
☐	②相手にとってわかりやすい言葉や言い回しをするように気をつけている
☐	③相手に敬意を表したり，褒めたりするのが得意な方である
☐	④自分が言いたいことを，すべて一気に喋るようなことはしない
☐	⑤自分が考えていることを当然相手も知っていると早合点せず，十分に説明するように努めている
☐	⑥相手が自分の言っていることにどのように反応しているか，相手の表情や態度から読みとる努力をしている
☐	⑦話しているとき，相手は自分の話にしっかり耳を傾けている
☐	⑧自分が伝えようとしている内容を，先に相手に言われるような場面はほとんどない
☐	⑨自分の話す声のトーンや大きさにも注意している
☐	⑩それを話すことで，相手を傷つけたり，状況を悪くすると予測できたとしても，伝えるべきことを伝えることができる

チェックが3〜5つ：コミュニケーションスキルの基盤が少しできており，成長途上にあります。繰り返し実践の中で練習していきましょう。
チェックが6〜8つ：伝える力がある人です。相手に正確な情報が伝わり共有する機会が増えます。
チェックが9つ以上：伝え上手です。周りのモデルとなり，影響力のあるコミュニケーションを展開できます。

③言葉遣いが適切である

適切な言葉遣いで相手に失礼のないように気を配ります。相手に合わせて話す速度やトーンを変えることができるため，相手は聞きとりやすく，理解しやすくなります。

④伝えたい内容を明確に理解している

会話が上手な人は，思いついたことをすぐに話すのではなく，まず整理してから話すことができます。

⑤ボディランゲージがうまい

言葉だけでなく，ボディランゲージやジェスチャーを上手に使います。

⑥練習している

伝える力をもっている人には，練習を積んできた人が多くいます。自分自身を改善するために，自分の話し方を継続的に改善し，学び続けています。

4) 伝える力を伸ばす

話をうまく相手に伝えるために意識する点について記載します。実践の中で取り入れてみてください。

①結論から話す

　うまく話せない人ほど，前置きが長くなってしまう傾向があります。話すのが苦手な人こそ，結論から話すことを意識してみてください。結論から話すことで，聞き手は話の内容を理解しながらコミュニケーションを図ることができます。PREP法を使用することで，わかりやすく相手に簡潔に伝えることができます。PREP法では，まず結論を述べ，その結論に至った理由と具体例を説明し，最後にもう一度結論を伝えます（表22）。

　臨床場面でも，患者にリハビリテーションの重要性を伝えるとき，リハビリテーション実施計画書の説明をするとき，カンファレンスで他職種に情報を共有するとき，サービス担当者会議で報告するときなどで役立ちます。

表22　PREP法について

point	ポイント，主張をまず示す
reason	理由を言う
example	事例，具体例を挙げる
point	ポイント，主張を繰り返す

②専門用語は使わない

　専門用語は使わずに誰にでもわかる言葉で話すようにしてください。聞き慣れない言葉がひとつでもあると相手にとっては負担になります。ときどき，専門用語を多用して話す人がいますが，相手が同じかそれ以上の知識や専門性をもっていなければ，話は全く通じません。相手に合わせることができなければ，他者と信頼関係を築くことはできません。表23にPREPを活用した会話の一例を示しました。

表23　PREPを使用した会話の一例

P	普段の生活の中で，右手（麻痺手）を積極的に使うことが大切です。
R	なぜなら，左手に頼った生活を送っていると右手の力が低下してしまいますし，関節も固まってしまいます。
E	また，片手だけでは，ズボンの上げ下げなど生活全般に支障が生じてしまいます。
P	普段の生活の中で右手を積極的に使用してください。そうすれば，右手や両手でできることが増えてきます。

〈参考文献〉

1）眞辺一範：コミュニケーション技術 聴く力と伝える力を磨くコツ. 中央法規出版. 2018.

7. 傾聴

要点

● コミュニケーションの第一歩は話を聴くことである。
● まずは，自身の聴く力を把握することからはじめる。
● リハビリテーションの場面では，傾聴スキルは欠かせない。患者の気持ちや悩みに寄り添い，安心して話ができる環境を整える必要がある。
● 傾聴の3大要素は，「共感的理解」「無条件の肯定的関心」「自己一致」である。
● 沈黙に慣れる。

1) 聴き上手になる

　コミュニケーションの第一歩は，相手の話を聴くことです。傾聴は，「相手の話に注意深く耳を傾けることで，単なる言語的コミュニケーションの手段ではなく，相手が姿勢，表情，態度を通して訴えるようとしていることを理解しようとするもの」と定義されています[1]。「聴き上手は話し上手」という言葉があります。終始，聞き役に徹しながらも，相手の話から新しいアイデアや情報を得ることができ相手との信頼関係を築く手助けとなります。傾聴を通じて相手の感情や立場を理解し共感を示すことで，より深いコミュニケーションが生まれます。また，相手が気持ちよく話せる環境をつくる力も，コミュニケーションを円滑に図るためには必要です。

2) 自分の聴く力をチェックしてみよう

　「伝える力」の項（p147）では，伝える力のチェックを行いました。本項では，聴く力についてチェックしてみましょう（表24）[2]。現時点での自身の聴く能力を把握し，繰り返し実践の中で練習していきましょう。

3) リハビリテーションで傾聴が必要な理由

　リハビリテーションの場面でも，傾聴スキルは欠かせません。患者の気持ちや悩みに寄り添い，安心して話ができる環境を整える必要があります。新人の医療従事者の中には，患者とコミュニケーションがとれていると誤解しているケースも多く見られます。患者はいつも本音を話しているとは限りません。誰かに配慮して，自分を押し殺しているかもしれません。患者の思いが理解できなければ，信頼関係の構築は困難です。信頼関係を築けないままリハビリテーションを行ってしまうと，「この人に本当のことは話したくない」

表24　聴く力のチェックリスト[2]

□	①話し合いのとき，相手の視点で物ごとを見るようにしている
□	②話し合いのとき，相手に注意を集中し漏らさずに聴くことができる
□	③話し合いのとき，相手より多めにしゃべってしまう傾向は低い方である
□	④話し合いのとき，相手の表情などにも目を向けている
□	⑤話し合いのとき，相手が話している奥の意味まで，深く聴きとろうとしている
□	⑥話し合いのとき，相手の言っていることについて，すぐ良い，悪いを言わないようにしている
□	⑦話し合いのとき，相手が話し終わるのを待ってから，それに対する考えを言うようにしている
□	⑧話し合いのとき，相手と気まずい雰囲気になりそうな沈黙があっても恐れることはない
□	⑨相手の言っていることがよくわからないとき，しっかり問い返すことができる
□	⑩実際には聴いていないのに，相手に対して聴いているようなふりはしていない

チェックが3〜5つ：コミュニケーションスキルの基盤が少しできており，成長途上にあります。繰り返し実践の中で練習していきましょう。
チェックが6〜8つ：聴く力がある人です。相手に正確な情報が伝わり共有する機会が増えます。
チェックが9つ以上：聴き上手です。周りのモデルとなり，影響力のあるコミュニケーションを展開できます。

「この人と一緒に練習したくない」と防衛の気持ちが強くなり，リハビリテーションの効果を減らす可能性があります。

　これまでに筆者が経験した例を話します。患者のニードは，「麻痺手の機能を向上させて生活の中で使えるようになりたい」でした。患者は麻痺手のリハビリテーションを行いたいのに，リハビリテーションの担当者は，立ち上がり練習や歩行練習ばかり行っていました。最終的には，患者からリハビリテーションの拒否があり，担当者を変更しました。この事例の場合，患者とリハビリテーションの担当者の間で信頼関係が築けておらず，患者のニードを引き出すことができなかったため，患者の希望から外れた練習内容を実施していました。効果的なリハビリテーションの実施には，患者との信頼関係を築くことが不可欠です。傾聴は，自分を受け入れてくれる，自分を理解しようとしてくれるという安心感を生み，信頼関係を築きます。

　医療従事者は，基本的には「待てる」姿勢を貫き[3]，相手を理解し必要があれば何らかの介入ができる立場にあることを伝える必要があります。そのためには，患者との初対面時には，話を傾聴し，受容的態度を示すことが最も重要です[4]。

4) 傾聴に徹する

　傾聴の基本に，「心構え」と「スキル」があります。

A. 心構えの基本

　傾聴力を提唱したカール・ロジャースは，傾聴力を高めるために3つの要素が必要としています[5]。その傾聴の3大要素とは，「共感的理解」「無条件の肯定的関心」「自己一致」です（表25）。すべてが傾聴に重要であり，傾聴力の高いコミュニケーションに欠かせません。

表25　ロジャースの3原則[6]

> 1.　共感的理解
> 相手の話を，相手の立場に立って，相手の気持ちに共感しながら理解しようとすること。
>
> 2.　無条件の肯定的関心
> 相手の話を善悪の評価や好き嫌いの評価をせずに聴くこと。相手の話を否定せず，なぜそのように考えるようになったのか，その背景を肯定的な関心をもって聴くこと。それによって，話し手は安心して話ができる。
>
> 3.　自己一致
> 聴き手が相手に対しても自分に対しても真摯な態度で，話がわかりにくいときはわかりにくいことを伝え，真意を確認すること。わからないことをそのままにしておくことは，自己一致に反する。

　表25の内容について，実際のリハビリテーションの場面で考えてみましょう。患者の話を聴くときは，患者の立場に立って，患者の気持ちに共感しながら話を聴きます（共感的態度）。

　患者の内容に勘違いや思い込みがあっても，相手の話を否定せず，なぜそのように思ったのか関心をもって話を聴きます（無条件の肯定的関心）。

　患者の話で理解できない点があれば，わかりにくいことを伝えて，内容を理解するように努めます（自己一致）。

B. 傾聴力を高めるスキル

　傾聴力の高い人の特徴として，①相手の話を聴く力，②相手の話を要約する力，③共感力，④姿勢や表情から相手を理解する力，など複数のスキルを持ち合わせていることが挙げられます。以下に傾聴のスキルを高める方法を示します。

①会話の割合を意識する

　会話の割合を，相手7割，自分3割にしましょう。傾聴するには，自分が中心という考えを捨てましょう。体感として話をしなさ過ぎたと思うくらいがこの割合になります。自分の主張を控え，聴く姿勢に徹するようにしてください。

②聴く態度と姿勢を意識する

　話を聴こうと意識することが大切です。表情やしぐさ，声のトーンなども観察し，誠実さが伝わる態度で最後まできちんと話を聞きましょう。

　・相槌を打つ：相手の話をしっかり聞いているという態度を表します。
　・アイコンタクト：興味・関心があるという意思を表します。
　・柔らかい表情：話しやすい雰囲気をつくります。

③ペーシングを活用する

　声の大きさや，抑揚などを相手のペースに合わせる方法です。相手がゆっくり話していれば，こちら側もゆっくり話します。

④ミラーリングを活用する

　ミラーリングとは，相手の言動やしぐさを真似することです。人は自分との共通点をもつ人に親しみを覚えます。患者が辛そうな表情をしていたら，セラピストも辛そうな表情になるように意識し，笑顔を見せれば笑顔で返すようにすることで，患者との共感や信頼関係を深めることができます。

⑤バックトラッキングを活用する

　バックトラッキングは「おうむ返し」とも呼ばれ，相手の言葉をそのまま繰り返すことです。例えば，患者が「頭が痛い」と話したら，セラピストも「頭が痛いのですね」と言い直します。

⑥話をまとめて言い換える（パラフレーズ）

　パラフレーズとは，相手の言ったことを要約したり，言い換えたりすることです。相手の話の内容を聞いて要点をまとめて言い換える作業は，傾聴するうえで大切な作業です。言い換えることで，相手と自分の認識のズレを調整することもできます。

　例えば，患者が「○○さんの練習メニューは，本当に大変なんです」と話したら，担当者は「そうなのですね，筋力をつけるために一生懸命練習をしているんですね」とプラスの言葉に言い換えることもできます。このようにパラフレーズを使用することで，聴き手が自分を理解してくれていると認識することができます。

⑦認めること

　承認ともいい，相手を認めて褒めることです。例えば，「毎日，自主練習を欠かさずやっていてすごいです」のように，患者が頑張っていること，継続して行っていることに対して褒めてあげてください。たとえ結果が出なくても，行動自体を認めることによって，患者の意欲向上につながります。

5）沈黙に慣れる

　コミュニケーションにおいて「間」とは，話し手と聞き手の間に生じる言葉以外の空間や時間のことです。いわゆる沈黙です。話し手が話し終えた後に聞き手が反応するまでの時間や，話者と聞き手の間にある沈黙などです。コミュニケーションをとる際に「間」がなければ，話し手の意図を理解することは難しいです。「間」は，単に言葉の区切りや息継ぎのために必要不可欠な時間というだけではなく，感情表現のひとつの手段として重要な役割を担っています[7, 8]。「間」，いわゆる沈黙に焦って自分から話をし過ぎると，相手の話を聴くことができなくなります。相手と自分では話しやすい話し方やペースが違うので，沈黙の時間が生まれても問題ありません。沈黙は相手が自分の考えを頭の中でまとめている最中ですので，妨げないようにしましょう。

〈参考文献〉

1) 見藤隆子，小玉香津子，菱沼典子（総編集）：看護学辞典．日本看護協会出版会．2003．
2) 眞辺一範：コミュニケーション技術 聴く力と伝える力を磨くコツ．中央法規出版．2018．
3) 鈴木孝治：「待てる」ということ．作業療法ジャーナル．2004；38：998-9．
4) 澤俊二，鈴木孝治：作業療法ケースブック コミュニケーションスキルの磨き方．医歯薬出版．2007．
5) Rogers CR：The necessary and sufficient conditions of therapeutic personality change. Journal of Consulting Psychology. 1957；21：95-103.
6) 厚生労働省 web サイト：https://kokoro.mhlw.go.jp/listen_001/（最終アクセス日：2023 年 9 月 1 日）
7) 中村敏枝：コミュニケーションにおける「間」の感性情報心理学．音声研究．2009；13：40-52．
8) 中村敏枝：コミュニケーションにおける“間”の科学と情報処理 “間”のもたらす意味とコミュニケーション．イメージスクウェア 92．1992；77-86．

1 章

医療技術者としての自覚とふさわしい態度

知識の定着のために

1. アクティブラーニング

第1章では，「良きPT・OTを志す者の心構え」「良き社会人としての基本姿勢」「良き医療技術者としてのふるまい方」「実践的なコミュニケーション術」として，医療技術者としての自覚とふさわしい態度に関する内容を述べました。医療技術者としての自覚とふさわしい態度について多くの知識が学修できたかと思います。しかし，ラーニングピラミッド（図51）で示されるように，「知識」は使うことで定着率が高まります。

ラーニングピラミッドとは，学修方法と学修定着率の順番にピラミッドにあてはめて表したもので，「講義（5％）→読書（10％）→視聴覚（20％）→デモンストレーション（30％）→グループ討議（50％）→実践による経験・訓練（75％）→他人へのレクチャー・指導（90％）」という順番に学修効果が増します。また，グループ討議（50％）より下層はアクティブラーニングと位置づけられます。アクティブラーニングとは，教員による一方向的な講義形式の教育とは異なり，学修者の能動的な学修への参加を取り入れた教授・学修法の総称とされています（文部科学省用語集）。アクティブラーニングは，主体性をもって学習する力が身につくことや，解決すべき課題を発見し，それを解決する力が身につくことなどの利点があります。

アクティブラーニングにはいくつかの技法があります。代表的な実践手法として，グループワーク，project based leaning（PBL），グループディスカッションなどがあります。理学療法士・作業療法士の養成校でもアクティブラーニングは用いられています。具体的には，医療者としての心構えや態度の学修に重きをおき，学生の主体性や協調性，コミュニケーション能力の向上などを目的としたKJ（Kawakita Jiro）法形式のグループディスカッションを演習問題として実施しています。以下に筆者が所属する養成校の一例を示します。

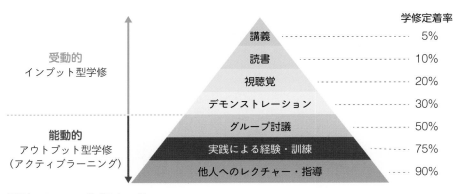

図51　ラーニングピラミッド
学修方法と学修定着率の順番にピラミッドにあてはめて表したもの

156

課題例：グループディスカッション

課題：「どんな理学療法士・作業療法士になりたいか」

形式：KJ法（図52）

手順：

1. 事前学修課題*を参考に各自でラベルをつくる。
2. ラベルを小グループ化し，タイトルをつける。
3. ラベルを大グループ化し，タイトルをつける。
4. グループの関係性を図解化する。
5. 図解化したラベルを文章化する。

*事前に個人の意見を考えさせる。

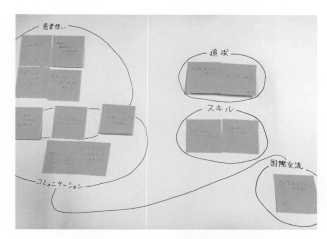

図52　KJ法を用いた，意見のグループ化，図解化

　教員はディスカッションの中で生じた学生がわからないことや困ったことなどに対し，適宜助言します（図53）。学生の主体性を尊重し，答えではなく，解決方法や問題整理の助言などにとどめます。

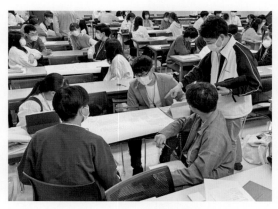

図53　グループディスカッションの風景

　入学当初の学生は，コミュニケーションに対し恥じらいも感じながらも，同じ課題について事前課題も準備していることから，議論が行えます。

　本書の第1章のテーマである「医療技術者としての自覚とふさわしい態度」に関しては，多くの意見が出ます。学生だけでなく就職後すぐの若手の理学療法士・作業療法士も互いに意見を交わすことで，医療技術者としての自覚とふさわしい態度の向上が期待されます。

2. 確認問題

　演習課題の一例を示しましたが，獲得した知識の確認も重要です。第1章の確認問題を準備しました。知識の定着に向けて活用していただきたいと思います。

①良きPT・OTを志す者の心構え

1)「自分はこれからどのような医療者になるか」に関して**誤っているもの**を1つ選択せよ。
　1. 自らが志すPT・OTという職種を正しく理解することが重要である
　2. この時代をPT・OTとして生き抜くためには多様な社会変化の把握も必要である
　3. PT・OT各職種は高い専門性を有している
　4. 昭和40年に理学療法士及び作業療法士法が初めて公布された
　5. 現在の日本では，決められた物ごとをこなすことが最重要とされる

2)「医療技術者の役割とは」に関して**誤っているもの**を1つ選択せよ。
　1. 医療・介護に関連する企業等でも，医療技術者の専門的知識や技術の需要が増加している
　2. 日本標準職業分類では，医師や看護師を含めた職業を総じて医療技術者に分類している
　3. PT・OTは，医師の指示のもと，理学療法または作業療法を行う
　4. 言語聴覚士は，ことばや聴こえに問題をもつ対象者とご家族を支援する役割を担う
　5. 視能訓練士は，両眼視機能に障害のある対象者に対する訓練や検査を行う役割を担う

3)「対象者に寄り添う」に関して**誤っているもの**を1つ選択せよ。
　1. 寄り添うことができる人は，相手に対し強く物ごとを言える能力を有する
　2. 対象者に寄り添うためには，偏見や前提を排除することが必要である
　3. 患者は不安や緊張を感じやすいため，医療スタッフは心理的な支援も求められる
　4. 患者自身が治療選択する際に不安や悩みが生じやすいので，傾聴し共感することが重要である
　5. 寄り添う際には，対象者の性格などに合わせる柔軟な思考力や対応力が必要である

4)「謙虚な気持ち」に関して**誤っているもの**を1つ選択せよ。
　1. 謙虚な人は，人の意見を否定せず，相手を尊重するために受け入れる人のことを指す
　2. 謙虚な態度をもつことで，人間関係の円滑な構築や自己の成長につながる
　3. 謙虚な人は，自分自身を褒めることを第一に考える人である
　4. 患者のために最善を尽くすという使命感を有することも，医療現場における謙虚さである
　5. 医療現場では，常に自己研鑽を欠かさず学び続けることが必要である

5) 「臨床家の本望」に関して**誤っているもの**を1つ選択せよ。
1. 臨床家の本望は，生涯で可能な限り多くの患者を救うことである
2. PT・OTにおける臨床と研究のつながりは薄く，別々で考えた方がよい
3. 臨床家の本望を達成するためには，後輩の育成が重要である
4. 日常生活活動や動作などの再獲得が，PT・OTとして患者を救う具体例である
5. 臨床家にとって患者を救うために評価，治療計画，実施のサイクルが重要である

6) 「厚い壁に挑む勇気」に関して**誤っているもの**を1つ選択せよ。
1. PT・OTは患者が抱える困難に対し，打開する方法を最大限の努力をもって探求する姿勢が重要である
2. 厚い壁に立ち向かう際には，厚い壁となる問題を分割し，徐々に立ち向かうことが重要である
3. 難易度を調整して問題解決に取り組むことは，患者の意欲には関与しない
4. 厚い壁に直面した際には，自分ひとりで解決しようとは考えない
5. PT・OTは，他者のレジリエンスを高める要因になる必要がある

7) 「知恵を絞り続ける」に関して**誤っているもの**を1つ選択せよ。
1. 正しく知恵を絞るためには，自分の考えを批判的に評価してはいけない
2. データ，情報，知識を活用して知恵を絞る習慣が課題解決能力の向上に寄与する
3. 様々な情報の中で，査読済みの医学文献は信憑性も高い
4. 自らの経験のみで考えるのではなく，客観的な情報に基づいた論理的な思考が必要である
5. ひとつの視点だけではなく，多角的な視点をもつことで効果的な問題解決につながる

8) 「ひとりで悩まない」に関して**誤っているもの**を1つ選択せよ。
1. 目標と現状との乖離は，自己効力感の低下につながる
2. 悩みの解決手段として，誰かに話すこと，自分を労わることが重要である
3. 不安は，過去のできごとにおける失敗や後悔，未来に対する不確かさなどが原因となり得る
4. 悩みや不安の程度や対応能力は，おおむね皆一緒である
5. 「悩んでいる」状態とは，解決策が浮かばず思考が進まない，または停止している状態を指す

②良き社会人としての基本姿勢
1) 「報告・連絡・相談」に関して**誤っているもの**を1つ選択せよ。
1. 報・連・相を行うことで業務が円滑に進む
2. 報・連・相は，チーム内のコミュニケーションを活発化させる

3. 連絡は，自分の思いや事実などを含めて伝えることが重要である
4. 報告は指示された上司に直接行い，内容は結論から先に簡潔に伝えることが重要である
5. 相談とは，自身の抱える問題や課題について意思決定するうえで周囲の意見を聞くことである

2)「お辞儀」に関して**誤っているもの**を1つ選択せよ。
  1. お辞儀は，日本人が頻繁に用いる非言語コミュニケーションのひとつである
  2. お辞儀の角度や深さで，会釈，敬礼，最敬礼の3種類に分類される
  3. 女性は，指先を伸ばした状態で両手が体の前にくるようにお辞儀する
  4. 頭だけを下げるようなお辞儀はマナーに反する
  5. 肘を直角に曲げたときの，肘から中指までの長さを3倍した距離でのお辞儀が望ましい

3)「学び続ける」に関して**誤っているもの**を1つ選択せよ。
  1. 人生100年時代が到来する中で，学び続けることは重要である
  2. 社会に出てから仕事に必要な知識や技術を学ぶ，リカレント教育が推奨されている
  3. 生涯学習社会とは，いつでも自由に学べ，その成果が適切に評価される社会を指す
  4. 日本理学療法士協会の生涯学習制度は，10年ごとの更新制を取り入れている
  5. 看護師は，学び続けることが専門職の責務でもあると倫理綱領に明示されている

4)「チームの一員として／仲間をつくる」に関して**誤っているもの**を1つ選択せよ。
  1. チームの達成目標が明確であり，各メンバーが目標に対して各々の価値観をもつことが重要である
  2. ひとりで業務を遂行しようと思うと，うまくいかず，遂行数も少なくなりやすい
  3. チームワークの向上には，コミュニケーション能力の向上が重要である
  4. チームワークを高めることは，組織や集団における良好な関係性構築に寄与する
  5. 複数人で構成されるチームでは，意見の対立も生じることがある

5)「他者への配慮」に関して**誤っているもの**を1つ選択せよ。
  1. 他者への配慮のために，自分の意見をわかりやすく伝える力は重要である
  2. 他者への配慮がなくとも，社会のルールを守れば人と協調することが可能である
  3. 社会人に必要とされる基礎能力を身につけるうえでも，他者への配慮は重要である
  4. 他者への配慮ができると，自身の仕事も円滑に進めやすくなる
  5. 他者への配慮ができると，報・連・相も適切になりやすい

6)「言動に責任をもつ」に関して**誤っているもの**を1つ選択せよ。
  1. 学生と社会人の違いのひとつに，お金に関する立場の違いがある
  2. 社会人は企業の看板を背負って働くので，生じた問題は個人のみの責任ではない

  3. 自分の意見に対する受け取り方は相手（他者）によって異なるので，自分の言葉には責任をもつ

  4. 自分が関与していないことは，関わらない方が周囲の信頼も得やすい

  5. 医療現場では，少しの軽率な言動が命に関わる重大な事故につながることもある

7)「他者を頼る力」に関して**誤っているもの**を 1 つ選択せよ。

  1. 社会人として他者を頼ることは協調性を高めるため，困ったらすぐに頼るとよい

  2. 他者を頼るためには，説得力，理解力といったコミュニケーション力が必要である

  3. 目標達成に向けて効率的かつ効果的に進むためにも，他者を頼ることは必要である

  4. 他者に何か依頼するときは，依頼内容を明確にし，期限や目標を設定するとよい

  5. 他者の心情などを察する洞察力は，他者を頼るうえで必要な能力である

8)「非を認める」に関して**誤っているもの**を 1 つ選択せよ。

  1. 非を認めて謝罪すると，相手を安心させ，信頼関係の修復に寄与する

  2. 非を認めない態度をとると，自己防衛反応による心理的負担を感じやすくなる

  3. 謝罪をする際には，嘘のない正確な状況を説明することが重要である

  4. 謝罪は単に謝るのみではなく，自分に非があること認めることが重要である

  5. 非を認めると自分の意欲が低下し成長機会が得にくい

9)「秘密を守る」に関して**誤っているもの**を 1 つ選択せよ。

  1. 職務上知った秘密を守ることや個人情報を開示しない守秘義務が存在する

  2. PT・OT には患者の医療情報のみを漏らしてはならないという義務がある

  3. 医療現場での情報漏洩の原因のひとつに，インターネットも関与している

  4. 情報が入ったデータ等をもち歩く際は，自動車などに置いたままにしない

  5. 情報漏洩は，関係者との信頼関係の破綻につながりやすい

10)「影響力を知る」に関して**誤っているもの**を 1 つ選択せよ。

  1. 影響力には，肯定的な変化へと導く良い影響力と否定的な変化へと導く悪い影響力がある

  2. 影響力の対象となる相手や環境と自分自身との関係性を理解することが重要である

  3. 相手の発言や行動は，素直に受け止めることが自分にとって良い影響になる

  4. 自分に対して良い影響力を与えてくれる相手に対して，積極的な関わりをもつ

  5. 相手に影響を与える際には，一貫性ある発言や行動をすることが大切である

11)「感情と事実を分ける」に関して**誤っているもの**を 1 つ選択せよ。

  1. 事実は実際に存在する情報であり，主観的な価値判断も含まれる

  2. 感情は人間の行動や意思決定に影響を与えることもある

  3. 自律力の高い人は外部からの圧力に影響されず，自分の判断に基づいて行動ができる

　　4.　自己分析を行い自己認識が高まると，自制心が強化されやすい
　　5.　事実と感情を分ける方法として，感情量を調節し，誤った感情表出を防ぐことが挙
　　　　げられる

③良き医療技術者としてのふるまい方

1)「挨拶をする」に関して**誤っているもの**を1つ選択せよ。
　　1.　挨拶ができないと，指導者とのコミュニケーション不足が生じやすい
　　2.　挨拶は患者との良好な関係を築くために必須であり，治療効果にも影響する
　　3.　医療技術者には，患者の不安に寄り添い正しく情報を伝えるためにも接遇が重要で
　　　　ある
　　4.　人の第一印象は見た目や話し方ではなく，話している内容で形成される
　　5.　対象者が能動的に治療に参加するためにも挨拶が重要である

2)「医療現場における身だしなみ」に関して**誤っているもの**を1つ選択せよ。
　　1.　身だしなみが整うと，相手に対して信頼感を与えることができる
　　2.　清潔感があり動きやすければ，同僚と異なった身だしなみでもよい
　　3.　医療現場では感染対策の観点からも適切な身だしなみが求められる
　　4.　学生も職員と同様に身だしなみを整える必要がある
　　5.　身だしなみは，他者の視点に重きをおいて自分の服装や立ちふるまい方を変える必
　　　　要がある

3)「清潔を保つ」に関して**誤っているもの**を1つ選択せよ。
　　1.　5S活動はもともと製造業で活用され，医療業界でも重要視されるようになった
　　2.　標準予防策を講じる感染の可能性のある物質の中には，汗も含まれる
　　3.　手指衛生を施す必要がある場面とは5つとされている
　　4.　正しい手指消毒の順序としては，「手首にすり込む」が最後である
　　5.　排泄動作練習中に交換したオムツは，トイレ内の床に放置しない方がよい

4)「時間の遵守・調整」に関して**誤っているもの**を1つ選択せよ。
　　1.　実習生という立場でも，臨床現場に出たら，組織の一員としてモラルを遵守した行
　　　　動が必要である
　　2.　患者と医療従事者は時間経過の感じ方が異なる場合がある
　　3.　医療現場での約束・時間を守れない場合，人命に関わる事態を招くこともある
　　4.　約束・時間を守ることは大事だが，守れなくても罰せられることはない
　　5.　患者との良好な信頼関係の構築にも，約束・時間を守ることは重要である

5)「明瞭な返事」に関して**誤っているもの**を1つ選択せよ。
　　1.　声の高さや話す速度は様々な印象を与えるために注意が必要である

2. 話の途中に何度も返事をすると，相手は伝達が不十分であったと感じることもある

3. 返事の目的は，相手の発言や依頼に対する自身の理解度や考え・行動を表すことである

4. 返事をしなくても自身の意図を汲みとってもらえるという考えは避けるべきである

5. 相手が話してくれた際には，いつどんなときでも「わかりました」と返事することがよい

6)「自己を制御する」に関して**誤っているもの**を1つ選択せよ。

1. どんな患者に対しても，ありのままの自分で対応すべきである

2. 自身の感情を適切に制御しながら，良いコミュニケーションのための感情表現が必要である

3. 患者が求めている医療者を常に演じることが，医療者として正しいわけではない

4. 患者に合わせた自身を演じるうえでは，まず自身の特性を知ることが重要である

5. 感情の制御のためにも，自分の心身の体調を整えることは重要である

7)「配慮して行動する」に関して**誤っているもの**を1つ選択せよ。

1. 視野を広くもち，目の前の人や事象のみならず，常に周囲に注意を向けるよう心がける

2. 常に相手の行動やしぐさに注意を向け，医療者から主体的に対応するよう心がける

3. 患者が喜んだときは，医療者も非常に激しく共感してあげることが推奨される

4. 医療者間での配慮はチームの関係性をよくし，患者の治療の質向上に寄与する

5. 介助が必要な患者に対して，自立を促すために介助をしないことも配慮のひとつである

④実践的なコミュニケーション術

1)「表情」に関して**誤っているもの**を1つ選択せよ。

1. 表情は非言語的コミュニケーションのひとつであり，他には視線や姿勢などがある

2. 人と人とのコミュニケーションでは，視覚情報が45%を占める

3. 表情は感情などを読みとり，他者とのコミュニケーションで最も重要な役割を果たす

4. 異なる文化，言語などをもつ人々でも表情には普遍的な特徴がある

5. 笑顔には相手の信頼を得やすくなる効果，相手をリラックスさせる効果がある

2)「発話の速度，抑揚」に関して**誤っているもの**を1つ選択せよ。

1. 高い声は明るさや元気さを感じさせるが，過剰になると怒っているように感じさせる

2. 発話の速度は状況によって変化し，またその速度によって人の印象は大きく変わる

3. 抑揚や声色などの言語情報を補う言語以外の音声のことをパラ言語という

4. 相手が早口で話しかけてきたとき，自分はゆっくり話すとよい

5. 人前で話すことに緊張する人は，発話速度に留意すると，ある程度話しやすくなる

3)「視線」に関して**誤っているもの**を1つ選択せよ。
1. 視線の有無が相手の感情に大きな影響を与えるため，相手の目を長時間凝視した方がよい
2. アイコンタクトは，相手と積極的に人間関係を築きたいという気持ちの表れである
3. 相手の目を見て話すことが苦手な人は，相手の方に体を向けるとよい
4. 患者が座位や臥位の場合は，患者の視界に入るようかがんで視線の高さを合わせるとよい
5. 相手へ視線は，傾聴時は多め，自分が話すときは控えめにする

4)「敬語（尊敬語，謙譲語，丁寧語）」に関して**誤っているもの**を1つ選択せよ。
1. クッション言葉を用いると，相手への配慮を示し，言いにくいことも言いやすくなる
2. 先輩や上司の人には敬語，同僚には丁寧語を使用する
3. 患者に対して不快感を与えないよう，常に謙譲語を用いることを心がける
4. 敬語は，尊敬語，謙譲語Ⅰ，謙譲語Ⅱ，丁寧語，美化語の5つに分かれる
5. 敬語は，単に敬意の表出のみではなく，適切な距離を保つ役割ももつ

5)「興味をもつ・もたせる」に関して**誤っているもの**を1つ選択せよ。
1. 相手に対して尊敬の意を示すことで，良好な人間関係の構築につながる
2. 外見や地位を追い求めるのではなく，内面の豊かさを磨くことで人間関係が充実する
3. アンチクライマックス法は結論を最初に伝える方法で，緊急性がある場合に用いることが多い
4. 他者に興味をもてない人の性格的特徴のひとつとして，単独行動が好きという点がある
5. 患者に対して興味をもつことは非常に重要なため，とことん質問するとよい

6)「伝える力」に関して**誤っているもの**を1つ選択せよ。
1. 伝える力を有している人は，言葉のみを用いて伝えることが多い
2. 言語で伝える力には，相手を説得する力などが含まれる
3. 伝える力を有する人は，相手が理解しやすいように簡潔かつわかりやすく説明できる
4. PREP法を使用して結論を先に述べると，相手に上手に伝えることができる
5. 相手の微妙なしぐさの変化に気づくことで，コミュニケーションが円滑化される

7)「傾聴」に関して**誤っているもの**を1つ選択せよ。
1. 聞き役に徹することで，相手の話から新しいアイデアや情報を得ることができる
2. 患者の話を傾聴し良好な信頼関係を構築することが，治療の効果にも影響する
3. 会話の割合を自分7割，相手3割にすると，最適なコミュニケーションがとれる
4. 会話中の沈黙は，感情表現のひとつの手段として重要な役割を担う
5. 傾聴の3大要素とは，共感的理解，無条件の肯定的関心，自己一致である

確認問題の解答

①良き PT・OT を志す者の心構え

1) 「自分はこれからどのような医療者になるか」に関して誤っているものを1つ選択せよ。

正解：5

高度成長期の日本においては，一般的に決められた物ごとをきちんとこなすことが重要視される傾向にあった。現在においては，物ごとを自分なりに意味づけし，主体的に行動するスキルや経験が必要になる。また複雑な環境や要素，前例のない事象や問題に向き合い，自分なりの解を見出していくスキルが求められている。

2) 「医療技術者の役割とは」に関して誤っているものを1つ選択せよ。

正解：2

日本標準職業分類では，理学療法士，作業療法士などの9つの職業を医療技術者と分類している。医師は「医師，歯科医師，獣医師，薬剤師」という中分類，看護師は「保健師，助産師，看護師」という中分類に分けられている。

3) 「対象者に寄り添う」に関して誤っているものを1つ選択せよ。

正解：1

寄り添うことができる人の特徴として，聴く力，共感する力，優しさや思いやりをもつことが挙げられる。対象者の話に耳を傾け，対象者目線で接することができることが重要であり，対象者に強く物ごとを言えることとは異なる。

4) 「謙虚な気持ち」に関して誤っているものを1つ選択せよ。

正解：3

謙虚な人は，自分自身を褒めるような言動を避け，他人の良いところを見つけて褒める特徴を有する。

5) 「臨床家の本望」に関して誤っているものを1つ選択せよ。

正解：2

PT・OT が行う研究の多くは，新たな治療法の考案や，介入の効果検証といった臨床研究である。臨床家と研究者は深くつながっており，臨床家も研究すべきであり，すべての研究は臨床につながる。

6) 「厚い壁に挑む勇気」に関して誤っているものを1つ選択せよ。

正解：3

目標課題が高過ぎるときに，それを達成するために課題の難度を調整して，少しずつ課題を達成させることで，意欲の維持・向上につなげる。

7)「知恵を絞り続ける」に関して誤っているものを1つ選択せよ。

正解：1

正しく知恵を絞るためには，<u>自己批判的な視点も必要である</u>。自分自身の思考プロセスを客観的に評価することで，自分の偏りや盲点を発見し，問題解決に向けたアプローチの改善につながる。

8)「ひとりで悩まない」に関して誤っているものを1つ選択せよ。

正解：4

悩みや不安は，特に<u>他人からはなかなかわからない</u>。<u>また，その程度や対応能力は人それぞれである</u>。周囲の力を借りる，医療の力を借りることを選択肢としてもつことは大切である。

②良き社会人としての基本姿勢

1)「報告・連絡・相談」に関して誤っているものを1つ選択せよ。

正解：3

連絡は<u>必ず事実のみを正確に伝える</u>ようにする。自分の意見や予想などを混ぜてしまうと，事実と異なることが伝わってしまう可能性がある。

2)「お辞儀」に関して誤っているものを1つ選択せよ。

正解：5

肘を直角に曲げて相手がいる方向に向けたときの，<u>肘から中指までの長さを2倍した距離</u>に相手がいる状態でお辞儀を行うのが適切。

3)「学び続ける」に関して誤っているものを1つ選択せよ。

正解：4

日本理学療法士協会の生涯学習制度は，<u>5年ごとの更新制</u>を取り入れている。

4)「チームの一員として／仲間をつくる」に関して誤っているものを1つ選択せよ。

正解：1

チームとして達成するべき目標が明確に存在し，各メンバーがこの目標について<u>等しい価値観をもつ</u>ことが大切である。

5)「他者への配慮」に関して誤っているものを1つ選択せよ。

正解：2

<u>他者への配慮を忘れずに，社会のルールを守って人とうまく協調する</u>ことは社会人として必須の能力である。

6)「言動に責任をもつ」に関して誤っているものを1つ選択せよ。

正解：4

何か問題が発生したとき，<u>ひとごとにはしない社会人の方が周囲からの信用と信頼を得られやすい</u>。自分が関わっていたらどんなケアができたのかなどを考える。

7)「他者を頼る力」に関して誤っているものを1つ選択せよ。

正解：1

他者を頼るときは，<u>自己中心的な行動はせず，他者にとって都合のよい方法やタイミングを探り，そのうえで依頼した方がよい</u>。

8)「非を認める」に関して誤っているものを1つ選択せよ。

正解：5

非を認めることで，自分が間違っていることを認め，問題解決に向けた<u>前向きな取り組みを進めることができるようになる</u>。<u>また，自分自身の成長の機会になる</u>。

9)「秘密を守る」に関して誤っているものを1つ選択せよ。

正解：2

PT・OTはその業務上知り得た人の秘密を他に漏らしてはならない。<u>人の秘密とは，その人のすべての情報や知識，行動のこと</u>を指す。

10)「影響力を知る」に関して誤っているものを1つ選択せよ。

正解：3

<u>相手の発言や行動がすべて良い影響力を与えるとは限らない</u>。相手からの働きかけが，<u>自分に対して建設的な方向へ変化するものであるかを見極める</u>ことが重要である。

11)「感情と事実を分ける」に関して誤っているものを1つ選択せよ。

正解：1

事実とは，実際に存在する情報，あるいは確認された情報を指す。これは，<u>個人的な主観や意見とは異なり，客観的な存在</u>である。

③良き医療技術者としてのふるまい方

1)「挨拶をする」に関して誤っているものを1つ選択せよ。

正解：4

人は相手が<u>話している内容ではなく，出会った瞬間の見た目や話し方で第一印象を形成する傾向がある</u>。第一印象を良好なものにするためにも，相手よりも先に適切な挨拶を行うことが重要である。

2)「医療現場における身だしなみ」に関して誤っているものを1つ選択せよ。

正解：2

身だしなみの3原則として，清潔感・機能性・調和性がある。調和性は，周囲の人と調和がとれていることを意味する。

3)「清潔を保つ」に関して誤っているものを1つ選択せよ。

正解：2

標準予防策では，血液，体液（唾液，胸水，腹水などすべての体液），汗以外の分泌物，排泄物，傷のある皮膚や粘膜を感染の可能性がある物質とみなす。

4)「時間の遵守・調整」に関して誤っているものを1つ選択せよ。

正解：4

リハビリテーション領域では，1単位20分の時間を守れていない場合，診療報酬を不正請求していると判断される可能性がある。実際に不正請求と判断され，高額の返還請求を命じられた事例もある。

5)「明瞭な返事」に関して誤っているものを1つ選択せよ。

正解：5

話を十分に理解できていないにも関わらず「わかりました」と返事をしてしまうと，話し手は相手が理解できたものだと考えてしまう。理解が不十分な場合，重要性や緊急性に応じて聞き返すことも重要である。

6)「自己を制御する」に関して誤っているものを1つ選択せよ。

正解：1

自身の特性を知り，相手に合わせた自身を演じることが重要。医療者は自身の特性を認識して思考を止めるのではなく，スキルとして自身を演じる術を獲得し，磨き続ける必要がある。

7)「配慮して行動する」に関して誤っているものを1つ選択せよ。

正解：3

医療者も一緒に喜びながら，その成功体験を共有することは重要である。しかし，過度な共感から医療者と患者の間で依存的な関係性が築かれないように注意が必要である。

④実践的なコミュニケーション術

1)「表情」に関して誤っているものを1つ選択せよ。

正解：2

人と人とのコミュニケーションでは，言語情報が7％，速度，声のトーンや抑揚（聴覚情報）が38％，ボディランゲージ（視覚情報）が55％を占める。

2)「発話の速度，抑揚」に関して誤っているものを1つ選択せよ。

正解：4

相手が早口で話しかけてきたとき，自分も早口で話すなど，相手の気持ちを読みとって相手の発話速度に合わせていくことが大切である。

3)「視線」に関して誤っているものを1つ選択せよ。

正解：1

視線の有無は感情に大きな影響を与える。しかし，長時間凝視すると敵意・支配・攻撃・疑惑などのマイナス感情を抱かせることがあるため，ときには視線を逸らすことも必要である。

4)「敬語（尊敬語，謙譲語，丁寧語)」に関して誤っているものを1つ選択せよ。

正解：3

患者に対して不快感を与えないよう，常に丁寧語を使用する。謙譲語は，自分が主語で相手に敬意を表す場合に使う敬語である。

5)「興味をもつ・もたせる」に関して誤っているものを1つ選択せよ。

正解：5

患者に興味をもつことは大切である。しかし，患者を知ろうとするあまり，感情が入り込みすぎてしまい質問ぜめになることは避けた方がよい。

6)「伝える力」に関して誤っているものを1つ選択せよ。

正解：1

伝えることが上手な人は，言葉のみでなく，ボディランゲージやジェスチャーを上手に使う。

7)「傾聴」に関して誤っているものを1つ選択せよ。

正解：3

会話の割合は相手7割，自分3割とするとよい。自分の主張を控え，聴く姿勢に徹する方がよい。

2章

医療技術の専門家としての技能とその評価方法

専門家の技能とは何か

1. 技能とは何か

要　点

● 「技能」とは，人間がもつ技に関する能力のことで，ある方法や手段を意味する「技術」とは似て非なるものである。

● 技術は情報として伝達できるのに対し，技能は単なる情報だけでは正確に伝達することが困難である。

● 医療において，技能は医療者がもつ専門的技能であり，実践的なスキルを指す。技術は患者の診断，治療などに必要となる科学的な知識のことを指す。

● リハビリテーションにおける技能とは，専門的技能を用いて患者の評価，治療等を行うスキルのことである。

● 技能を身につけるためには，具体的な目標を設定し，学ぶことが必要である。

1）技能とは

　技能とは「あることを行うための技術的な能力，腕前」を意味する言葉であり[1]，類似語として「技術」や「ノウハウ（know-how）」があります。技術とは「物ごとを取り扱ったり処理したりする際の方法や手段，また，それを行う技」を指す言葉であり，「科学の研究成果を活かして人間生活に役立たせる方法」も技術と呼ばれます[1]。また，ノウハウとは「ある専門的な技術やその蓄積のこと」を意味します[1]。技能と技術は「技」という言葉の中に含まれる近しい言葉ではありますが，そこには明確な違いがあります。

　まず「技能」とは，人間がもつ技に関する能力であり，人に備わっているため，直接見ることができません。また，技能者自身がその特性に合わせて経験で築きあげたものであるため，蓄積ができず，人が継承しなければ維持できません。例えば，コミュニケーションやプレゼンテーションのスキルなどがこれにあてはまります。一方，「技術」とは，やり方，方法，手段を表しているものです。例えば，運動機能評価や研究のデータ分析方法などがあてはまります。技術はもともと「記述，表現，伝達」を意図したものであるため，記述し，記録され，蓄積することができます。ゆえに，技術は人に関係なく技術であり続け，人の外に出て流通することが可能です。以上の通り，技能は人間の行為・能力を表し，技術はやがて知識となるものとされています[2]（図1）。

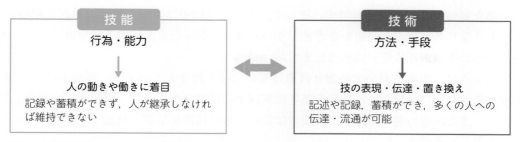

図1　技能と技術

表1　技能と技術の違い

	技能	技術
意味	行為，能力	方法，手段
所在	人の内部	人の外部
分野	自然科学と人間科学	自然科学
記録・蓄積・伝達	記録・蓄積できず， 人による伝達で継承が可能	記録・蓄積でき， 多くの人への伝達・流通が可能

2）技能と技術の特徴

　人間の行動，動作は「人間科学」に含まれます。技能は「自然科学と人間科学の両方」を含み，技術は主に「自然科学」です。この違いは，技能は人が伝承しなければ伝達できないのに対して，技術は記録や論文，機械によって多くの人々に伝達できるという性質からも理解できます。近年のインターネットが発達した情報社会では，知識や情報として伝達できる技術の伝播速度が極めて速くなっています。それに対し，技能は人間と不可分であり，人を介在して伝承します。つまり，人間科学の要素をもつ技能は，人によって異なるものであり，単なる情報だけでは正確に伝達・流通することが難しいものです[2]。技能と技術の違いを表1にまとめました。

3）医療における技能と技術

　医療における技能は，医師，看護師をはじめ，理学療法士や作業療法士などの医療技術者がもつ専門的技能であり，具体的には患者の診断，治療，評価などを行う際に必要となる実践的なスキルを指します。これらの技能は，練習や経験を通じて向上させることができます。

　一方，医療における技術は，患者の診断，治療，評価に必要となる科学的な知識のことです。これらは高度な研究によって確立されます。

　技能と技術の関係について，例えば「理学療法士・作業療法士が患者の心電図モニタを確認し，リハビリテーションを実施する」という場面を考えてみましょう。この場面において，患者の心臓が収縮や拡張するときの微弱な電流を波形として表した心電図は，心臓

の活動を可視化する「技術」です。そして，その心電図モニタから患者の状況を把握し，どのようなリスク管理が必要かを考え，リハビリテーションを実施する理学療法士・作業療法士のスキルが「技能」に相当します。

このように，医療において技能と技術は互いに強く関連しています。医療者は，診断，治療，評価などに必要となる技術を患者に実践する技能を身につけ，医療として提供しています。また医療の進歩に伴い，医療者は常に新しい技術を学び，技能として身につけていくことも必要です。

4) リハビリテーションにおける技能と技術

リハビリテーションにおける技能とは，理学療法士や作業療法士，言語聴覚士が自らの専門的技術を用いて患者の評価，治療を行うことを指します。患者の状態を正確に評価し，機能障害や活動制限，社会的不利の改善に向けて介入するために，様々な専門的技術が利用されます。そして，技能はそれぞれの専門職の内部に存在する実践的スキルであり，練習や臨床現場での経験によって磨かれ上達します。

一方，リハビリテーションにおける技術とは，患者の評価や治療に用いられる科学的な知識や手法を指します。例えば，関節可動域測定法や筋力測定法などの評価方法やその手技，運動療法や日常生活活動練習などの治療法，リハビリテーションロボットや電気刺激装置などの治療機器，介入効果を客観的に評価・分析する技術などが該当します。そして，それらの技術は，基礎研究や臨床研究などによって発展していきます。

理学療法士や作業療法士，言語聴覚士は，リハビリテーションにおける専門的知識や手法を学び，自らの技能として修得するために練習します。そして，その技能を患者に提供しています。

5) 技能を身につけるためには

それでは技能を身につけるためにはどうすればよいでしょうか。そのためには，どんな技能を身につけたいのか，具体的な目標を設定することが必要です。明確な目標をもつことで，学習の方向性や進行状況を把握しやすくなります。そして，技能と技術の関係性から，まずはその技術を学ぶ必要があります。

技術を学ぶためには，学修に必要な情報や資源を収集し，活用します。具体例としては，専門書や学術論文を読むこと，関連するセミナーを受講すること，そのテーマをもとに研究することなどが，技術を学ぶ方法として挙げられます。

そして，学んだ知識や技術を自らの技能として身につけるためには，それを実践する経験を繰り返すことが必要です。この段階では，すでに技能として修得している人に指導を仰いだり，その人を真似て練習したりすることが有効です。また技能の修得状況に応じて，指導者から助言やフィードバックを受けながら実践経験を積むことが，技能を身につけるための重要なプロセスになります。

　また，多くの技術は日々進化しています。そのため，継続的に最新の技術を学ぶ姿勢をもち，常に新しい技能を身につけ，実践できるように心がけることが大切です。

〈参考文献〉
1）weblio 国語辞典：https://www.weblio.jp/（最終アクセス日：2023 年 4 月 29 日）
2）森和夫：技術・技能論―技術・技能の変化と教育訓練―．大妻女子大学人間生活文化研究所．2018.

2. 専門家として

要 点

● 専門家とは，ある特定の分野やテーマにおいて広範な知識やスキルをもち，専門的な知見をもっている人のことを指す。

● 専門家には，その専門的な知識やスキルを活かし，個人や組織，社会に対して貢献することが求められている。

● 専門家は自分の専門分野に自信をもちつつも，他者への敬意や協調性を忘れず，常に謙虚な姿勢をもち続けることが必要である。

1) 専門家とは

専門家とは「ある特定の学問・事柄を専門に研究・担当してそれに精通している人，エキスパート」を意味する言葉であり[1]，類義語として「技術者」や「技師」などがあります。技術者とは「科学上の専門的な技術をもち，それを役立たせることを職業とする人」であり，技師とは「専門技術をもち，職業とする人，エンジニア」を指す言葉です[1]。

専門家は，ある特定の分野やテーマにおいて，広範な知識やスキルをもち，専門的な知見をもっている存在です。また，その分野での研究や実践的な経験を通じて深い理解を獲得しており，問題解決や意思決定において絶対的な信頼を得ている人と言えます。

専門領域としては，医療，法律，工学，IT，心理学，経済学，芸術，スポーツなど，様々な分野があり，そこには分野ごとに専門家が存在します。また，学術的な専門家だけでなく，実務的な専門家も存在し，専門知識を応用して問題を解決し，最適な結果を得るための役割を担っています。

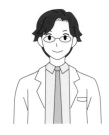

医療
法律
工学
IT

心理学
経済学
芸術
スポーツ

2) 専門家の役割

　専門家は，専門的な知識や技術を身につけています。そのため，専門的な能力を活かして，コンサルタントや教育者，研究者など様々な役割を担っています。また社会に存在する問題を解決することも求められ，近年の COVID-19 によるパンデミックにおける政府の感染対策の全般的な方針には，公衆衛生専門家等による専門家会議の見解に委ねられた部分があったこと[2] もその一例にあたります。

　以下に専門家の役割の例を紹介します。専門家には，自分がもつ専門的な知識やスキルを活かし，個人や組織，社会に対して貢献することが求められています。

①コンサルタント

　その分野での専門的な知識やスキルをもっている存在として，組織や企業などに対してコンサルティングサービスを提供します。例えば経営コンサルタントは，企業の経営戦略や業務プロセスなどについて助言を提供する役割があります。

②教育者

　学校や講習等で専門的な知識やスキルを他者に伝える役割をもちます。例えば，大学の教員は教育者として学生に専門知識を教える役割があります。

③研究者

　専門的な知識やスキルを活かして，新しい発見や知見を生み出すための研究を行う役割を担っています。例えば科学者には，自然現象や社会現象を研究し，新たな知見を生み出す役割が求められます。

④リーダー

　専門的な知識やスキルをもとに，組織やチームをリードする役割を担っています。チームメンバーへの専門的な指導を行い，組織やチームの方向性を示す役割が求められます。

3) 専門家としての姿

　前述のように，専門家はある分野において，広範な知識や高いスキルを身につけています。専門的な能力を活かし，その分野における様々な役割を担うことを社会から求められています。一方で，他の分野には別の専門家が存在し，ある分野における専門的な知識やスキルが全く役に立たないということが起こります。つまり専門家は，自分の専門分野に自信をもちつつも，その分野においてのみ秀でていることを自覚することが必要です。そして，他者への敬意や協調性を忘れず，常に謙虚な姿勢をもち続けることが，専門家としての姿と言えます。

　また専門家には，次のような要素や姿勢も求められます。

①高い倫理観とプロフェッショナリズム

　高い倫理観をもち，専門的な行動規範に則って行動することが必要とされます。また自らの役割や責任を理解し，プロフェッショナルであることも求められます。

②継続的な学習と成長

　その分野の最新の情報やトレンドを常に把握し，アップデートすることが必要とされます。また，継続的な学習を通じて，自分自身を成長させることが求められます。

③社会貢献意欲

　専門的な知識やスキルを社会のために役立てることが必要とされます。自らの専門知識を応用して問題解決や改善を行うこと，そのための能力や意欲が求められます。

④チームワークと連携力

　様々な課題に対し，他の専門分野の人々と協力して目標を達成するための，チームワークや連携力が必要とされます。どんなときでも互いの意見を尊重し合いながら，協働していく能力が求められます。

⑤コミュニケーションスキル

　他者と良好なチームワークを構築するには，高いコミュニケーションスキルが必要とされます。また，人としての誠実さや謙虚な姿勢も求められます。

⑥環境変化に対する柔軟性

　専門家として変化する状況や条件に適応し，柔軟に対応する能力が必要です。変化を敏感に捉え，固定的な思考を排除し，新たな視点やアイデアを受け入れる姿勢が求められます。

⑦専門領域を楽しむ心

　自らの専門分野への深い関心や情熱をもち，喜びや楽しみを見出す心が大切です。その分野のトピックや問題に強い好奇心をもち，それを楽しむ心は，困難や挫折に直面しても目標に向かって努力し続けることにつながります。

⑧先人に敬意を表し，それを発展させる姿勢

　先人の業績や貢献に感謝し，謙虚な姿勢で敬意をもちながら学び続けることが必要です。そして，先人が築いた基盤や価値観を尊重しながらも，その専門性をさらに発展させる意識をもつことが重要です。

　以上のような要素や姿勢をもつ専門家は，その分野において十分な信頼を得ることができます。そして，専門的能力を発揮することが社会に貢献することへつながります。

〈参考文献〉

1) weblio 国語辞典：https://www.weblio.jp/（最終アクセス日：2023 年 4 月 29 日）
2) 今村史悠：COVID-19 対策からみるパンデミック下における公衆衛生専門家のあるべき振る舞いとは．CBEL Report. 2020；3：38-54.

3. 型を重んじて，型から本質を学ぶ

要点

- 「型」とは物ごとの基本的な知識や技術を体系化したものであり，初学者への教育に欠かせないものである。
- 「型」は各分野における技能の基本として活用され，「型」を身につけることが高度な技能の修得や自己成長につながる。
- 適切な手順を追って「型」を修得することが必要であり，一連の修得過程を経て，その本質を理解することができる。

1)「型」とは

言葉としての「型」には様々な意味があります。その中でも本項における「型」には「芸能や武道などで，規範となる動作・方式」や「決まったやり方，伝統的なしきたり，慣例」などが該当します[1]。例文として，前者には「能楽の型」，「投げの型」，後者には「型を破る」，「型どおりの挨拶」などがあり，いわゆる「基本」という言葉に近いものと理解するのがよいでしょう。

技能における「型」は，ある分野における基本的な知識や技術を体系化したものです。「型」を定めることで，そこに必要な基本的な技能を整理することや，その順序や道筋を明確にすることができ，学習や教育の最初の段階として役に立ちます。そして，柔軟かつ高度な技能の修得には欠かせないものです。型は分野によっても異なりますが，例えば野球における基本的な投球の方法や楽器の演奏におけるもち方や姿勢，演奏方法などが挙げられます。また医療分野においては，姿勢や視線，話し方などの基本的なコミュニケーションの方法や，運動学に基づいた関節の動かし方などの基本的な方法が型と言えます。

2)「型」を身につけることの重要性

世の中には，ビジネスやスポーツをはじめ，教育，医療など，様々な分野に「型」が存在します。そして「型」は各分野における技能の手本とされ，広く活用されています。各分野における「型」とその活用例を表2に示します。

このような「型」の活用は，リハビリテーションにおける各技能についてもあてはまります。例えば，前述した患者とのコミュニケーションには，医療人としての話し方や聞き方，相槌の打ち方，観察の視点など，様々な基本的技能が存在します。これらは先人達の研究や経験に基づき構築されたコミュニケーションという技能の「型」であり，それを修得することが，円滑なコミュニケーション実現への第一歩となります。

表2　様々な分野における「型」の活用

分野	活用例
ビジネス	営業手法やマーケティング手法など，世の中には成功したビジネスモデルやパターンが存在する。これらをひとつの型として研究し，自社のビジネスに適用することで，成功する可能性を高める。
スポーツ	スポーツの各種目には，先人によって提案・構築・実証された基本的な動作や戦術などがある。これらのパターンを修得し実践することで，高度なスキルや戦術を身につける。
教育	教育場面における講義の進め方や評価の方法，カリキュラムなど，世の中には様々な教育モデルが存在する。組織や自らの教育方針に基づき，これらのモデルを学び実践することで，その教育の質を向上させる。
医療	医療において症状や検査結果などから疾患を特定するための診断，術式や薬剤等の治療の選択には，過去の事例や研究から構築されたエビデンスとしての型が存在する。型の存在は医療安全や医療の質を向上させることにつながる。

　そして「型」を修得することは，高度な技能を修得するための基盤となります。どの分野においても，一般に「型」は最も基本的な知識や技術であり，応用的な技能を修得するためには「型」の修得が必要不可欠になります。例えば，ビジネスにおいても，基本的なコミュニケーション技能やプレゼンテーション能力，問題解決能力などが獲得できていなければ，高度な技能を修得することは困難です。スポーツにおいても，基本的な動作や技能を修得していることで，高度な技能や戦術を身につけることができます。「型」を身につけていることは，複雑な技術にも柔軟に対応できることにつながり，新たな課題にも自信をもって挑戦することができます。

　以上のように，「型」の修得が重要であることはどの分野でも共通しており，「型」が修得できていない段階では，高度で複雑な技術を修得することは困難です。技能の基本として「型」をしっかりと身につけることが，高度な技能の修得につながり，自己成長を促進します。

3）「型」から本質を学ぶ

　前述のように，「型」とは物ごとや技能の基本的な知識や技術を体系化したものを指します。「型」には，ある分野における最も基本的な要素や必要不可欠な概念，枠組みが抽出されており，そこには物ごとや技能の最も重要な部分が存在します。つまり，「型」を修得することは，物ごとや技能の本質を身につけることになります。

　「型」から本質を学ぶには，その基本的な要素や原理を理解することが重要になります。以下に技能の「型」を修得するための手順を示します。

①基本的な知識や概念を学ぶ

　はじめに基本的な用語や概念を学びます。これによって，その基本的な用語や枠組み，理論的背景を理解することができます。

表3 関節可動域測定における技能修得過程の例

技能の修得過程	関節可動域測定の例
①基本的な知識や概念を学ぶ	「測定の目的」や「判定基準」などの知識や各関節の解剖および運動学的特徴を理解する。また，関節可動域測定の基本的な要素や構造を学ぶ。
②典型的な「型」を学ぶ	関節の自由度が少なく，基本軸や移動軸の判断が比較的容易な関節（肘関節や膝関節など）を対象とした測定を経験する。また，測定の一連の流れ（先に非障害側から測定し，その後に障害側を測定するなど）を経験しながら学ぶ。すでに測定技能を身につけている指導者や先輩などの真似をしながら，同じように行えるように繰り返し練習する。
③実践を繰り返して「型」を修得する	患者を対象とした実践経験を繰り返し，その結果を振り返る。また，異なる患者に実践する中で生じる困難や疑問を解消しながら，測定技能の手技や精度を高め，修得する。
④応用課題に取り組む	修得した「型」を応用し，他の関節や患者を対象とした測定を経験する。その経験を繰り返すことで，応用する方法を身につけるとともに，「型」を改めて理解する。

②典型的な「型」を学ぶ

典型的な「型」を学びます。典型的な「型」とは，その分野において最も基本的な構造やパターンを表すもので，ここに物ごとや技能の本質が存在します。また，その「型」を身につけている人の真似をしながら繰り返し練習します。

③実践を繰り返して「型」を修得する

典型的な「型」を用いて，実際の課題に対して取り組みます。また，その結果や経験を教育者とともに振り返り，自らの「型」の確認や修正を繰り返し行います。この過程を経て，初めて「型」を修得することができ，その本質を理解することにもつながります。

④応用課題に取り組む

修得した「型」をもとに別の新規課題に対して取り組みます。修得した「型」を応用する経験を繰り返すことで，どのように課題を解決すればよいのか実践的に学ぶことができます。また，この過程は「型」を改めて理解することにもつながります。

リハビリテーション評価における関節可動域測定[2]を例に，技能の修得過程を表3にまとめました。各技能の本質は，この「型」を修得する一連の過程の中で身につき，「型」の修得によって理解することができるでしょう。

〈参考文献〉

1) weblio 国語辞典：https://www.weblio.jp/（最終アクセス日：2023 年 4 月 29 日）
2) 才藤栄一（監），金田嘉清，富田昌夫，大塚圭，他：PT・OT のための臨床技能と OSCE コミュニケーションと介助・検査測定編．第 2 版補訂版．金原出版．2020.

4. 真似ることからはじめる

> **要　点**
>
> ● 人には，何か目的を果たすために他者を手本として「真似る」ことがあり，そこには必ず動機や目的が存在する。
> ● 新しい技能を修得するための学習過程において，「真似る（模倣する）」という段階は重要なプロセスであり，学びは真似ることからはじまる。
> ● 技能の修得において，手本を真似る前には必ず技能の基本である「型」を理解し，それを認識しながら真似ることが効率的に技能を修得することにつながる。

1）真似るとは

　「真似る」とは，「他の人や物に似せる，真似をする，模倣する」という意味を表す言葉です[1]。人は成功を収めたり，その人物に近づこうとしたりすることを目的に，他者を参考として，言動や行動を真似ることをします。また，自分が共感していることを示すために，相手の態度や行動を意図して真似ることや無意識に他者の行動を真似することもありますが，本項では前者のように「目的を果たすために他者を手本として真似ること」を扱います。野球少年がプロ野球選手の投球や打撃フォームを真似ることなどがわかりやすい例でしょう。

　人が他者を真似るとき，そこには動機や目的が存在します。先の野球少年の例であれば，「憧れの選手に近づきたいという思い」が真似る動機にあたります。その他にも成功や成果を収めたいという目標がある場合には，自分自身も同じようになるという目的がその人を真似る動機になります。ここでは専門家が技能を修得する過程での真似る（模倣する）という内容を扱いますが，その前提には「技能を身につけたい」「できるようになりたい」などの動機が必要になるのです。

2）学習過程における「真似る（模倣する）」

　新しい技能を修得するための学習過程において，「真似る（模倣する）」という段階は重要なプロセスです。これを理解するためには，まず学習理論における認知的徒弟制とそこから派生した正統的周辺参加論という2つの理論を知る必要があります。

　認知的徒弟制[2]とは，1980年代にアメリカの認知学者であるBrownやCollinsらが，伝統的徒弟制における見習いの修行過程を理論化した教育法です。伝統的徒弟制は，特に職人の世界で，弟子たちが親方の背中を見てその技能を盗む（学習する）という形態であり，親方は弟子にその技能を教えることはなく，弟子は親方を模倣し，失敗しながら学

表4 認知的徒弟制における学習段階

学習段階	内容
① modeling	教育者がまず学習者にデモンストレーションを見せる。
② coaching	教育者は学習者に実際にその技能を練習させ，その様子を観察しながらフィードバックをする。
③ scaffolding	学習者はさらに様々な作業に挑戦する。 教育者はその作業の難易度に合わせて手助けしたり，成長に伴って徐々に支援を減らしたりしていく（fading）。
④ articulation	学びを確実なものにするため，学習者の技術や思考を言語化させるよう教育者は促す。
⑤ reflection	教育者は学習者自身のパフォーマンスについて振り返りを促す。
⑥ exploration	教育者は次の課題を自主的に探索するよう学習者に考えさせる。

び，技能を徐々に身につけていくという学習理論のことです。Brown らは，これを学校における学習に応用するため，技術や知識の学習課題を一度徒弟制の文脈から取り出して学習者にわかりやすく加工しました。また，様々な場面で練習し，教育者の支援を調節しながら学習者が応用し実践することの必要性を唱えました。そして，段階を踏んで深化する（①modeling, ②coaching, ③scaffolding, ④articulation, ⑤reflection, ⑥exploration）という認知的徒弟制という概念を生成しました[3]。表4 に各学習段階における教育者による学習者への対応をまとめました。

　一方，正統的周辺参加論[4]とは，Lave と Wenger らが認知的徒弟制という概念から発展させたものです。Lave らは職場での学習を特定の状況に埋め込まれた学習と位置づけ，学習者が置かれている組織の環境・文脈による学習を状況的学習（situated learning）として，正統的周辺参加（legitimate peripheral participation）と呼ばれる「状況論」を主張しました。これは学びやスキルの修得において，周辺参加を通じて成長することが重要とするものです。例えば，ある学習者が初学者としてチームに参加するとき，最初は技術やルールなどを知らない場合でも，チームの一員として周囲とコミュニケーションをとりながら参加することで，自然と技術やルールを身につけていくことができます。このように周辺参加を通じて，コミュニティにおける知識や技術などを修得し，成長していくことを提唱した学習理論が正統的周辺参加です。

　以上のように，認知的徒弟制での学習段階における modeling と coaching は，手本をもとに真似しながら練習するという過程であり，学習段階の最初に位置づけられます。また，正統的周辺参加論における周辺参加も，同じチームのメンバーを真似ながら参加することが学びを成長させると考えられています。つまり，ある技能を修得する上で，真似る（模倣する）というのは学習における重要な過程であり，学びは真似ることから始まるのです。

3）技能をどのように真似るか

　技能の学習過程で真似る（模倣する）ことが重要なことは前述の通りです。それでは，

どのように真似ることが学習にとって有効なのでしょうか。中川は，模倣において言語を利用することは効果的な学習手段だが，微妙な身体の使い方や「コツ」は言語では伝えられないため，必ず手本を見る段階が不可欠である[5]と述べています。つまり，手本になる対象者からの言語的情報と観察からの視覚的な情報を統合し，直接的なフィードバックを受けながら，繰り返し真似ることが修得に必要となります。

　そして，手本には前項で述べた「型」が存在することを忘れてはいけません。技能の基本である「型」を認識したうえで真似ることが，効率よく技能を修得することにつながります。

　真似るという学習段階を効果的に進めるためのポイントは次の通りです。

①目標を明確にすること

　学びたい技能について具体的な目標を設定することが必要です。明確な目標があれば，それに向かって取り組むことができ，真似る際の動機が高まります。

②優れた手本を選ぶこと

　真似るための手本には，優れた手本を選ぶことが重要です。その技能に長けている人や広い知識をもつ人，評価の高い人などを手本にすることで，効果的な模倣につながります。

③注意するポイントを明確にすること

　真似る際には，注意を払うポイントを明確にすることが重要です。どの箇所に注目するか，何を意識して真似ればよいかを把握し，意識的に取り組む必要があります。

④フィードバックを受け入れること

　どこがうまくいかなかったのか，どの部分を改善するかを正確に把握するため，教育者からのフィードバックを受け，その指摘を素直に受け入れることが重要です。また，様々な人からフィードバックを受けることで改善点を明確にすることができ，効率的な技能の修得につながります。

⑤繰り返し練習すること

　何度か真似るだけでは技能の修得には至りません。修得するには練習の量も重要です。繰り返し練習を行うことで理解を深め，自身による内在的なフィードバックが行えるようになることが大切です。

　どのような知識や技能であっても，ただ単に形を真似るだけでは，正しく修得することはできません。常に自分自身で考え，解釈したうえで，真似る姿勢をもつことが技能の修得において重要です。

　このように，専門家は真似ることで先人の技能を受け継ぎ，「型」をはじめとする基礎

的な概念や原則を修得します。そして，それを基盤に，自身の経験や洞察を組み合わせることで，技能をさらに発展させ，社会への貢献を果たす存在となります。

〈参考文献〉
1）weblio 国語辞典：https://www.weblio.jp/（最終アクセス日：2023 年 4 月 29 日）
2）Brown JS, Collins A, Duguid P：Situated cognition and the culture of learning. Educational Researcher. 1989；18：32-42.
3）西城卓也：正統的周辺参加論と認知的徒弟制. 医学教育. 2012；43：292-3.
4）Lave J, Wenger E：Situated learning: Legitimate peripheral participation. pp27-44. Cambridge University Press. 1991.
5）中川法一（編）：セラピスト教育のためのクリニカル・クラークシップのすすめ 第 2 版. 三輪書店. 2014.

客観的にコミュニケーション技能(型)を測る客観的臨床能力試験(OSCE)

1. 何をどのように測るか

> **要 点**
>
> ● 客観的臨床能力試験(OSCE)は,基本的臨床能力を客観的に評価するための試験である。
> ● OSCEで測るコミュニケーション技能には,挨拶,自己紹介,患者情報の確認,インフォームドコンセント,姿勢と環境設定,話し方や声の明瞭度,コミュニケーションの展開の仕方,患者の心情を察する態度がある。

1) 客観的臨床能力試験(OSCE)

　客観的臨床能力試験(objective structured clinical examination:OSCE)は,医師に必要な医療面接や身体診察などの基本的臨床能力について,医学生を対象として客観的に評価するため1975年にHardenらによって発表された試験です[1]。

　OSCEでは,ステーションと呼ばれる小部屋を配置し,各ステーションで行う課題を事前に設定します。課題設定は,医療面接や身体診察などの「技能」が中心であり,礼節やコミュニケーションなどの「態度」も含まれます。試験では,受験者が臨床場面を想定したステーションで,模擬患者に対して提示された課題を制限時間内に遂行し,評価者によって採点されます(図2)。採点は,形成的評価(学習過程の途中でその学習目標がどの程度達成されているかについて評価するもの)で行われ,各課題の技能を細分化した細項目の達成度が測られます。達成度の測り方は,客観性を高めるためにルーブリック表を活用することがあります。採点後は,必要に応じて評価者から受験者に対して即時フィードバックを行い,受験者の成長を促すことが可能です[2]。

　現在,全国すべての医学部・医科大学で実施されており,近年では藤田医科大学や首都大学東京(現・東京都立大学),群馬大学,茨城県立医療大学が先駆けとなり,理学療法士や作業療法士の養成校でも導入が進んでいます[3-8]。

2) OSCEで測るコミュニケーション技能[9]

　臨床現場において,理学療法士や作業療法士が患者とコミュニケーションをとる場面は,情報収集のための療法士面接,評価・練習の実施前説明や実施中の声がけ,実施後の

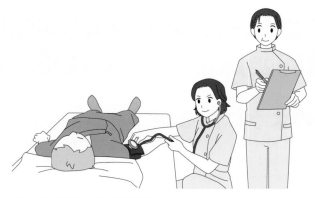

図2　血圧測定の OSCE 場面
受験者が模擬患者の血圧を測定し，採点者が後方から技能を確認している様子

フィードバックが中心です。しかし，評価や練習の休憩場面などでもコミュニケーションをとりながら進めるため，他の医療職種よりもその機会は多く，また時間も長いことがあります。2023 年現在の回復期リハビリテーション病棟では，365 日休みなく毎日数時間のリハビリテーションが行われます。他の医療職種で毎日 1 時間以上患者とコミュニケーションをとる職種はありません。そのため，適切なコミュニケーション技能の獲得に向けた客観的なコミュニケーション技能測定が必要になっています。

　以下に，コミュニケーション技能について OSCE で測る項目と内容を記載します。

①挨拶

　コミュニケーションは挨拶からはじまります。お辞儀をしながら場所や時間帯に適した言葉で挨拶します（p58「お辞儀」参照）。挨拶することによって相手への興味を示すことができるため，明瞭な挨拶を心がけましょう。また，コミュニケーションが終了するとき（患者のいる場所から離席するときなど）にも「ありがとうございました」など終了を示す挨拶をします（p100「挨拶をする」参照）。

②自己紹介

　開始の挨拶をした後に自分の所属と名前を伝えます。自分の情報を開示することで，患者に安心感を与えることができ，心を開いてコミュニケーションをとることができるようになります。

③患者の確認

　患者を誤認しないように 2 つ以上の識別子で確認を行います。識別子とは様々な対象から特定のひとつを識別，同定するのに用いられる名前や符号，数字などを指します。医療現場では，患者の氏名や生年月日，患者に割りあてられている ID 番号がよく用いられます。確認方法として，患者に直接聞くだけでは不十分であり，入院患者が身につけている

リストバンドや患者の部屋にあるネームプレート，外来患者の診察カードや処方箋などと照合して確認します。

④患者の同意

医療行為を行う前には，インフォームドコンセントを必ず行います。インフォームドコンセントとは，患者が受ける医療行為について，その内容を患者や患者家族に対してわかりやすく十分に説明し，納得したうえで同意を得ることです。説明の際は，医療用語を使用せず，理解しやすい表現を選択します。

⑤患者に対する丁寧な対処

患者の表情や姿勢，身体機能などあらゆる側面から患者の様子や状況を考え，それぞれの患者に丁寧に対処することが重要であり，患者への声のかけ方に注意します（p129「実践的なコミュニケーション術」参照）。また，患者に触れる際は不快感を与えないために，指先だけで触れることはせずに手のひらや腕などを使って接触する面を増やすとよいです。さらに患者の身体を動かす際は，動かす部分を下から支えることで落下防止となり，患者に安心感を与えて安全に動かすことができます。

⑥患者との位置関係

患者の姿勢を考慮したうえで，理学療法士や作業療法士は患者から見えやすい位置でコミュニケーションをとります。患者がベッドや治療台で臥床している場合，理学療法士や作業療法士が患者の顔の横からコミュニケーションをとることは，患者が頭頸部を大きく回旋する必要があるため避ける必要があります。患者が車椅子や治療台に座っている場合，または立位の場合，患者の正面では圧迫感を与えることがあるため，理学療法士や作業療法士は患者の斜め前方に位置するとよいです。

⑦視線の高さと向き（詳細は p136「視線」参照）

視線の高さはできるだけ患者に合わせます。患者が臥位や座位の場合，理学療法士や作業療法士が直立位となってコミュニケーションをとると，患者に対して上からの視線になりやすいです。その場合，患者は上を向く必要があることに加え，理学療法士や作業療法士が患者を見下ろす形になるため避けましょう。患者が臥位の場合に理学療法士や作業療法士が姿勢を低くすると，患者の視界に入りにくく，場合によっては患者が姿勢を変える必要があるため注意しましょう。理学療法士や作業療法士は患者との体格差にも注意して，相手に合わせた適切な視線の高さに姿勢を調整する必要があります。

視線の向きは，患者に顔を向け，基本的に相手の目を見て会話します。理学療法士や作業療法士が会話の途中で頻繁に顔や視線の向きを動かすと，会話に集中していない印象を与える可能性があるため注意します。また，視線を逸らす必要がある場合は急速に動かすと嫌悪を感じさせるため，ゆっくりと視線を下に向けるようにすると，聴きながら相手の話の内容を咀嚼しているような印象を与え，違和感が少なくなります[10]。患者によって

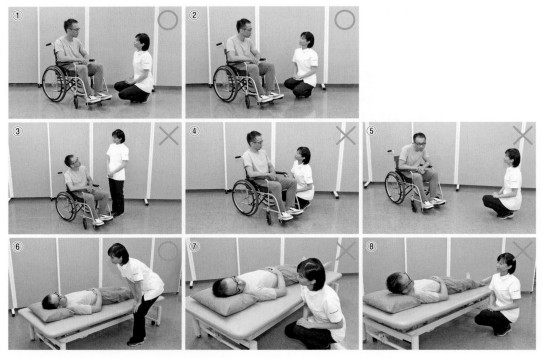

図3 理学療法士・作業療法士と患者との位置関係，距離，姿勢，視線の高さと向き
①，②，⑥ 位置・視線・距離が自然であり，適切
③ 高い位置から患者を見下ろす形であり，不適切
④ 距離が近く，相手に圧迫感を与えるので，不適切
⑤ 対面位で距離が遠く，不適切
⑦ 姿勢が低く，患者が頭部を大きく回旋しなければならないため，不適切
⑧ 姿勢が低く，患者が頭部を挙上しなければならないため，不適切

は，目を合わせることが苦手な場合や疾患や障害によって目を合わせることができない場合があります。理学療法士や作業療法士はそれぞれの患者の病態や特性を理解したうえで，場面に合わせた対応が求められます。

⑧患者との距離

　患者と話すときの距離は，相手の顔と手が自然に見え，顔を動かせばほぼ全身が楽に見えるくらいを目安にします。しかし，患者の疾患や障害によって会話が聞きとれない場合は，距離を近づける必要があります。また，会話の内容や患者との関係性によっても柔軟に距離を変えましょう。注意点は，お互いの快適な距離には個人差がある点です。コミュニケーション中の患者の表情や動き（徐々に離れようとすることや体を反らせ顔を遠ざけること，徐々に近づいてくること，前のめりになることなど）を見ながら，患者にとって快適と感じる距離に理学療法士や作業療法士が調整することを心がけます。

⑨姿勢としぐさ

理学療法士や作業療法士の姿勢は，背筋を伸ばし，脚を大きく開かないようにするとよいです。患者が臥位の場合は，適した位置関係や視線の高さと向き，距離の都合で理学療法士や作業療法士が前かがみとなることがあります。頻繁に姿勢を変えると落ち着きのない印象を与える可能性があるため注意します。

コミュニケーションを円滑に行うため，非言語的コミュニケーションの動作やジェスチャーを必要に応じて取り入れるとよいです。特に，相槌を打つことや頷くことは，傾聴を表現でき，患者に安心感を与えられるため積極的に用います。しかし，過剰であったり不必要なしぐさは相手に誤った情報を与えかねないので注意します（p151「傾聴」参照）。

⑥〜⑨のまとめを図3に示します。

⑩話し方，声の明瞭度

理学療法士や作業療法士は患者との関係性に応じた適切な言葉を用います。丁寧な言葉遣いを心がけることは必要ですが，不用意な敬語の羅列は本質的な内容を聞きとりづらくするため注意を要します。会話の速さは，患者に合わせて，お互いに余裕を感じられるように心がけます。そのため，理学療法士や作業療法士は相手の話をさえぎることはせず，必ず相手が話し終わってから発言するように意識します。発言の際は，早口や不明瞭な発音は避け，聞きとりづらい話し方にならないよう注意します（詳細はp133「発話の速度，抑揚」参照）。

⑪コミュニケーションの展開の仕方

コミュニケーションの開始から核心をつくような話題は避け，体調の確認や天候について「今日の体調はいかがですか」や「暑い日が続いていますが，お変わりはありませんか」など穏やかな表情で話しかけるとよいです。

理学療法士や作業療法士は患者の話をよく聴きながら，興味をもって次の話へと移行します。そのため，たとえ知らない内容であっても「○○について詳しく知らないのですが（初めて聞いたのですが），少し教えていただけませんか」などのように話題を展開します。また，患者に質問するばかりではなく，適度に自身の情報を開示することで，患者も心を開いて自分の話をしやすくなることがあります。注意点は，患者の発言や考え方を理学療法士や作業療法士は受け入れ，否定しないことです。会話を続ける際は，つながりのない質問を連続することや唐突に話題を変えることがないようにします。「○○といえば」など，前の会話の一部を取り込みながら，会話を展開することもよいでしょう。例えば，夏休みの話をしていた場合，「夏休みといえば，これまでお休みのときは家族でどのように過ごされていましたか？」と休みから家族との日常生活に話題を切り替えることができます。

⑫患者の心情を察する態度

　患者の悩み，不安，苦しみなどを理学療法士や作業療法士が察し，「そんなことがあったのですね」「辛い思いをされたのですね」といった言葉で理解を示すようにします。さらに，傾聴技法である相槌を打つことや頷くこと，相手の言葉を繰り返すこと，相手の発言を待つことで，患者に安心感を与える態度を示すことができます。また，患者の心情は，直接的な訴えとして表されるだけでなく，医療従事者への質問や苦言という形で表されることもあるため注意深く接します。

　なお，①〜⑤は態度面の項目であり，コミュニケーション技能に限らず全技能において必要となります。

〈参考文献〉

1) Harden RM, Stevenson M, Downie MM：Assessment of clinical competence using objective structured examination. Br Med J. 1975；1：447-51.
2) 大滝純司：OSCE の理論と実際. 篠原出版新社. p6. 2007.
3) 渡辺章由，河野光伸，岡田誠，他：作業療法士教育における客観的臨床能力試験（OSCE）の試み 第1報. 作業療法. 2003；22：462.
4) 河野光伸，渡辺章由，櫻井宏明，他：療法士教育における客観的臨床能力試験（OSCE）. 作業療法ジャーナル. 2004；38：198-200.
5) 山路雄彦，渡邉純，浅川康彦，他：理学療法における客観的臨床能力試験（OSCE）の開発と試行. 理学療法学. 2004；31：348-58.
6) 井上薫，谷村厚子，伊藤裕子，他：作業療法教育における客観的臨床能力試験（OSCE）の導入—評価上の問題点と改善策. 医学教育. 2005；36：51.
7) 阪井康友，篠崎真枝，坂本由美，他：理学療法におけるクラークシップ型臨床実習に対応した Basic OSCE の開発. 理学療法いばらき. 2006；10：22-6.
8) 鈴木孝治：作業療法教育における OSCE の現状. 作業療法ジャーナル. 2007；41：791-6.
9) 才藤栄一（監），金田嘉清，富田昌夫，大塚圭，他：PT・OT のための臨床技能と OSCE コミュニケーションと介助・検査測定編. 第2版補訂版. pp35-8. 金原出版. 2020.
10) 山口美和：PT・OT のためのこれで安心コミュニケーション実践ガイド. 医学書院. p155. 2012.

2. 技能の背景にある理論の体得

> **要　点**
> ● 技能は理論に基づいて構成されている。技能の項目内容や方法だけを理解し，実践するのではなく，理論的背景までを体得する必要がある。
> ● コミュニケーション技能の項目は，「話しやすい環境づくり」「話の傾聴や共感」「患者の尊重」を背景として構成されており，実践を繰り返して体得する。

1）技能の背景にある理論を体得する

　技能の体得には，技能を細分化した方法を理解するだけでは不十分です。技能はいくつかの項目によって構成されますが，その項目の内容や方法は理論的な背景に基づいています。例えば，血圧測定という技能についてアネロイド型血圧計を用いた聴診法で行う場合，「マンシェットを巻く」という項目があります。マンシェットは患者の非障害側上腕に巻き，マンシェットの下端が肘窩の上の数 cm にくることを目安にします。これは障害側上腕には感覚障害を伴うことがあり末梢循環動態が不良な場合があることや，マンシェットに内蔵されているゴム嚢が上腕動脈にかかり，上腕動脈に聴診器のチェストピースをあてやすくするためです。このように「マンシェットを巻く」という項目は，なぜそのように巻く必要があるのかといった理論的な背景に基づいています。技能の背景にある理論を注意深く学ぶことは，様々な場面や対象者に応じた柔軟な対応を身につけるうえで欠かせません。もちろん，理論を頭の中で理解するだけではなく，実践しながら体得することが目標です。

　技能の背景にある理論を体得する目的には，以下のようなことが考えられます。

①技能の安全性の向上

　技能の安全とは，患者に対して，適切な手順や方法で評価や練習を行うことによって患者の健康や安全を守ることを指します。理論を体得することで，適切な方法やトラブル時の対処方法を正確に理解することができ，安全な技能を提供することができます。

②技能の質の向上

　技能の質は，評価や練習を適切かつ正確に行い最良の効果を得るために必要となります。理論を体得することで，技能の目的や意義，効果を理解でき，正確で高度な技能を提供することができます。さらに，臨床では患者の疾患や障害，リハビリテーション場面や場所に多様性がある中で，理学療法士や作業療法士が個別性をもって柔軟に対応できることが期待されます。

③専門性の向上

技能の専門性は，理学療法士や作業療法士が専門的な知識や技能で患者の評価や練習を行うために必要となります。この理論を体得することによって，専門性を高めることにつながります。

④研究の促進

技能の背景にある理論を体得することで，新しい技能や治療法について理解を深め，研究や開発に貢献することができます。

2) コミュニケーション技能の理論を体得する

患者は，不安や緊張，悲しみ，焦り，希望などといった様々な感情を抱きながら生活しています。患者中心の医療提供と患者自身の能動的治療参加のためには，患者の心理的な負担を軽減させ，理学療法士や作業療法士と患者との間に信頼関係（ラポール）を形成することが必要です。白土らは，看護師以外のコメディカル（理学療法士・作業療法士を含む）からみた患者との信頼関係について，「医療者が患者への優しい姿勢・自信をもった態度をもとに，常に患者を尊重し，患者が話しやすい環境をつくり，患者を理解し，患者に合わせた対応や居場所を提供し，患者に親しみを感じてもらうことを繰り返すことによって，患者の医療参加を促進することにつながり，これらの要素が循環し関係を積み重ねること」と定めています[1]。また，Barnett によると，医療者が患者と信頼関係を形成するためには，"PEARLS"（partnership, empathy, apology, respect, legitimation, support）が重要であると述べており[2]，町田らはラポールの形成に「傾聴」や「共感」が必要と述べています[3]。つまり，信頼関係はコミュニケーション場面で形成されます。理学療法士や作業療法士には患者にとって話しやすい環境で，患者の話を傾聴して共感し，患者の状態や心情を理解したうえで，患者を尊重しながら協力的に関わることができるようなコミュニケーション技能が求められます。

前項（p187）で述べた OSCE で測るコミュニケーション技能の項目と照らし合わせると，項目の⑥患者との位置関係，⑦視線の高さと向き，⑧患者との距離，⑨姿勢としぐさ，⑩話し方，声の明瞭度，⑪コミュニケーションの展開の仕方は「話しやすい環境づくり」，⑫患者の心情を察する態度は「話の傾聴や共感」「患者の尊重」に該当します。

コミュニケーション技能の体得には，技能項目の方法を理解し実践するだけでは不十分であり，理学療法士・作業療法士と患者との間における心通う信頼関係の形成を目的とした実践の繰り返しが必要です。

〈参考文献〉

1) 白土（向井）菜津実，岡美智代，稲熊綾子，他：看護師以外のコメディカルからみた患者と信頼関係の概念分析．日本保健医療行動科学会雑誌．2022；37：41-53.
2) Barnett PB：Rapport and the hospitalist. Am J Med. 2001；111：31S-35S.
3) 町田いづみ，保坂隆：患者・家族に学ぶ医療コミュニケーションⅡ-① ラポールの形成につながる「傾聴」「共感」．緩和医療学．2006；8：87-9.

3. 模擬患者を通じて学ぶ

要点

● 模擬患者とは，患者のもつあらゆる特徴を，物理的に可能な限りを尽くして完全に模倣するような訓練を受けた健康人と定義されている。
● 模擬患者の役割は「患者のあらゆる特徴を演じること」と「医療行為へのフィードバックをすること」である。
● 模擬患者を用いる目的は，患者の症状や病態を評価・治療する能力，適切な対人技能を身につけるためである。
● 模擬患者を学修者が演じる場合，指導者からの技能を体験すること，同じ学修者からの技能を体験すること，模擬患者を演じることから得られるものがある。

1) 模擬患者とは

　模擬患者とは，患者のもつあらゆる特徴（単に病歴や身体所見にとどまらず，病人特有の態度や心理的・感情的側面にいたるまで）を，物理的に可能な限りを尽くして完全に模倣するような訓練を受けた健康人と定義されており，1968年に"simulated patient"として確立されたものになります[1]。さらに模擬患者には「標準模擬患者"standardized patient"」と呼ばれるものがあります。標準模擬患者は，標準化された不変の方法で患者の特徴を提示できるように注意深く指導されたものになり[2]，医学教育の中ではOSCEで対象とされることがあります。

　本項においては"simulated patient"と"standardized patient"の両者をまとめて「模擬患者」として扱い，模擬患者を通じて学ぶ事項を説明します。

2) 模擬患者の役割

　模擬患者は，医療職種を目指す学生や実際に働いている医療職員が，患者に対して行う際と同様の医療行為を練習するために患者役を演じます。教育の場において患者のもつあらゆる特徴を忠実に再現することで，学生や医療職員が適切な評価や治療ができることを目指します。模擬患者には，「患者のあらゆる特徴を演じること」と「医療行為へのフィードバックをすること」が求められます。学修者が実際に医療行為を実施するとき，模擬患者は身体所見だけではなく心理的・感情的な側面までをできるだけ実際の患者に近づけて演じます。学修者の医療行為が終わった後は，学修者からの医療行為を受けたものとして，技能のさらなる改善を目指してフィードバックを行います。フィードバックするときは，医療者目線からの技能の質に関する内容に加え，患者目線から感じる対人技能（コミュニケーションや心理的配慮など）の両者について指導します。

3）模擬患者を用いる目的

　模擬患者を用いる目的は，医療安全を保証しながら臨床技能を向上させることにあります。技術未修得の状態の学生や医療職員が実際の患者へ医療行為を行うと，医療事故や誤診につながるおそれがあるため，模擬患者を使用した練習を行います。また，実際の患者とは異なり，模擬患者であれば同じ練習を何度も実施することが可能になります。学修者は失敗を恐れることなく積極的に取り組むことができ，また失敗を修正することができるため，学修を強化させることができます。

　わが国における理学療法や作業療法の教育においても，古くから模擬患者が用いられています。沖田らは理学療法士を目指す大学2年生を対象に，患者像を把握するためのインテーク面接による情報収集について，模擬患者を用いたシミュレーションを導入した授業を行い，学生の反応を調査しています。学生は「医療全体の流れを把握できた」「具体的なコミュニケーションのとり方がわかった」「臨床の雰囲気がつかめたため，臨床実習で緊張せずに済んだ」「細かい項目まで忘れずに聞けた」とよかった点を挙げました[3]。小澤らは看護師・作業療法士を目指す大学2年生と理学療法士を目指す大学3年生を対象に，看護学生は患者の移動，作業療法学生は初回面接，理学療法学生は関節可動域測定について模擬患者を用いて練習し，模擬患者参加型演習に対する学生からの評価を調査しています。学生からは「模擬患者の有用性」「緊張感のある実施」「演技のリアリティ」「フィードバックの有用性」について高い評価が得られ，模擬患者参加型演習は，学生に臨場感を与え，模擬患者からのフィードバックによって演習に取り組む姿勢を向上させ専門職としての自覚を形成することができると考えられています[4]。

4）模擬患者を演じることから技能を学ぶ

　模擬患者は本来，訓練を受けた健康人を指しますが，学修者が模擬患者を演じると技能を学ぶ機会になることが期待できます。

①指導者からの技能を体験することで得られるもの

　指導者からの正確な技能を受けることによって自分の技能を模擬患者の立場から見つめ直し，間違った技能や未修得の技能に気づく機会になります。学修者は技能を繰り返し練習することで学修が強化されますが，間違った方法で練習した場合は間違った技能が強化されます。そのため，間違った技能に気づいて，正しい技能へと修正する必要があります。

　技能の他にも，模擬患者として正しい技能を受けることで得られる気づきがあります。例えば，コミュニケーションの場面で，患者にとって適切な位置はどこかを考えたとき，「適切な位置」は模擬患者から感じる距離や場所となるため，模擬患者を演じることで気づきが得られます。

②学修者からの技能を体験することで得られるもの

　学修者同士で技能を練習する際に，模擬患者を演じる場合は，相手にフィードバックを提供する必要があります。フィードバックにはその技能に対する理解力が求められます。さらにフィードバックで学修者と議論することで，最良の技能を探索する機会となり，問題解決能力を養うことが期待されます。

③模擬患者を演じることで得られるもの

　模擬患者を演じるにあたって，実際の患者における疾患や症状の知識が必要となり，どのような障害があるのかという点だけではなく，どのような機能は残存しているのかという点も考える機会になります。さらに，患者の置かれている立場から，その患者の心理的・感情的な側面を考える機会になります。このように対象となる患者について適切な知識を学修できます。

〈参考文献〉

1）植村研一：Simulated Patient. 医学教育．1988；22：218-21.
2）Barrows HS：An overview of the uses of standardized patients for teaching and evaluating clinical skills. AAMC. Acad Med. 1993；68：443-51.
3）沖田一彦，宮本省三，坂場英行，他：理学療法教育へのシミュレーションの導入―模擬患者を用いたインテーク面接の実習について―．理学療法学．1992；19：18-24.
4）小澤芳子，久保田章仁，中村 Thomas 裕美，他：看護・理学療法・作業療法科における模擬患者参加型演習の学生による評価．医学教育．2010；41：267-71.

3章

臨地実習における
コミュニケーション

1. 指導者とのコミュニケーション

要　点

● 臨地実習における指導者とのコミュニケーションは，有意義な実習を行うために重要である。
● 指導者との会話では，声をかけるタイミング，専門用語の適切な使用を意識し，わからないことは確認するようにする。
● 診療チームの一員として，自分の意見をもって積極的に発言や質問ができるようにする。

1) 指導者とのコミュニケーションの重要性

　理学療法士・作業療法士を目指す学生は，有資格者である指導者のもとで数週間に及ぶ臨地実習を行います。臨地実習での学びを有意義にするためには，指導者との良好な関係の構築と円滑なコミュニケーションが必要です。

　臨地実習では，指導者となる有資格者の理学療法士または作業療法士と多くコミュニケーションをとります。指導者は，厚生労働省や各協会の定める講習会（臨床実習指導者講習会など）を受けており（見学実習においてはこの限りでない），学生の指導の方法や学ぶべき要点，対応方法などを熟知した者が臨地実習生の指導にあたります[1]。臨地実習は，実際の「患者」から学ぶ機会として存在しており，患者からしか学べないことを学ぶ貴重な場です。指導者は学生のレベルを判定する「評価者」ではなく，学生の成長を導く「臨床教育者」として接することが求められています[1]。学生は，臨地実習の前に養成課程で指定の教育課程を学習しますが，学生によってその達成状況は様々です。臨地実習の学年や時期によっても，知識や経験に偏りが生じます。指導者は，臨地実習生が何をどこまで理解できているか確認しながら指導を進めることが求められます。

　一方，臨地実習生は指導者から適切な指導を受けるために，自身の知識や経験を適切に

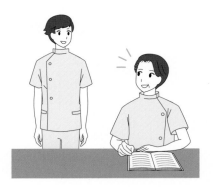
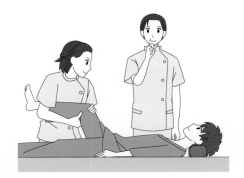

伝え，わかっていること・わからないこと，経験したこと・経験していないことを把握してもらうように努める必要があります。臨地実習生は，これまでに学んできた知識を実践的な知識に昇華できるよう，そして未熟な技術を実際の患者を通して学習できるように，指導者と十分にコミュニケーションをとる必要があります。

2) 指導者とのコミュニケーション

A. 実習前

　指導者からすると，学生の能力の事前把握は容易ではありません。多くの場合は，養成校と実習地において事前の情報共有がなされますが，学生個々の細かな経験までは伝えられません。特に，臨地実習における経験は学生によって大きく異なります。そのため，臨地実習生はこれまで見学した患者層や経験した評価方法，介入内容を指導者に適切に伝える必要があります。指導者は，臨地実習生に教えるべき内容と経験させるべき内容がわかることで，限られた時間の中で効率のよい指導計画を立案・実施できます。

　例えば，2回目の臨地実習の場合，以前の臨地実習で中枢神経疾患の脳卒中患者を多く経験したと伝えれば，次は整形疾患の患者の対応機会を増やしてくれる可能性があります。下肢の関節可動域測定を経験してきた場合，次は上肢の測定の経験や，同じ下肢でも可動域制限や麻痺がある患者など，工夫や配慮が必要な方の測定を見学させ，経験の機会を与えてくれる可能性があります。初めて測定する場合は，身体への触れ方や下肢の把持の仕方まで丁寧に教えてくれます。しかし，指導者も通常業務の中での指導となるため，すべての臨地実習生に合わせた指導の調整は困難です。率先して指導者とコミュニケーションをとり，実りある臨地実習になるよう働きかけましょう。指導者の立場としては，臨地実習生が多くを経験し，学び，自らの成長に満足してもらえることは嬉しいことです。

B. 実習中

　指導者は，学生の指導者であると同時に臨床家として目の前の患者の治療にあたっています。指導者と患者とのコミュニケーションを最優先にし，治療の邪魔にならないよう注意します。さらに，邪魔をしないように注意をし過ぎてただ傍観するだけではなく，一人ひとりの患者に接した経験が少しでも自分の知識になるよう，しっかりと準備をして臨床に臨みましょう。その際に意識する点を列挙します。

①質問のタイミング

　指導者への質問は，患者の臨床時間がはじまる前にできるとよいです。自らが評価や治療を模倣・実践する場合，これから見学する患者の情報や，対応に気をつけるポイントなどを確認します。患者の治療がはじまってからは，指導者と患者の会話をさえぎらないように注意しつつ，指導者がどのように患者とコミュニケーションをとっているかを学びます。また，会話を振られたときに即座に参加できる用意をしておきます。質問があるとき

は「今，声をかけてもよろしいでしょうか」「今，質問してもよろしいでしょうか」と確認ができるとよいです。指導者が患者と会話をしていないときでも，指導者は治療に関して思慮していることがあります。患者の様子に注意深く意識を向けている場合もあります。その場合は，疑問に思った内容をメモしておき，後から確認するようにしましょう。治療後，または次の患者への移動時間などは質問しやすいタイミングです。臨床中に疑問に思った内容を，忘れないように確認してください。日々の実習の終了時にも，その日の振り返りや，明日に向けて学ぶ内容，準備する内容を確認できるとよりよいです。良いタイミングで会話や質問ができると，指導者はもちろん患者との関係性の向上にもつながります。

②専門用語の活用

　臨地実習において専門用語を用いる目的は，指導者とのコミュニケーションを明確に行うことにあります。理学療法士・作業療法士が用いる専門用語は医学的なものや運動学的なものなど幅広く，覚えるのが大変ですが，指導者との認識のズレをなくすために必要な知識です。

　例えば，指導者から評価結果を教えてくださいと言われた際に，「この患者は足を開くときに痛みが出ました」と答えると，どのような運動で，どこに痛みが出現したのかが伝わりません。「足を開く」運動とは股関節の外転なのか外旋なのか，右なのか左か両方なのか，痛みが出る部位も股関節なのか，関連する創部の可能性もあります。痛みの種類も伝わりません。情報が正確でないと，質問の繰り返しが必要になったり，誤った認識をする場合もあるため，専門用語を正しく用いることが求められます。

　一方で，学習の途中である学生は，指導者の使う専門用語をすべて理解できない場合もあると思います。そのときは，理解できないままにするのではなく，わからないことを正しく伝え，理解するように努めましょう。同時にわからなかった専門用語を覚えるように学習をすると，その後の実習での学びが円滑になります。

③確認をする

　臨地実習に限らず，目上の人に対して確認や質問をすることがはばかられる場合もあると思います。しかし多くの場合，質問をされず，正しい理解をしないまま進められて困る場合の方が多いものです。「きっとこうだろう」と自己解決をせずに，わからないことがあれば適宜確認をして，一つひとつ理解しながら実習を進める必要があります。

　例えば，脳卒中片麻痺を呈する患者が歩行練習をする際に，患者が歩行時にふらつきなく安定しているように見えても，理学療法士・作業療法士が常に麻痺側に立っている場合があります。その際に「きっと片麻痺の患者だからとりあえず麻痺側に立っている」と自己解決するだけでなく，もしかしたら麻痺側への転倒リスクがあるかもしれない，麻痺側への注意が悪いかもしれない，麻痺側からの歩行分析が必要なのかもしれないと疑問をもち，指導者に確認をすれば，次に自分が行う際にも正しい理解のもとで実施できます。臨地実習で見てきた経験は，自分が理学療法士・作業療法士になったときの臨床に直結しま

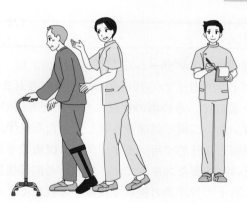

す。理学療法士・作業療法士に限らず，わからない事象を確認するというのは，社会人にとって大切な行動です。わからないことは自己解決せずに，しっかりと質問するようにしてください。

・例：リハビリ開始前

学生

今，本日の患者さんの情報を伺ってもよろしいでしょうか。

指導者

はい。本日見学してもらう患者さんは，○○で△△です。□□に注意して股関節の可動域測定をしてみましょう。

学生

ありがとうございます。□□に注意をして，可動域測定ができるように準備します。

・例：リハビリ終了後

指導者

関節可動域測定の結果はどうでしたか？

学生

他動運動での右股関節外転は 30°で，右股関節前面に鋭痛の訴えがありました。

指導者

わかりました。歩行練習の様子を確認してもらいましたが，歩行の特徴はどうでしたか？

学生

右下肢の立脚初期から荷重応答期にかけて，右股関節の内転に伴う骨盤の右側方移動が出現しました。

3) 自分の意見をもつ

コミュニケーション技法であるアサーション「assertion」は,「自己主張」という意味の単語で,1950 年代に「行動療法」の心理療法の中で提唱されました。自己主張として,自分の意見や考えなどを素直に,その場の状況に合わせた方法で相手に伝える方法です。相手の主張を否定したり,強い口調で無理やり推し進めたりせず,互いの価値観を尊重して,自分の意見を的確に伝える目的で用います。チーム医療で多職種間の連携を行う理学療法士や作業療法士にとって必要なスキルです。患者との関係構築でも用いられます。基本的には対等な立場や,目上の管理者の視点で意識する技法ですが,学生としても,適切に自分の意見を表現するために意識をするとよいでしょう。

①アサーションにおける自己主張のタイプ[2]

・アグレッシブタイプ

攻撃的なタイプで,相手の意見を無視して自分の価値観を押しつけるタイプです。自分の意見を聞いてほしい,他人よりも優位に立ちたいという意欲が強すぎる結果,全体の関係性などを見ずに,自分の主張を押し通して相手を操作しようとする傾向があります。自分の意見をはっきり言える利点がありますが,周囲と軋轢を生む傾向があります。

・ノン・アサーティブタイプ

自己否定的なタイプで,自分よりも相手のことを考え過ぎて,自分のことを後回しにしてしまうタイプです。優しくて穏やかな人が多い反面,自分の意見を口にするのが苦手なので,人間関係でストレスを抱えやすいとされます。また,自分の考えに自信がもてず,自分の意見を出さずに,責任感が育たない傾向があります。

・アサーティブタイプ

アサーションにおいて理想とされるタイプで,周囲と良い関係性を保ちつつ,適切な自己主張ができるタイプです。自分だけが意見を言うのではなく,相手を意識し過ぎるのでもなく,互いの意見を聞き合って,適切な結論を導き出すことができるとされます。アグレッシブタイプとノン・アサーティブタイプの良いところを合わせたタイプと言えます。

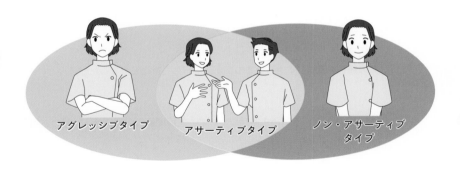

アグレッシブタイプ　　　アサーティブタイプ　　　ノン・アサーティブ
タイプ

　実習生においては，一般にノン・アサーティブタイプに陥りやすいと思いますが，立場をわきまえたうえで，適切に質問し意見を述べる意識が必要です．特に，現在推奨されている診療参加型実習では，学生も診療チームの一員としての参加が求められます．指導者との関係性を意識しつつ，積極的なコミュニケーションをとるようにしてください．

〈参考文献〉
1）公益社団法人日本理学療法士協会：臨床実習教育の手引き 第6版. 2020.
2）内山靖，藤井浩美，立石雅子（編）. リハベーシック コミュニケーション論・多職種連携論. pp100-1. 医歯薬出版. 2021.

3章

臨地実習におけるコミュニケーション

2. 患者とのコミュニケーション

要　点

● 臨地実習における患者は，実習生において最大の学びを与える存在である。診療チームの一員としてのコミュニケーションが重要である。

● コミュニケーションスキルを活用し，信頼関係を構築できるコミュニケーションをとる。

● 患者の想いや多様性を意識したコミュニケーションを行うとよい。

● 患者を安心させられる存在を目指す。

1）患者とのコミュニケーションの重要性

　臨地実習における患者は，理学療法士・作業療法士を目指す学生にとって最大の学びを与えてくれる存在です。一方で，もちろん学生の学びのために存在するわけではありません。患者は，突然の不幸から再びもとの日常生活を取り戻すため，リハビリテーションを受けている状態であることを忘れてはいけません。臨地実習生は，患者の治療をさえぎるような存在でなく，診療チームの一員として治療を促進する立場になるために，適切にコミュニケーションをとるようにしてください。

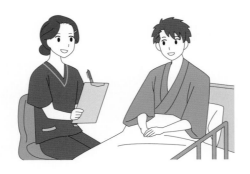

2）コミュニケーションスキル

　コミュニケーションは，何らかの目的を果たすために行う「道具的コミュニケーション」と，コミュニケーション自体がその目的となる「表出的コミュニケーション」とに分かれます。臨地実習において，道具的コミュニケーションは患者の情報を得るための医療面接，情報収集を目的とする会話が近いでしょう。その際のコミュニケーションにおいては，わかりやすく情報を聴き出し，相手にわかりやすく伝える力が必要です。表出的コミュニケーションは，相手と感情を共有するために用いられ，患者にとっては話を聴いて

くれる相手は感情表出の機会になり，心の安定につながります。さらに，話を聴いてもらうことで「この人は話を聴いてくれる人だ」「この人の話なら聴いてみよう」と思ってもらえる信頼関係の構築（ラポールの形成）につながります。ただ漠然と患者と会話をするのではなく，意義をもったコミュニケーションとなるようにしてください。

①傾聴力

傾聴力は人の話を聴く力です。相手に興味をもって，相手が何を伝えようとしているかを注意深く聴きとる力がコミュニケーションでは大切になります。臨地実習において，患者の話を聴いているつもりが，いつの間にか自分の話にすり替えるような会話にならないように注意しましょう。患者の話に対しては，想像力をもって想いを聴こうとしてください。聴く力の詳細は p151「傾聴」を参照してください。

臨地実習においては，患者の会話の中に医療面接につながる重要な情報が含まれていることがあります。患者の会話を聴くときは，すでに本人から，または指導者から聴いたことがある内容だったとしても，無知の姿勢（カウンセリング法の一種）で話を聴きましょう。「こういった話だろうな」と先入観や偏見をもたずに無知の姿勢で話を聴くことで，患者が伝えたい想いや，患者の背景を知る機会につながります。

②患者への伝え方

臨地実習では，診療チームの一員として参加をすることで，臨地実習生から患者に何かを伝え，依頼する機会があります。その際に，適切に自分の意図することを伝える力が必要になります。伝える力の詳細は p147「伝える力」を参照してください。

患者に伝える際に特に注意する点は2つです。それは，具体的に伝えること，そして専門用語を使わないことです。具体的に伝えるには，「なぜするのか」「どうやってするのか」「何をするのか」を明確にするとよいです。専門用語を使わない場合には，「上腕骨」や「肩関節の外転」などの用語を使用せず，「腕をこのように上げてください」と身振りを交えたコミュニケーションで，誰にでもわかりやすい形で伝えます。

・良いコミュニケーション例

患者

今日は疲れたからリハビリはお休みするわ。

学生

たくさん運動をして疲れたのですね。昨日もたくさん運動していましたね。

患者

そうなの。歩く練習はとても疲れるの。もう外に出かけることもないから，歩けなくてもよいのにね。

あまり外出はされないんですね。ご自宅の中ではトイレまでなどの短い距離は歩いたりしますか。

そうね，トイレやリビングまでは歩くわね。

では，おうちの中を歩けるために，歩く練習をされているんですね。

そういえばリハビリの先生もそうやって言っていたわ。

以前より歩ける距離が延びているので，もう少し歩ける距離が延びると安心ですね。

そうね，今日も少し頑張ってみようかな。

はい，一緒に練習しましょう。

3) 相手を尊重する

　臨地実習において対応する患者の多くは，臨地実習生と年の離れた高齢の方が多いでしょう。なかには自分よりも年齢の若い方を相手にする場合もありますが，同年代を相手にすることは少ないと思います。自分とは世代の違う方を相手にコミュニケーションをとる場合に，会話の経験が乏しいと何を話せばよいかわからないことも多いと思います。まずは，相手の人柄や背景を想像し，相手を尊重しながら会話をすることが求められます。

①相手の想いを尊重する

　患者の話を傾聴し，何を思い考えているかを知ろうとしましょう。相手の意見を否定せず，なぜそのように考えているのかを意識し，相手の想いを尊重して必要な対応を行います。臨地実習が進んでくると，患者が「ひとりで歩いて家に帰りたい」と言ったときに，「この人は歩行をしたら転倒しそうだな」「この人はひとりで生活するのは難しそうだな」と，自分の中で考えが進むことがあります。その際に，それを患者に伝えて否定するのではなく，なぜ相手がそう思うのかを考え，良い方法を考えて伝える，または伝えないかを

検討する必要があります。特に学生であれば無理に回答をする必要はなく，傾聴の姿勢を
続けるとよいでしょう。

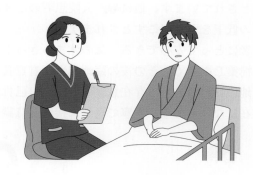

②多様性を意識する

　多様性（diversity）とは，様々な特徴をもった存在が共存することを指します。社会的
な意味合いにおいては，年齢や国籍，文化，言語，宗教，障害の有無，嗜好など，人それ
ぞれの信念や価値観が共存している状態を指します。それぞれ異なる背景や特徴をもった
状態が当たり前の姿であるという概念です。

　臨地実習生と患者の関係は，医療者と非医療者，若年者と高齢者という違いだけではな
く，育ってきた文化や地域の特性，なかには国籍や人種が異なる場合もあります。その場
合に自分の考えが正しいと考えるのではなく，相手の想いを尊重した適切な対応が求めら
れます。そのためにも，相手の想いを聴く力や，情報を得て理解しようとする力が求めら
れます。

　例えば，実習において患者が使い古した服を使用していた際に，消費主義と言われるバ
ブル期世代以降の人であれば，新しいものに買い換えようと思いますが，戦後の物資が乏
しい時期を過ごしてきた方からは受け入れがたい感覚の場合があります。補助具を用いる
と生活がよくなるとしても，生活状況から高価な補助具など購入できない場合もありま
す。相手の背景や考えを理解し，その中でお互いの最善の選択を考えることが，相手を尊
重するということです。

4）患者を安心させられる存在

　主に病院や施設において，患者（利用者）は緊張したり落ち着かない気持ちで過ごして
いることが多いです。それは，治療や疾患に対して不安がある，普段生活している環境と
異なるという背景もありますが，接する相手が医療者ばかりであるという気の休まらなさ
もあると思います。特に，患者同士でコミュニケーションがとれていればよいですが，そ
うでない場合，自分の治療を行う医療者ばかりと接することになり，自分の思いを伝えづ
らく遠慮がちになりやすいです。その中で，実習にくる臨地実習生は，患者から見ると医
療者ではなく，一番自分に近い存在に感じ安心できる存在になるのではないでしょうか。
また，高齢の患者であれば，自分の子や孫に接するような，安心できる感覚があるかもし

れません。

　実際に，病院に来た患者の多くは，診察を待っている間に血圧や脈拍が増加し，自律神経のバランスが変化するとされています。他にも，入院患者の心理的変化として，孤独感や不安，抑うつや自尊心の低下を引き起こすとされます。

　臨地実習生の存在が患者にとって安心できる，気の休まるきっかけとなれば，臨地実習生と患者との信頼関係は構築しやすく，その後の臨地実習が有意義になると思います。学生自身にとっても，実習地における自分の存在意義の確認，自己肯定につながります。患者にとってそのような存在になれるよう，丁寧で真摯に接する意識をもってください。

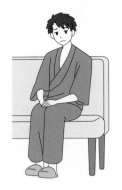
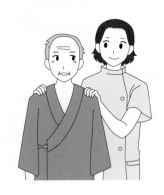

3. 関連職種とのコミュニケーション

要　点

● ひとりの患者には多くの医療職種が関わるため，職種間連携は最良の治療や支援に欠かせない。
● 学生は，将来の医療者として職員間のコミュニケーション技術を積極的に学ぶ姿勢が求められる。
● 他職種と連携するために，日頃から自身のふるまいに気を配り，他職種から信頼を得ることに努める。
● 職員に時間を割いてもらう場合は，事前に都合のよい時間と場所を尋ねる。
● 他職種からの情報収集によって効率的に学習するためには，相談内容をメモとして整理するなどの事前準備が重要である。

1）職種間連携の重要性

　ひとりの患者には多くの医療職種がチームで関わっています（図1）。例えば，理学療法士・作業療法士に加えて，医師，看護師，介護士，言語聴覚士，医療相談員，薬剤師，栄養士，検査技師，歯科医師，歯科衛生士などが関わります。入院から退院まで担当として関わる職種や，検査などで必要に応じて関わる職種があります。患者の原疾患の治療や，安心・安全な入院生活，リハビリテーションを通した患者の生活再建には，リハビリテーション職種だけでなく，すべての職種が互いに連携をとりながら患者を中心として支援する必要があります。

　職種間での連携がとれていないと，患者の安全が損なわれたり治療の方針に齟齬が生じたりと，患者に不利益が生じます。例えば，患者の容態が急に変化したり転倒したりした際に，その情報を知らずにリハビリテーションを開始したのでは，患者の安全が損なわれる危険性は高く，医療事故につながる可能性があります。あるいは，作業療法士が生活動作の自立を目標に介入している一方で，看護師が要介助での退院を目標としている場合，患者はリハビリテーションの練習時間のみ生活動作の練習を行い，病棟では看護師に生活動作を介助されることになります。これでは，リハビリテーションの効果を最大化することは難しくなります。加えて患者は，何のために生活動作の練習をしているのかについて迷いが生じるかもしれません。この場合，作業療法士と看護師が患者の病棟生活の動作について協議・共有することで，作業療法での練習効果や患者のモチベーションを高められる可能性があります。患者を取り巻く医療チームが随時情報を共有して同じ目標に向かって協働することで，各職種の専門性が十分に発揮され，患者に対する効果的な支援が可能となります。そのためには，日頃からの情報を共有しやすい関係性の構築が欠かせません。

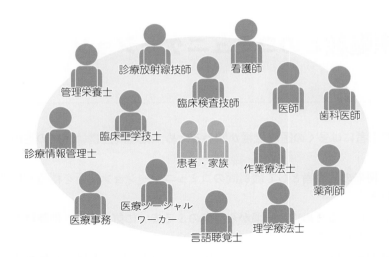

図1　患者に関わる職種
ひとりの患者の治療や入院生活，退院後の支援のために多くの医療職種が関わっている。

2) 学生としてのコミュニケーション

　学生は，将来の医療者として必要不可欠な職員間のコミュニケーション技術を身につけるため，意識的に機会をつくり学ぶ姿勢が求められます。リハビリテーション専門職を目指す学生として患者を評価し，ときには治療にも関わりながら退院支援を考えるうえで，他職種とのコミュニケーションは必須です。しかし，病院においては各専門職は多くの業務を有限の時間の中で遂行しなければなりません。そのため学生は，医療者は限られた時間の一部を学生とのコミュニケーションに割いているという意識は常にもたなければなりません。学生の立場でどのように他職種とコミュニケーションをとって連携するかは，実習における重要な課題のひとつです。

3) 日頃の態度

　他職種と連携するために，日頃から自身のふるまいに気を配り，他職種から信頼を得られるよう努めます。例えば病棟看護師に，患者の病棟生活の様子や当日の容態などを尋ねるために，学生から目的をもってコミュニケーションの機会をつくることがあります。当然，病棟の看護師は学生の存在を認識しているとは限りませんし，学生がどの患者にどのくらい関わっているか把握できない場合も多くあります。学生は，日頃から病棟ですれ違ったときなど，率先して挨拶をすることで，学生として臨床に参加していることを病棟看護師に認識してもらうことが重要です。他項で述べられているような身だしなみ，挨拶などの一つひとつの行動で印象は形成されます。「感じの悪い学生だな」「消極的な学生だな」と思われては，コミュニケーションをとる際に十分な対応をしてもらえず，せっかくの他職種への理解を深めるための機会を損なう可能性もあります。学生からすると，どの

職員がどの職種かわからない場合もありますが，どんな相手であっても自分から積極的に挨拶をする習慣は，実習中に職員との信頼関係を構築することに貢献します。また，実習中に限らず，将来資格を有した際の，他職種と関わるうえでの素養を育むことにもつながります。

4）場面

患者の情報収集などで他職種と関わる場合，相手の業務中に突然訪問しても学生に時間を割く余裕があるかはわかりません。一定の時間をかけて話を聞く場合は，原則的には事前にアポイントメントをとる必要があります。話したい意図とその目的を伝えたうえで，相手の都合のよい時間と場所を尋ねましょう。

5）情報収集の事前準備

相手に何を聞きたいのか，事前に話すことの要点をまとめておくと時間を有効に使えます。冗長に話したのではいたずらに相手の時間を消費しますし，聞きたいことを聞き忘れて後から改めて時間を割いてもらう場合は，やはり相手の時間を無駄にしてしまいます。事前にメモ帳などに聞きたいことをまとめ，聞き漏らしがないようにメモをとりやすい形で整理しておくと効率的な情報収集が行えます（図2）。学生のうちは専門職との会話の中でわからない用語が出てくることも予測されます。その場で聞けるようであれば聞き，難しい場合は後から確実に調べられるようにメモをとっておくと，良い学習につながります。

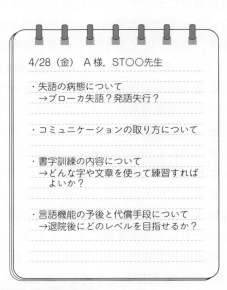

図2　他職種への情報収集時の準備
あらかじめ聞きたいことを整理してメモをとる準備をしておくことで，効率的に情報収集が行える。会話の中でわからないままだったことは必ずメモをして，後から振り返って調べられるようにする。

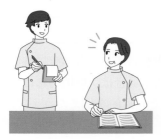

Aさんの失語症について
教えてください。

質問が漠然としていて，聞かれ
た側は何について答えてよいか
把握しにくい。

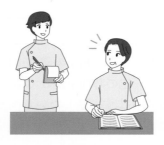

Aさんにはどのような
教示の仕方が理解しや
すいですか？

質問の内容が具体的であり，聞
かれた側は何を答えるか焦点を
絞りやすい。

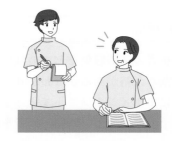

Aさんはリハビリ中では「立ってくだ
さい」「歩きましょう」などの簡単な
言語的教示は理解できていると思うの
ですが，どの程度の長さの文章が理解
できるのでしょうか？

質問の内容に関する自身の評価と考察を述
べているため，聞かれた側は相手がどの程
度の理解をもって尋ねているかを把握で
き，そのうえで何を答えるかわかりやすい。

図3　他職種への質問の仕方

　また，相手に何かを尋ねる場合は，その件に関する自分の考えをある程度まとめておく
必要があります（図3）。例えば作業療法学生が言語聴覚士に失語症について尋ねる場合
に，単に「Aさん（患者）の失語症について教えてください」と尋ねるだけだと，質問
が漠然としており，尋ねられた言語聴覚士は，すべてを説明するだけの時間を設けなけれ
ばならないのか，どの程度失語症について学生が理解して評価と考察をしているのかにつ
いて把握できません。場合によっては「作業療法の場面ではどういった様子ですか？」と
聞き返されることもあります。また，ごく基本的な病型を説明されてもそれがわからない
場合は，言語聴覚士の話を十分に理解できないまま情報収集の時間は終了してしまいま
す。事前に言語機能に関する基本的な知識や自身の考えをもっていないと，学生が考える
時間を省いた代わりにその説明時間を職員に与えることとなってしまい，臨床業務の中で
時間が限られている職員にとっては不利益となることもあります。事前に必要な知識や自
身の考えを整理し，先に自身の考えを述べたうえで，聞きたいことを明確にして質問や相
談ができると，良いコミュニケーションが生まれます。
　学生という立場で臨床に参加しているため，その範囲は様々であれ，臨床の知識が十分
でないことはある程度は許容されます。「まだ知識がないから」「調べてからにしよう」と
いった理由で職員とのコミュニケーションを逡巡することは，自身の成長のためには望ま
しくありません。しかし，他職種に患者について相談に行く際には，相談ごとに該当する
知識に関しては，教科書に載っている程度の基本的な内容はおさえておく必要があります。

4. 患者家族とのコミュニケーション

> ## 要点
>
> ● 患者の家族にはいくつもの役割があり，いずれもリハビリテーションの効果を最大化するために重要な要素である。
> ● 患者を取り巻く家族もリハビリテーションの対象者として捉えて関わり，家族のニーズや介護等の能力を評価して，リハビリテーションの目標を定める必要がある。
> ● 家族から得られる病前の情報は，病態の整理や目標の設定を行ううえで重要である。
> ● 家族の支援者としての能力や，身体的・精神的負担を評価し，その継続可能性を判断して，患者と家族とともに退院後の生活について考える。
> ● 指導者に相談しながら，学生としての家族との関わり方を考える必要がある。学生は医療者がどのような判断でどのように家族と関わっているかを観察して学ぶ。

1) 患者家族とのコミュニケーションの重要性

　家族にはいくつかの役割があります。そのすべてを有する家族もいれば，いくつか特定の役割を担う家族もいます。いずれの役割もリハビリテーションの効果を最大化するためには重要な要素です。それぞれの役割について知ることは，リハビリテーション学生として家族とコミュニケーションをとることの重要性についての理解を深めます。

　広辞苑によると家族は「夫婦の配偶関係や親子・兄弟などの血縁関係によって結ばれた親族関係を基礎にして成立する小集団。社会構成の基本単位」[1]と定義されています。しかし，リハビリテーションにおける家族の役割を考える場合，配偶関係や血縁関係の有無に関わらず患者の生活，人生の再建にあたって重要な存在となる人もいます。そこで本項では，婚姻関係にないパートナーなど，患者の生活再建に密に関わるキーパーソンを含めた「家族」とのコミュニケーションについて考えます。

2) 対象者としての家族

　リハビリテーションは患者の生活や人生の再出発を支援します。家族との関係性や家庭環境は患者ごとに異なりますが，多くの患者には家族がいます。患者は入院生活を終えた後に，家族という小さな単位の社会で生活を送ります。患者は家族の中での役割を遂行することになります。それは疾患の後遺症によって病前とは異なる形かもしれませんし，病前の役割を継続する形かもしれません。特に家族と同居する患者が自宅に退院する際には，家族という最小単位の社会システムが機能しないと，患者と家族の生活の質は担保されません。例えば，トイレや更衣など身の回りのことに家族の介助が必要な方が自宅に退

院した後，家族が身体的または精神的に介護に疲れ，介護能力を失うことがあります。この場合，患者は必要な介護を受けられず，在宅生活の継続が困難となります。患者と家族がそれぞれどのような退院後の生活を望んでいるのか，両者のニーズや家族の介護能力を明らかにしたうえで，リハビリテーションの目標を定める必要があります。

　患者の発症後や受傷後は家族も精神的に不安定となりやすく，患者や家族が置かれている状況を十分に理解できないこともあります。リハビリテーションを開始した早い段階で家族のニーズを聞き出そうとしても，そのすべてが現実的なものであるとは限りません。医療者との信頼関係が築かれていない場合は，表面的な回答が得られても，潜在的な部分を含めた真のニーズを明らかにすることはできないかもしれません。そのときどきの家族の心理的な状況を考慮しながら寄り添い，コミュニケーションを通して信頼関係を築いていき，退院後の生活についてともに考えていくことが重要です。

3) 情報提供者としての家族

　医療者は病院内での患者しか知らず，入院前や退院後の患者を取り巻く環境についての情報は家族からの提供にある程度依存します。病前の患者の生活状況や性格，運動機能，認知機能は，病態の整理やリハビリテーション目標の設定に欠かせない情報です。入院のきっかけとなったエピソードによって何がどの程度変化したのか，その変化によって退院後の生活状況はどのように変化する可能性があるのか，評価をする際にはなるべく具体的な情報が必要です。

　例えば，認知機能検査で記憶力の低下を認めた場合，病前から同程度の記憶力であったのであれば，その他の機能低下を認めない場合は，それほど大きく退院後の在宅生活の状況が変化しないかもしれません（図4）。反対に，病前からではなく今回の発症によって

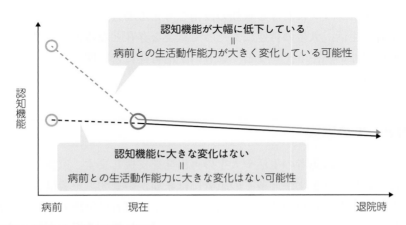

図4　病前の情報による能力変化の推定
現在の評価だけでなく病前の情報を知ることで退院支援の内容が変わる。緑色の線では病前から認知機能が大きく低下しているため，生活動作能力は大きく低下しており，以前とは異なる生活の様式の検討や，福祉用具や社会資源の積極的な導入が必要となる可能性がある。一方で黒色線では病前から認知機能に大きな変化はないため，退院後の生活の様式が大きくは変化しない可能性がある。

記憶力が顕著に低下している場合は，その変化によって支障をきたすと推察される退院後の日常生活活動や手段的な生活動作（家事や仕事，公共交通機関の利用など）を特定し，動作を遂行するための戦略の変更や代替的手段の導入などを検討する必要があるかもしれません。退院後の自宅環境や家族ができる支援の内容も，リハビリテーション目標を定めるためには極めて重要な情報です。家族とのコミュニケーションを通して具体的な情報を得ながら，リハビリテーションの評価，治療につなげていく必要があります。

4）支援者としての家族

　患者に何らかの介助が必要となる場合は，入院期間中から家族に退院後の介助者としてのイメージをもってもらう必要があります。退院後の介助について家族が理解できないまま退院すると，家族は心理的にも技術的にも十分な準備がないまま，突然患者を介助しなければならない生活がはじまることになります。専門的な知識や技術がない家族にとって介助をすることは身体的または精神的な負担が大きく，場合によっては生活の継続が危ぶまれるかもしれません。病院から在宅へ連続的に患者の生活をつなげるためには，入院中の家族との関わりが極めて重要です。入院中から必要な介助・支援の方法，関わり方などを理解してもらうよう働きかけます。ときには積極的にリハビリテーションの治療場面に参加してもらい，患者の状態を見てもらい，可能であれば実際に介助をしてもらいながら，退院後の生活を見すえて継続した介護の実現可能性やその負担感を家族に確かめてもらいます。

　医療者は，家族の支援者としての能力や，身体的・精神的負担を評価し，その継続可能性を判断したうえで，患者やその家族とともに退院後の生活について考えます。家族の能

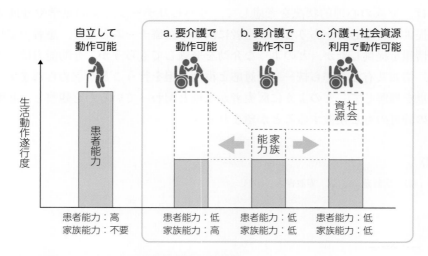

図5　家族の介護能力に応じた生活動作の遂行度
患者の能力が低いとき，患者の能力が向上しなくても，家族の介護能力が向上すれば在宅での生活が可能となる。一方で，患者の能力が低いときに，家族の介護能力も低い場合は，動作の遂行に必要な分だけ，社会資源の利用等の代替的な手段が必要となる。

力によっては地域の介護サービスなどの社会資源の積極的な活用や，在宅環境の工夫，有事の際の対応方法について，入院中から検討しておくとよいです（図5）。

5）学生としてのコミュニケーション

　見知らぬ学生が患者のリハビリテーションを見学し，また練習の一部を補助していることに抵抗をもつ家族もいます。学生は，自ら挨拶をして「見学させていただいている藤田太郎です」などと自己紹介をして，感謝と礼節をもって臨床に参加することで，家族からも受け入れてもらいやすくなります。患者の家族が，リハビリテーションを見学に来ているときや病室に面会に来ているとき，相手が誰か認識できずとも自ら挨拶をすることで，信頼を積み重ねていく必要があります。積極的にコミュニケーションをとりながら信頼関係を築いていくことが望まれますが，一方で，病後の混乱によってすぐに積極的に関わることが適切ではない家族もいます。接し方や家族の情報については，事前に指導者に確認することが大切です。また，学生が患者の病態や治療方針，予測される結果について直接家族に伝えることは避けましょう。限られた経験と知識をもとに，学生がリハビリテーションの具体的な点を家族に伝えることで，かえって混乱を生む危険性もあります。家族に情報を求められた場合も，一度指導者に相談して対応方法について検討しなければなりません。ときには学生と患者の関係性が深くなることもあります。指導者や他の職員には話さないことを，学生にだけ話すかもしれません。自身だけ知り得たと思われる情報は，その状況も含めて指導者に必ず伝えましょう。

　患者の家族には，入院中から積極的にリハビリテーションに参加してもらうことが望まれます。しかし，家族の状態によっては過度な負担を強いることがあるため，慎重に考える事項であると理解しておきましょう。

　医療者は，家族の心理的状況を考慮して，リハビリテーションの見学や介助方法の伝達，情報提供を行う必要があります。患者に関わる医療チームとして，患者の家族にどこまで何の情報を提供したか，どのような介助を経験してもらうか，介助能力はどの程度かについて，情報共有しながら統一した対応と役割分担を行うことが求められます。学生はこれらの点を理解して，どのように医療者が家族と関わっているかを観察し，必要に応じて指導者の許可のもと模倣することが望まれます。

〈参考文献〉
　1）新村出（編）：広辞苑 第六版. 岩波書店. 2008.

4章

就職後における

コミュニケーション

1. 患者，患者家族とのコミュニケーション

要点

● 就職後も，患者や患者家族とのコミュニケーションにおいては信頼関係の構築が大切である。

● 患者や患者家族には，礼節をわきまえてコミュニケーションをとる。

● 医療用語を避けながら専門職として説明することが必要である。曖昧な発言や軽率な対応は，信頼関係の破綻につながる可能性があるので注意する。

　患者や患者家族とのコミュニケーションにおいては，信頼関係の構築が大切です。医療現場では，患者を中心としたチーム医療の実践が求められ，患者と患者家族，そして医療従事者との間でお互いに信頼し合って協力関係を築き，十分な情報共有による当事者参加型の意思決定がなされています。医療従事者が医療技術を提供するためには，患者や患者家族との十分なコミュニケーションによって信頼してもらうことが重要です。コミュニケーションの適正化は，安全で安心な信頼される医療を実践し，患者の満足度を高める主たる要因にもなっています。

　就職後の医療現場において，患者と患者家族に対するコミュニケーションを図るうえで，主に筆者の経験から，注意した方がよい事項について説明します。

1）担当としての自己紹介

　信頼関係の構築のために，患者，患者家族に対して自己紹介を行うことが重要です。

①患者への自己紹介

　自分が担当する患者に初めて会う際には，自ら自己紹介を行います。自己紹介は臨床実習生のときも指導を受けると思いますが，就職後は立場が変わり，担当者としての責任からその重要性は一層高まることを理解してください。

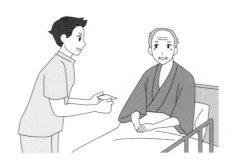

　自己紹介を含めた挨拶によって，患者の第一印象が決まります。患者は，担当者の挨拶や自己紹介の内容に加えて，本書で繰り返し学んだ，身だしなみ，入室からの所作，姿勢，目線などを総合して，直感的に第一印象を抱きます。自己紹介を含めた挨拶が不十分になると，患者のもつ担当者の印象は悪い所からはじまり，良好な信頼関係の構築が困難になるか，または時間を要します。

　患者から見た「良い看護師」像をインタビュー形式にて調査した報告があります[1]。看護師も理学療法士・作業療法士と同様に，対人能力が非常に重要な職業です。その調査によると，患者は「人としての関わりができる」「専門職としての関わりができる」看護師を「良い看護師」と認識するようです。「人としての関わりができる」とは，「人としての顔をみせる」ということであり，「自己紹介をして，ひとりの人として患者に向き合う」や「人間味をもって接してくれる」ことが具体例として挙げられています。看護師集団の一職員ではなく，ひとりの人としての側面を見せ人間味をもって接する看護師に，患者は人対人のつながりを感じ，自分を見てくれているという安心感を得ているだろうと小西らは考察しています。

　理学療法士・作業療法士においても，担当者としての自己紹介は重要です。わが国のリハビリテーションを提供する多くの医療機関や施設では，対象者ひとりに対して，複数の理学療法士・作業療法士が担当として関わっています（複数担当制）。したがって，何人ものリハビリテーションの担当者がひとりの対象者に関わります。そのため，まずは担当者として，「こんにちは，○○さんの担当になりました，理学療法士の○○です。よろしくお願いします。何かお困りでしたら，いつでも遠慮なくおっしゃってください」などのように自己紹介をして，対象者を安心させることが第一の仕事になると思います。多くの患者は何かしらの怪我や病気を有し，不安な気持ちで医療機関に来ます。特に，怪我や病気になった直後は，気持ちも動揺して不安定になっている可能性もあります。「自分のリハビリテーションの担当者がどのような人になるのか」と考え，不安をもつ患者も少なくないはずです。そのような患者を安心させ良好な信頼関係を築くためにも，自ら積極的に担当者であることを含めて自己紹介をすることが必要不可欠です。

②患者家族への自己紹介

　患者家族とのコミュニケーションにおいても，注意点がいくつかあります。まずは，患者に対してと同様に担当としての自己紹介が必要です。自己紹介が患者との信頼関係を構築するうえでの第一歩になると上述しましたが，患者家族に対しても同様です。患者との信頼関係が構築できても，その周囲の方々，特に患者家族との関係が良好でないと治療がうまく進まないこともあり得ます。例えば，自主練習を自室で行うよう，担当者が患者と患者家族に提案をしました。患者は担当者に対して強い信頼を寄せていたので，その提案に対して積極的な意向を示しました。しかし，患者家族の担当者に対しての信頼は十分ではなく，「本当にその練習は必要なのか」と何度も質問をしました。納得してもらうことができず，自主練習に必要な道具に関して患者家族からの支援を得られず，自主練習の導入は失敗しました。今回の例では，自主練習の導入前に患者家族への自己紹介を行い，リ

ハビリテーションの経過や自主練習が必要になった経緯などをわかりやすく丁寧に伝えることで，患者家族から信頼され説明に納得が得られる関係性を構築することが必要でした。

2）礼節を大切にする

　患者や患者家族とは，礼節をわきまえたコミュニケーションをとるように心がけてください。

①患者への礼節

　前述のように，患者は何らかの怪我や病気を有し医療機関に来ます。その怪我や病気を医療従事者に治してもらうことは当然ながら，心のケアを求めている場合も多くあります。医療は，患者中心で構成されます。医療従事者は，常日頃から患者の目線に立って物ごとを考えることが必要です。

　礼節とは，礼儀と節度を意味する言葉です。医療従事者は皆，患者に対する思いやりの心や気持ちをもっていると思います。しかし，その心や気持ちを十分に保持していても，患者には見えないことに注意しましょう。目には見えない心や気持ちを可視化する方法として，礼儀が重要です。患者に寄り添う気持ちを見える形で表現できる代表的なものとして，言葉遣い，挨拶，身だしなみなどが挙げられます。患者の命や生活を預かる医療現場では，一般社会で求められる以上の礼儀が必要になります。例えば，病院内での廊下の歩き方に関しても，患者に対する礼儀は存在します（図1）。

　医療従事者は，患者が安心安全に移動できるよう周囲に気を配り，自身は患者の妨げにならないよう移動します。ひとりで歩ける患者を部屋に案内する際は，患者のやや前側方に位置し，できるだけ背中を見せないことも大切です。通路の障害物や人の往来には常に注意し，患者を丁寧に案内します。

　患者から信頼されてくると，患者も緊張がほぐれて様々な話をされます。信頼関係が構築されつつあるときこそ，節度を保った対応が必要です。節度とは，「行き過ぎのない適

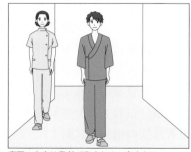

廊下の中央は患者が歩くために広くあけ，医療従事者は壁側を歩く。

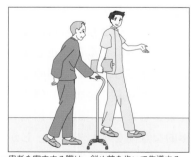

患者を案内する際は，斜め前を歩いて先導する。患者の安全に配慮しながら，背中を見せることのないように案内する。

図1　廊下の歩き方

当な程度」などの意味があります。節度が表れる場面として，患者への言葉遣いが挙げられます。患者への言葉遣いは，丁寧語を中心とした敬語を使うことが基本です（p129「実践的なコミュニケーション術」参照）。一方，悪い例としては家族や友人と話すような砕けた口調になることが挙げられます。患者との信頼関係が構築されると，気兼ねなく会話ができるようになります。そのような状況では，今まで気をつけていた言葉遣いが乱れ，不適切な言葉になりやすいことを理解しておきましょう。状況に応じて言葉遣いを使い分けることも大切ですが，医療従事者として患者に接するうえでは，常に節度を保った対応を心がけましょう。

　また，患者の医学的情報は，カルテ等に集約されています。しかし，カルテに記載されていない情報は，直接本人または患者家族から聴取する必要があります。そのような場面でも礼節を大切にして接することが大切です。患者本人の本音は，すぐに表出されないこともあります。担当者として，患者の情報収集は適切なリハビリテーションに必要不可欠ですが，焦りは禁物です。治療やケアを進めるうえで必要となる情報の中には，患者にとって他人に言いたくない情報もあります。例えば，家族情報もそのひとつかもしれません。その患者は家族関係が良好ではなく，他人に家族の話をしたくないのかもしれません。また，別の患者は同じ情報を全く問題なく気軽に話してくれることもあります。まずは患者の目線に立ち，寄り添うことからはじめてみましょう。リハビリテーションの担当者は，患者の人間性がわかることで「この内容は慎重に質問しなくてはいけない」「今は，この質問は避けた方がよい」など，状況に応じて判断できるようになります。患者との信頼関係が構築されると，自然に患者から，こちらの聞き出したかった内容を話してくれることもあります。また間接的な質問から会話を広げることも有効な手段です。例えば，家族構成や家族間の関係性のことについて聴取したいときに，まずは家屋構造から聞いてみます。そして，食事などについて聞くことで，同居している家族について話してくれる患者もいます。また，入院患者であれば，自室に家族の写真を飾っている患者もいます。おそらく家族の写真だろうと予想はつきますが，あえて「この写真はどなたですか？」などと聞くことで，患者から家族に関する話をしてもらえるかもしれません。自ら話してもらうことで，その後の詳細な質問もしやすくなります。

②患者家族への礼節

　患者とリハビリテーションの担当者は，出勤日にはほぼ毎日顔を合わせます。相手のことを理解し，良好な信頼関係を築くためには，ある程度の時間が必要になります。したがって，ほぼ毎日顔を合わせる患者とは信頼関係が構築しやすいと思います。しかし，患者家族と顔を合わせる機会は患者ほど多くはありません。また，患者と患者家族との関係性によっては一度も来院せず，患者家族と担当者が顔を合わせられないこともあります。筆者の経験でも，入院患者の患者家族と入院中に顔を合わせる機会がなかったことは多くありました。そういった理由から，患者家族と顔を合わす機会は大変貴重です。

　患者家族が遠方で来院が困難な場合でも，可能な限りコミュニケーションをとった方がよいです。多くの場合，電話などを用いて現状の説明や患者家族としての退院先希望など

223

の確認を行うと思います。顔を合わせたコミュニケーションではないため，話している際の相手の表情などを確認できません。電話で会話を行う際は，言葉遣いに一層注意し，礼節を大切にすることで，電話越しでも患者の担当者として信頼されるよう努めましょう。

3）専門用語を避けた説明，誤情報の伝達の回避

医療用語を避けながら専門職として説明することが必要です。曖昧な発言や軽率な対応は，信頼関係の破綻につながる可能性があるので注意してください。

①患者への説明

医療の専門用語は，患者にとって理解が難しいことがあります。一般的な言葉を用いて，わかりやすく説明する必要があります[2]。医療従事者は，無意識に医学用語を使うので要注意です。わかりやすい説明の原則として，「カタカナ語・外来語」などはできるだけ使わず，「やまとことば」を使うように心がけましょう。説明など際に頻出するカタカナ語・外来語と対応するやまとことばの一例を表に示します（表1）。

言葉を聞いたことがあるかという「認知度」と，言葉の中身が正しくわかっているかという「理解度」とは異なります[2]。しかし，説明の工夫や配慮をしても，患者とのコミュニケーション中にトラブルが生じることもあります。その一例が，医療従事者が患者に誤情報を伝達してしまうことです。明らかに誤った情報や，医療従事者の目線では誤った情報でなくても，患者からすると，初めて聞いた情報や自分の想いと異なる情報であることもあります。2つの事例を挙げて説明します。

・検査結果などに関する誤情報

医療現場では，検査結果などの多くの患者の個人情報を扱います。また，その情報に関わる人数も職員含め多く存在します。例えば，今朝検査を受けた患者が，病棟にいる担当外の理学療法士に自身の検査結果について尋ねました。患者から聞かれた理学療法士は，検査結果を心配している患者の心情を察して「異常なかったと思います」と答えました。患者は，異常がなかったと信じて安心し，喜びました。しかし実際は，検査値に異常が見つかり再検査が必要な状態でした。その検査結果を主治医から患者に伝えた際，「あの職員に異常なかったと言われたぞ」と主治医に怒号を発し，病棟職員全体への信頼を失うこ

表1　カタカナ語・外来語とやまとことば

カタカナ語・外来語	やまとことば
ドクター	医師
ナース	看護師
PT	理学療法士
OT	作業療法士
カルテ	診療録
カンファレンス	話し合い

とになりました。

　この場合，担当外の理学療法士は十分に検査結果を把握していないのであれば，患者が心配している旨を看護師や主治医に伝えるべきだったかもしれません。患者のためと思った発言であっても，曖昧かつ軽率な言葉は，患者を苦しめます。確実な情報を伝えられるよう心がけましょう。

・退院先に関する誤情報

　入院患者にとって非常に重要な情報のひとつに，退院先に関する情報があります。退院先は，身体状況などから主治医，担当の医療従事者，そして患者家族とで相談し患者の希望通りになるときもあれば，患者の希望に添えない場合もあります。また，一度決まっていた退院先が，わずかな状況の変化で変更になることもあります。例えば，自宅への退院を希望する患者がいたとします。患者は移動に車椅子が必要です。しかし，自宅前の階段や玄関，廊下と車椅子が通れない家屋構造になっています。自宅内を改修する方向で患者と患者家族，そして担当者で検討をしていました。後日，自宅を確認した改修業者から「改修できそうです。ただ，一部は要検討です」と，未確定な情報が入ってきました。担当者は，「改修できそうです」の部分のみを記録しており，患者に「改修できるらしいので，自宅に退院できそうですね」と伝えました。その後，要検討箇所の改修ができないことが判明し，患者家族からその旨を本人に伝えた際に，「職員が，自宅を改修できるから自宅に退院できると言っていたぞ」と怒り出し，職員への信頼を損なう結果になりました。

　退院先は，患者のその後の人生に関わるとても重要な内容です。この場合は，未確定な情報が確定する前に患者に伝えたことで問題が生じました。正しい情報を間違いのないよう記録し，主治医や他の担当者への情報共有，そして患者家族への確認を怠らないよう注意していく必要があります。

②患者家族への説明

　患者の治療方針や治療内容に関しては，主治医から説明がなされます。そして，患者または患者家族に同意を得たうえで，治療が開始されます。主治医の説明後，患者家族から各専門職に対して，現状や治療内容などについての質問がある場合もあります。患者への関心が高く積極的に治療を支援してくれる家族ほど，専門職への質問が多くなります。その際に，主治医を含めた多職種で相談した目標や，専門職として自身が主に関わる治療内容を伝えられるように準備する必要があります。例として，大腿骨の骨折後の手術によって主に歩行のリハビリテーションを実施している患者の，非常に協力的な患者家族の質問に対する理学療法士の説明の良い例と悪い例を下記に示します。

患者家族

父の足や歩きの状態はどうでしょうか?

○良い例

理学療法士

〇〇さんの骨折した右側の足は，手術直後は痛みも強く，なかなか思うように動かすことができませんでした。しかし，〇〇さんの「なんとか歩けるようになりたい」という強い気持ちもあり，リハビリを頑張った結果，現在は痛みも減り足の力もついてきました。また，ご家族様が心配されている歩きの状態も，理学療法士が身体を支えることなく見守ることで，杖を使いながら歩けるようになってきました。主治医や他のスタッフとも定期的に話し合っており，自宅退院に向けて，病室や廊下をひとりで歩けるように病棟で歩くリハビリも行っています。

×悪い例①

理学療法士

足や歩きの状態はよくなっています。主治医も歩けるようになると言っていますので。

　協力的な患者家族に対する説明としては，内容が不十分です。足や歩きの状態について熱心に聞こうとしてくれている相手に対して，理学療法士は誠意をもって対応する必要があります。患者がリハビリテーションに対してどのように臨んでいるのかなども含めると，患者家族は安心すると思います。さらに，最終的な判断は主治医が下しますが，担当の理学療法士として，専門的立場からの見解を伝える必要があります。

×悪い例②

理学療法士

足もだいぶよくなっているので，多分歩けるようになると思います。

　「だいぶ」「多分」といった曖昧な程度を示す発言は避けた方がよいです。この言葉だけを聞いた患者家族に「もう歩けるようになったのですね」と勘違いされてもおかしくはありません。理学療法士の立場から伝えられる内容を理解したうえで，状態や歩行の介助量などについて，専門用語を使わず，わかりやすく事実を伝える必要があります。
　また，臨床の経験年数が浅く，相手に十分に理解できるよう説明できるか不安な場合は，上司や先輩に事前に相談したうえで患者家族が求める専門職の立場からの意見などを述べるようにしましょう。
　さらに，患者家族の中には，治療現場の見学希望をもつ方もいます。特に，理学療法士・作業療法士が関わるリハビリテーション室において，実際のリハビリテーションの内容を見学したいと希望される患者家族は少なくありません（図2）。
　患者家族が見学している際は，目の前でリハビリテーションを実施しながら，患者家族にも内容を説明し，丁寧に接することが重要です。しかし，リハビリテーション室では，

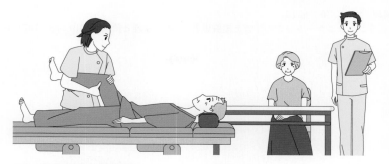

図2　患者家族の見学風景

他の患者もリハビリテーションを実施しています。他の患者に配慮して見学用の椅子の位置を決めるなど，環境を事前に整えておく必要があります。患者家族は，その患者を心配し，そして応援するためにリハビリテーション室まで足を運ぶ方が多いです。可能な限りの患者家族への配慮と礼節を大切にして，自分が専門職であるという誇りをもって患者家族の希望に応え，患者家族とも良好な信頼関係が構築できるよう努めていきましょう。しかし，丁寧な説明の工夫や配慮をしても，患者家族とのコミュニケーションでトラブルが生じることもあります。例として，患者と同様に誤情報の伝達を例に示します。

・退院先に関する誤情報

　患者家族にとっても非常に重要な情報のひとつです。必ずしも患者家族が希望する退院先になるとは限りません。また，希望していた退院先でも，病院と自宅では環境が大きく異なり，円滑に自宅での生活が送れないこともあります。例えば，トイレがひとりでできるようになれば自宅への退院を希望している患者家族がいたとします。患者は麻痺の関係で，片手片足が思うようには動きませんでした。しかし練習の成果で，病棟トイレは手すりにもたれかかり把持することで，ひとりで可能になりました。担当者は，「病棟のトイレで，ひとりでできるようになりました」と患者家族に伝えました。患者家族はその情報をもとに，自宅への退院を決定しました。しかし，自宅に退院してみると，患者家族は困ってしまいました。自宅ではトイレ内の縦手すりを1本のみ取りつけ可能でしたが，病棟トイレの手すりは，縦手すりのみではなく，横手すりもつながっていたのです。患者は，その両手すりを上手に用いて，ひとりで行っていました。結果，トイレの度に見守りが必要になってしまい，なんとか自宅で過ごしてもらおうと，その後，訪問リハビリテーションなどのサービスを検討することになりました。

　患者家族は，病棟での生活を詳しく知ることはできません。動作の介助量を伝えることは間違いではないですが，どのような環境で，どの道具を用いてなどの詳細な情報を正確に伝えないと，今回の例のように退院後の生活に大きな影響を及ぼしてしまいます。

〈参考文献〉
1）小西恵美子，和泉成子：患者からみた「よい看護師」：その探求と意義（第17回日本生命倫理学会年次大会報

告）．生命倫理．2006；16：46-51.
2）中野重行：医療コミュニケーションの学習と模擬患者（SP）．薬理と治療．2010；38：1077-88.

2. 上司・先輩とのコミュニケーション

要 点

● 社会人になると，職場の上司・先輩・同僚・後輩など，様々な立場の人と適切に付き合う必要がある。
● 上司・先輩への報連相は徹底する。
● 職場での人間関係の悩みは誰にでも起こる。
● 上司・先輩とのコミュニケーションを円滑に行うことで，人生が豊かになり，自身の成長につながる。
● 多かれ少なかれ「苦手な人」はどの職場にも存在する。

4章

就職後におけるコミュニケーション

1) 人とうまく付き合う

　社会人になると，職場の上司・先輩・同僚・後輩など，様々な立場の人と付き合っていく必要があります。リハビリテーションのスタッフ間においても上司・先輩・同僚・後輩の関係があり，上司や先輩へ報告したり，後輩から相談を受けたりすることもあります。内閣府が平成30年度に報告した子供・若者白書（図3）では，働くことに関する不安について「勤務先での人間関係」を挙げた人が71.4％もおり，大多数の人が人間関係に不安

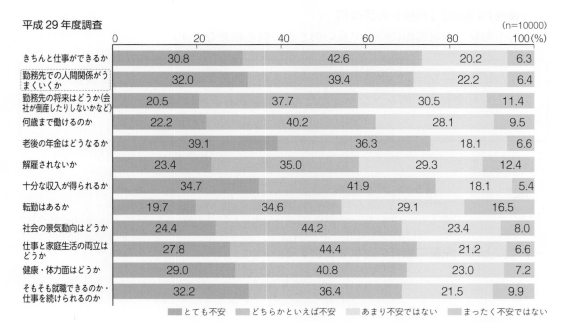

平成29年度調査　　　　　　　　　　　　　　　　　　　　　　　　　（n=10000）

	とても不安	どちらかといえば不安	あまり不安ではない	まったく不安ではない
きちんと仕事ができるか	30.8	42.6	20.2	6.3
勤務先での人間関係がうまくいくか	32.0	39.4	22.2	6.4
勤務先の将来はどうか（会社が倒産したりしないかなど）	20.5	37.7	30.5	11.4
何歳まで働けるのか	22.2	40.2	28.1	9.5
老後の年金はどうなるか	39.1	36.3	18.1	6.6
解雇されないか	23.4	35.0	29.3	12.4
十分な収入が得られるか	34.7	41.9	18.1	5.4
転勤はあるか	19.7	34.6	29.1	16.5
社会の景気動向はどうか	24.4	44.2	23.4	8.0
仕事と家庭生活の両立はどうか	27.8	44.4	21.2	6.6
健康・体力面はどうか	29.0	40.8	23.0	7.2
そもそも就職できるのか・仕事を続けられるのか	32.2	36.4	21.5	9.9

図3　働くことに関する不安[1]

を抱いています[1]。そのため，人とうまく付き合う方法を身につけると，人間関係における不安を減らすことができます。

上司とは，組織や会社において自分よりも上の職位に位置する人のことを指し，先輩とは，同じ組織や職場で自分よりも先に入社し，経験や知識が豊富な人のことを指します。本項では，上司・先輩を大きく分けず「人生の先輩」として一括りに記載します。

---

2) 上司・先輩への「報告」「連絡」「相談」

仕事を進めるうえで上司・先輩とのコミュニケーションは欠かせません。その理由はいくつかありますが，ひとつには生産性の向上が挙げられます。コミュニケーションを円滑に行うことで，「報告」「連絡」「相談」も円滑になります。「報告」「連絡」「相談」や情報共有の機会が減少すると，小さなミスやエラーが生じ，その状態が続くとスタッフ間のトラブルが多発します。スタッフ間のトラブルは，患者との信頼関係にも影響を及ぼします。報告・連絡・相談を円滑に行うことができれば，上司・先輩からの患者の治療に関する的確な助言を得て業務上のミスやインシデントを防止することができ，患者に安全で効果的な治療を提供できます。

もうひとつの理由として，職場の雰囲気がよくなることが挙げられます。密接に上司・先輩とコミュニケーションをとり，お互いのストレスが軽減されれば，職場の雰囲気の改善につながります。職場の雰囲気がよければ，自然と笑顔が増え，患者との信頼関係の構築にも良い影響があります。他にも，上司・先輩とのコミュニケーションには，業務の効率や職員のモチベーションの向上，問題解決の促進など様々な利点があります。

① 「報告」「連絡」「相談」の具体例

上司・先輩への報連相について良い例と悪い例を紹介します。

> リハビリテーションの実施中に，患者から担当の理学療法士に，夜間転倒したことを伝えられました。痛みがなかったため，医師や看護師には伝えていないようでした。

〇良い対応方法

理学療法士

> どこを打ちましたか？　現時点で痛みはないかもしれませんが，今後痛みが出てくる可能性もありますので，一度検査してもらいましょう。

→すぐに上司・先輩に患者の現状を報告する。

×悪い対応方法

理学療法士

> どこを打ちましたか？ 痛みがなかったのはよかったですね。痛みが出てきたら教えてください。

→痛みがないため問題ないと判断し，上司・先輩への報告をしない。

　臨床経験の多い少ないに関わらず，チーム医療には報連相が欠かせません。特に，患者に関する報連相は医療職にとって最も重要です。毎日接する患者の異変に気づいたら必ず報告しましょう。また，医療職の仕事はチームで進めることが多いので，自分ひとりで判断すると医療事故につながる可能性もあります。気づいたこと，わからないことの報連相を欠かさないようにしましょう。

　忙しいときほど手間を惜しまず丁寧に，しっかりコミュニケーションを重ねていくことが大切です。初めはコミュニケーションの「質より量」を心がけましょう。「報告」は悪い情報ほど早く，「連絡」は正確そして簡潔に，「相談」は判断に迷うことがあれば早めにしましょう（図4）。

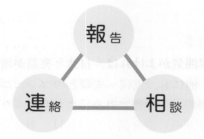

図4　報告・連絡・相談

3）人間関係の悩み

　職場での人間関係の悩みは誰にでも生じます。また，コミュニケーションの問題，性格の不一致，対立，不信感や嫉妬等とは異なる，専門職ならではの悩みの原因が存在します。原因のひとつは，技術面の考え方の違いによる意見の衝突です。豊富な臨床経験を積んだ方であれば，自分のやり方がある程度確立されています。その結果，経験豊富な先輩のやり方を指示されたり，別の理学療法士・作業療法士からそのやり方を否定されたり等の人間関係に悩まされるケースがあります。誰もが患者のことを第一に考えた結果として生じる問題であるため，解決が容易ではありません。多くの場合，若手の理学療法士や作業療法士は自信をなくしてしまいます。

　もうひとつの原因は，治療目標などに関する意見の食い違いです。臨床現場では他の理学療法士・作業療法士と同じ患者を担当することが多くありますが，患者のリハビリテーションの目標や退院後の方向性について意見が食い違うことがあります。専門分野が異なるために，個々人がそれぞれ異なる観点で評価や治療を進めることがあり，これがトラブ

ルの原因になります。しかし，お互いの専門分野を理解し尊重し合うことで，この問題は回避できます。

　筆者自身の経験談にはなりますが，私が新人の頃，私についていた指導者2人の練習に対する考え方が大きく食い違っていたため，練習内容に関して衝突し，患者に適切な練習を提供しづらかったことがありました。こういった問題は患者に不利益を与えてしまうため，避けなければいけません。医療の中心にいるのは「私たち」ではなく，「患者」です。患者により良いリハビリテーションを受けてもらうためにも，担当者間で積極的にコミュニケーションを図っていくことが大切になります。

4）具体的なコミュニケーションのとり方

　厚生労働省のデータから計算すると，人生の約3分の1の時間（睡眠時間を除く）を仕事に費やしている計算になります[2]。つまり，人は人生の大半の時間を仕事に費やします。上司・先輩とのコミュニケーションを円滑に行うことで，人生が豊かになり，自身の成長につながります。上司・先輩とのコミュニケーションをとる際のポイントをまとめてみました（図5）。

①素直に話を聞く・受け入れる

　上司・先輩の話は，まずは素直に聞くことが前提になります。新人であれば，上司・先輩から仕事の進め方や治療技術などを教わる機会が多くあります。教える側にとっては，教える時間の分，自身の仕事の時間が割かれることになります。また，一生懸命教えているのに，教わる側（新人）が素直に話を聞かなければ，教えたい気持ちは大きく失われます。上司・先輩の話を素直に聞く耳をもち，上司・先輩をうやまう気持ちは，仕事をするうえで非常に大切です。教わる側が，問題点への指摘を素直に受け入れて，教わったことを一つひとつ身につけて仕事を「ものにしていく」成長をみせることは，教える側にとってもやりがいにつながります。

②自分から歩み寄る

　上司・先輩に対して自身から歩み寄る努力が大切です。現代では，メール等が普及して

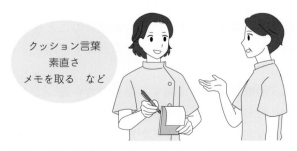

図5　上司・先輩とのコミュニケーションのポイント

簡単にコミュニケーションがとれる時代になっていますが，言葉の裏側にある感情が伝わりにくいために誤解を招くこともあります。もちろん，メールは好きな時間にコミュニケーションをとれる利便性の高いものです。しかし，可能な限り対面でコミュニケーションをとることをおすすめします。信頼関係の構築や感情の共有，人の心に訴えられかけるという点では，対面でのコミュニケーションの方が優れているからです。

③コミュニケーションの回数を増やす

コミュニケーション時の話す内容も大切ではありますが，コミュニケーションの回数を増やすことで，信頼関係を築きやすくなります。これは，単純接触効果と呼ばれています。まずは，上司・先輩に対して積極的にコミュニケーションをとることが大切です。

④報連相の徹底

報連相のタイミングと場所についても考えましょう。上司・先輩は，必要なタイミングで必要な情報がほしいと考えています。また，個人情報保護の観点から，報告する場所についても考える必要があります。報連相のタイミングと場所について，表2，3にまとめました。

表2　報告のタイミング

すぐに	緊急性：高 例：練習中に患者の容体が悪化，転倒したなど
今日中に	緊急性：中 例：患者の練習日程の調整が必要。患者の退院が決まったなど
明日以降	緊急性：低 例：来月の有給休暇の相談など

表3　報告の場所

個室	重要性の高い話をする場合 例：自身の心身状態，今後の方向性
リハビリテーション室	患者に関わる個人情報に関する話は避ける
スタッフ室	患者に関する情報共有を行う 近くに患者がいないかの確認

⑤挨拶や感謝の言葉を大切にする

挨拶はコミュニケーションの入り口です。毎日行う挨拶も，笑顔で目を見て伝えられるようにしてください。思っているだけでは伝わらないのが人の心です。どんな小さなことでも教えてもらったら心から感謝し，「ありがとうございます」とお礼の言葉を言いましょう。

敬意や謝意は，言葉と表情と態度が一致したときに相手にしっかり伝わるので，全身を使って気持ちを伝えられるようになってください。また，質問するとき，相談するときな

どはクッション言葉を使いましょう。「お忙しいところ申し訳ございません，今お時間よろしいですか」のように話す前に言葉を添えるようにしましょう。

⑥傾聴する

上司・先輩から信頼を得るためには，聴き方にも工夫が必要です。「傾聴」（p151）を参照してください。

⑦メモをとる

上司・先輩から教えてもらった仕事の内容をメモに残しておくことで，その内容を忘れないようにすることができます。また，聞こうとしている姿勢を見せることにもつながります。思考の整理，課題の整理・整頓ができようにもなります。上司・先輩は，忙しい中で自分のために時間を使って教えてくれます。何度も同じ質問をしないようにメモをとる習慣をつけましょう。ただし，メモをしていると相手の表情や身振り手振りが見られません。また受け手の表情の変化もメモに気をとられて減りやすいです。メモをとる際は，話し手に一声かけて承諾を得て，時折，目線を話し手に向け，うなずきなどの傾聴反応を示す必要があります。

5）どんな人にも苦手な人はいる

多かれ少なかれ，「苦手な人」は誰にでも，どの職場にも存在します。どんな人とも仲よく接して良好な人間関係を築きたいと思う人は多いかと思います。しかしながら，人間関係は複雑であるため，そう単純にはいかないことがあります。企業などの集団心理として2-6-2の法則があり，この法則は人間関係においてもあてはまると言われています。つまり，「どんな人でも2割の人に好かれ，6割の人は普通，残りの2割の人には嫌われる」という法則です。この割合は人によって多少の違いがあると思いますが，目安として知っておくだけで心に余裕が生まれるかと思います。

苦手な人と上手に付き合うためには，以下のことに注意してください。

①マナーを守って接する

苦手な人に対しても，最低限のマナーを守ることが重要です。例えば，挨拶や業務に必要な会話などです。周囲からの信頼を損ねることにもなりかねないので，常にマナーを守りましょう。

②相手の強みや良い面に着目する

苦手な人に対しては，ついつい否定的な評価をしがちです。相手の強みや良い面にも目を向けてみましょう。相手の良いところを見つけ出すことで，相手との関係性が改善されることもあります。

③感情を制御する

　相手との関係が悪化する原因のひとつに，感情の激化が挙げられます。自分の感情を制御し，相手に対して冷静でいることが大切です。感情を制御するためには，適度な運動やリラックスした環境をつくることが有効です。

④理解者をもつ

　自分の仕事に責任をもって真剣に取り組むと，周囲から評価され，理解者・協力者の数が増え自信ややる気が向上するため，苦手な人の存在が気にならなくなってきます。

⑤目的を明確化する

　仕事上の目的や役割がはっきりしていると，意見の対立や不満が生じた場合でも，仕事に取り組むうえで必要な情報や作業内容に集中しやすくなります。まずは自分の役割や目的を明確にし，相手との仕事上の関係性についても把握しておくことが大切です。

〈参考文献〉

1) 内閣府 web サイト：平成 30 年度版 子供・若者白書（概要版）．https://www8.cao.go.jp/youth/whitepaper/h30gaiyou/index.html（最終アクセス日：2023 年 9 月 5 日）
2) 厚生労働省 web サイト：実労働時間数（調査産業計）．https://www.mhlw.go.jp/toukei/youran/indexyr_d.html（最終アクセス日：2023 年 9 月 5 日）

3. 後輩とのコミュニケーション

要 点

● 新人においては，仕事に慣れてもらうこと，自信をもってもらうこと，モチベーションを維持してもらうことが重要である。
● 後輩スタッフを指導する際には，ティーチングとコーチングを意識する。
● 信頼を獲得するには時間がかかるが，信頼を失うのはあっという間である。

1) 教育の重要性

　誰でも仕事の経験を積むにつれて，教える立場になっていきます。後輩が入職すると同時に必要となるのが教育（研修）です。新人においては，仕事に慣れてもらうこと，自信をもってもらうこと，モチベーションを維持してもらうことが優先される事項です。ちょっとした言い方の違いで，後輩のモチベーションに影響を与えるため配慮が必要です。教える側は，伝えるべきことを口に出すだけでは不十分です。相手の心を動かすにはどう伝えたらよいか，日頃から考えながら指導していく必要があります。自分が新人だったころを振り返ってみると，先輩とのコミュニケーションに苦労したこともありました。先輩はいつも忙しそうで，なかなか話しかけづらく，相談するタイミングがわからず苦労しました。自分自身の経験をもとに後輩の目線になってコミュニケーションを図ることで，後輩とのコミュニケーションが円滑になります。

2) ティーチングとコーチング（図6）

　後輩を指導する際には，ティーチングとコーチングを意識しましょう。両方とも知識やスキルを伝えるための方法ですが，目的が異なります。ティーチングは，主に指導者が得ている知識やスキルをそのまま後輩に教える方法です。1対1の指導だけではなく，集団での教育も可能です。最近では，動画を使用したティーチングも取り入れられています。新人に対してリハビリテーション時のルールや注意点を説明したり，研修などを活用して病院全体の説明を行ったりもします。さらに，リハビリテーションの実施場所，電子カルテの使用方法，1日の実施単位数，リハビリテーション実施計画書の作成の仕方，物品の配置，リハビリテーションのスキルなどの新しい知識やスキルを教えます。ティーチングでのコミュニケーションは一方向になりがちで，後輩はやらされているといったネガティブな感情に陥りやすいです。また，答えを教えてくれると後輩が期待し，依存する可能性もあります。その他，ティーチングに頼り過ぎると，マニュアル通りにしか対応できない後輩になってしまう可能性もあります。

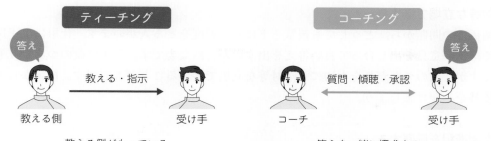

図6 ティーチングとコーチングの違い

表4 ティーチング，コーチングのメリット・デメリット

	ティーチング	コーチング
利点	・短時間で知識・スキルを伝えることができる ・集団での教育にも適用可能 ・動画での教育も可能	・自ら考え行動する力を身につけられる ・モチベーションの維持・向上 ・多面的な視点をもつことができる
欠点	・指導側の知識・経験以上のものを伝えることができない ・指導者の知識やスキルへの依存 ・時間がかかる	・指導者のスキルで成果が左右される ・大勢に対して指導できない ・後輩の経験値が低いと適用できない

　一方，コーチングは，個人に合わせた目標や行動計画を指導者と一緒に考え，支援していくのがポイントです。あくまでも，指導者の役割は支援です。主役は受け手側（後輩）で，受け手が自分自身で答えをつくり出す支援をします。答えを教えることは避け，後輩が自分で考えて答えを導き出せるように促すことが原則となります。よく不適切なコーチングとして見かけるのが，「どうしたいの？」「自分の意見はないの？」「自分で考えてみて！」といった質問ぜめです。適切な質問とは明らかにかけ離れています。質問は受け手側に多面的な視点をもってもらうために行います。そのため，「患者の現在の状況についてどう思う？」「患者の腕の機能をよくするために，何から取り組んでいこうか？」といった質問は効果的です。受け手は自分の中から答えを出し，自ら行動したことに対して達成感を覚え，これはモチベーションの維持・向上にもつながります。それは，指導者から教えられたのではなく自ら導き出せたからにほかなりません。コーチングでのコミュニケーションは，比較的短期間で効果を期待できるティーチングと違い，実感するまでにはある程度の時間がかかることが主な欠点です。ティーチング，コーチングのメリット・デメリットを表4にまとめました。

3) 後輩とのコミュニケーションのとり方

　後輩は，先輩のことをよく見ています。信頼できる人なのか，ちょっとした言動から判断されてしまうこともあります。信頼を獲得するのには時間はかかりますが，信頼を失うのはあっという間です。後輩とのコミュニケーションをとる際のポイントをまとめてみました。

4章 就職後におけるコミュニケーション

①対等な立場で接する

　関係性の問題から，どうしても後輩を下に見た態度をとる人がいます。仕事は上下関係なく，皆が意見を出し合って良い答えを出すのが自然な姿です。ときに縦のつながりも大切ですが，横のつながりを大切にし，対等な立場で接することが大切です。後輩からも学ぶ姿勢を心がけましょう。

②逆報連相を徹底する

　報連相は社会人の基本です。後輩からの報連相に不満をもっている指導者はたくさんいますが，実際は指導者から後輩への報連相ができていないことも多いです。逆報連相を徹底することで報連相の手本を示すことができれば，自ずと後輩も報連相ができるようになります。

③肯定表現，質問系に変換する

　否定系の言葉を使用すると，人の仕事に対するモチベーションは下がってしまいます。時と場合によりますが，原則として肯定表現を使用しましょう。また，人は命令されるとやりたくなくなります。命令ではなく，質問系に言葉を変換しましょう。

○良い表現方法①

先輩

やり方を少し変えれば，もっと効果が得られそうだね。一緒に考えてみよう。

○良い表現方法②

先輩

リハビリテーション実施計画書は作成したかな？

×悪い表現方法①

先輩

そのやり方では，何の効果も得られないよ。やり方変えたら？

×悪い表現方法②

先輩

早くリハビリテーション実施計画書を作成しなきゃダメだよ。

④「も」を活用する

　先輩としては一案としてコメントをしたつもりでも，言い方を間違えると「意見を押しつけられた，全く意見を聞いてくれない」と思われてしまいます。それを避けるためにも，「こんな治療方法もあるよ」のように，「も」を活用してみてください。

⑤ありがとうを言える指導者になる

　後輩がお願いした仕事をしてくれたとき，自分を助けてくれたときはきちんとお礼が言える指導者になりましょう。後輩に対して，感謝の気持ちを忘れずに助け合いながら仕事をしていくことが大切です。

4. 実習生とのコミュニケーション

要 点

● 就職後の理学療法士・作業療法士は，臨地実習指導者として実習生（後輩）を育成する必要がある。

● 実習生の能力を引き出すためのコーチングには，3つの原則（双方向〔interactive〕，現在進行形〔on going〕，個別対応〔tailor-made〕）があり，GROWモデルを参考に実践する。

● 就職後の理学療法士・作業療法士は，実習生の心情を理解し，学ぶ意欲を最大化できるように関わり，それを維持することが重要である。

1) 後輩を育成する意義

　理学療法士や作業療法士の主たる業務として，「臨床」「教育」「研究」の3つが挙げられます。患者を治療する理学療法士や作業療法士は，いつも「臨床」を中心にすえて，「臨床家としての教育」と「臨床家としての研究」を追求します。医学は科学（科学的手法を用いて発展した学問）であり，臨床の行為は，先人の経験・知識・知恵を基盤として，日々発展し続けています。「臨床家としての教育」は，自らが得た先人の教えや経験を後世に伝え，仲間をつくり，発展させるための極めて重要な取り組みです（後輩の育成に関する内容は，p28第1章「臨床家の本望」を参照）。専門家の教育においては，専門家から教わることが必要です。そのため，先輩は何があっても決して後輩に背を向けず，後輩の学びや成長の手本になるふるまいを見せることが大切です。理学療法士や作業療法士の資格取得と臨床家として成長するための教育は，大学や専門学校で学ぶ「卒前教育」と資格取得後に実施する「卒後教育」に分かれます。本項では，「卒前教育」の臨地実習における臨地実習指導者と学生との関わりに焦点をあてて説明します。

　臨地実習は，養成校で学ぶ学生にとって自身が将来活躍する姿を臨地実習指導者に重ね，臨床家として歩み出す前に大きく成長する重要な機会です。したがって，臨地実習指導者と学生との間には，良好な関係の構築が欠かせません。臨地実習指導者は，学生の苦労を支え，その成長を喜びます。

　近年の臨地実習指導者の要件は，理学療法士や作業療法士の免許を受けた後5年以上業務に従事し，厚生労働省指定の臨床実習指導者講習会等を修了することです。実習形態は，臨床参加型臨床実習が推奨されています。臨床参加型臨床実習では，実習生は臨床チームの一員として，臨地実習指導者の指導・監督のもとで理学療法や作業療法を実施します。就職後の理学療法士や作業療法士は，臨床技能と指導技能を磨いて臨地実習指導者となり，チームの中で適切なコミュニケーションを用いて，実習生を指導することが必要です。

2）実習生の能力を引き出す関わり方

　実習生に対して効果的に指導する方法として「ティーチング」「コーチング」を意識するとよいです。ティーチングとは，専門的な知識や技能を伝える，コーチングとは，相手が自主的に考えて，判断し，行動できることを促進させるコミュニケーション技術です。一般的に，コーチングによる関わり方が学習を促進させると言われています。しかし，実習生が自主的に考えられる知識や技能が不十分な場合，コーチングのみでの指導は難しく，ティーチングと使い分けた関わりが必要です。

　コーチングを行うためには，双方向（interactive），現在進行形（on going），個別対応（tailor-made）の3原則を理解することが必要です[1]。

①双方向（interactive）

　コミュニケーションの基本は双方向的であることです。臨地実習現場では，指導者から実習生に向けた一方向のコミュニケーション（ティーチング）になりやすいため注意が必要です。ティーチングは，実習生が未獲得の知識や技能の指導に用いるとよいです。コーチングはティーチングと異なり，臨地実習指導者が実習生からの意見や考えを聴取・尊重して関わるため，学修行動を促進させます。

②現在進行形（on going）

　コーチングは，一度行うだけでは効果が限られるため継続的に行うことが必要です。臨地実習指導者の指導場面は，実習生が臨床中に技能を実践する際に行う指導（on the job training：OJT）と，臨床後に行う振り返りの指導（off the job training：OFFJT）があります。どちらの指導場面においてもコーチングを取り入れ，粘り強く継続的に指導することを意識しましょう。

③個別対応（tailor-made）

　コーチングでは，実習生の性格や価値観などを考慮して，個別に対応することが効果的です。臨地実習指導者は，実習生の知識量や技術力に加え，人としての個性を把握したうえで，その実習生に適したコーチングを提供します。

　コーチングの実践には，基本プロセスである「GROWモデル」が参考になります[1]。GROWモデルとは，goal（目標の明確化），reality（現状把握），resource（資源の発見），options（選択肢の発見），will（意志）の頭文字をとったものです。
　・goal（目標の明確化）：どのようになりたいか。何を達成したいか。
　・reality（現状把握）：目標に対して現状の課題は何か。
　・resource（資源の発見）：課題の達成に必要な情報や人などは何か。
　・options（選択肢の発見）：どのような方法が考えられるか（ひとつではなく複数）。
　・will（意志）：どのような計画で行うか。

3) 実習生が抱く心情

　臨地実習は，養成校内で行う講義や演習とは異なり，学生は実際の臨地現場に身を置いて学修することになります。それは大きな学びを得られる一方で，日頃とは全く違う慣れない学修環境によって強いストレスを抱えることになります。理学療法士や作業療法士を目指す学生が臨地実習に対して抱く不安やストレスに関する調査によると，不安やストレスは実習前に強く，実習を経験するにつれて低減していきます。玉利らは，学生が臨地実習に対して抱くイメージを調査した結果，「怖い」「きつい」「緊張」「大変」「難しい」「厳しい」「辛い」「不安」というネガティブな心情が多く，唯一のポジティブな心情は「楽しい」であったと報告しています[2]。適度なストレスは学修に効果的ですが，強いストレスは学修効果を下げます。臨地実習指導者は実習生の心情を理解し，実習開始後にはなるべく早くネガティブな心情を低減させられるように関わり，それを維持することが重要です。

　多くは触れませんが，臨地実習指導者以外のスタッフも，学生にとって大変心強い存在です。特に，若手のスタッフは学生と年齢が近く，声をかけやすい存在です。スタッフから学生とコミュニケーションを図り，不安で心細い学生に寄り添うことが大切です。学生指導は，未来の仲間を育て自らの職域発展に大切であるという気持ちを常に忘れないようにしましょう。

4) コミュニケーションの具体例

　臨地実習指導者と実習生におけるコミュニケーションの，良い例と悪い例を紹介します。

> 実習生が初めて徒手筋力検査（MMT）をした後に，指導者がフィードバックする場面

○良い例

指導者

> 今回の検査ではどのような点に注意できましたか？　注意できなかったところはありますか？

実習生

> 抵抗運動の力の強さを注意しながらできました。注意できなかったところは代償運動です。

指導者

> そうですね。その通りだと思います。代償運動を注意するためには，固定する場所や支持の仕方について，教科書を使ったり実技練習をしたりして復習しておきましょうね。

×悪い例

指導者

今回の検査はどうでした？

（どうでした……？　何を答えたらいいのだろうか……？）えっと……うまくできなかったと思います……。

実習生

指導者

あ，ちゃんとわかっていますね。では，できなかったところは復習しておいてくださいね。

はい……。

実習生

　良い例では，指導者がMMTを行う実習生に対して，何に注意してどのような結果であったか具体的に聞き出しています。また，その後の回答を聞いたうえで，次の目標に向かうために必要な知識や技能を提示し，どのように学修するかを伝えています。

　悪い例では，最初の「どうでした？」という指導者の発言で実習生が混乱しています。この場合，「どうでした？」という指導者の質問の意図を実習生が考えるという過程が生まれます。しかし，実習生が指導者の質問を正しく理解することが難しく，実習生の返答は「うまくできなかった」という抽象的な表現になっています。また，その実習生の発言を受けた指導者が「復習しておいてくださいね」とだけ発言したため，実習生にとっては何を，どのように復習するのかわからず行動できない状態（コーチングされていない状態）になっています。

> 指導者がデイリーノートにおける実習生の臨床思考過程を聞く場面

○良い例

指導者

ここに書かれた内容ですが，この内容にたどり着いた過程を教えてもらえますか？

実習生

臨床を見学した際に○○ということを教えてもらったので，文献を探したところ××と書いてあり，このように書きました。

指導者

なるほど。臨床で見学した患者と文献に記載されている患者の△△が違うところをわかっておくとよかったね。

× 悪い例

指導者

なんでこうやって書いたのですか？

（なんで……？　書き方が違ったのかな……？）えっと……臨床で見学したときのことを書いたつもりです……。

実習生

指導者

これではわからないです。次からは○○のようなことも書いておいてくださいね。

はい……。

実習生

　良い例では，指導者が実習生のデイリーノートに書かれた臨床思考過程について聞いています。実習生は事実を述べるだけでよいためストレスは少なく，指導者は誤りの原因追求が可能になります。指導者は，追求できた誤りについて具体的な提案ができるため，実習生に今後の行動（臨床の患者と文献の患者の違いに注意して確認する）を促すことができます。

　悪い例では，指導者の「なんで？」という発言のみで実習生の臨床思考過程について聞いています。しかし，それを受けた実習生は「書き方」に誤りがあったかとも勘違いしています。さらに，「○○のようなことも書いておいてくださいね」という発言は，知識をひとつ増やすことができたものの，「どのようにそこへたどり着くのか」や「何に注意しなければならないのか」などといった本質的な改善を示していません。今後の行動にはつながらない可能性が高いと予想されます。

〈参考文献〉
1）一般社団法人日本作業療法士協会：作業療法臨床実習指針（2018）作業療法臨床実習の手引き（2022）. pp40-1.
2）玉利誠，谷口隆憲，松谷信也，他：理学療法学科1年次生が臨床実習に対して抱くイメージ．理学療法科学．2017；32：515-9.

5. 関連職種とのコミュニケーション

> **要 点**
>
> ● チーム医療とは，「医療に従事する多種多様な医療スタッフが，各々の高い専門性を前提に，目的と情報を共有し，業務を分担しつつも互いに連携・補完し合い，患者の状況に的確に対応した医療を提供すること」である。
> ● チーム（医療）の形態には，multidisciplinary team model（調整モデル），interdisciplinary team model（連携・協働モデル），transdisciplinary team model（統合モデル）がある。
> ● 関連職種とコミュニケーションをとる際には，相手の状況を理解すること，質問する際に自分の考えを先に伝えること，コミュニケーション後は感謝しフィードバックすることに注意する。

1）関連職とのチーム医療

　チーム医療とは，「医療に従事する多種多様な医療スタッフが，各々の高い専門性を前提に，目的と情報を共有し，業務を分担しつつも互いに連携・補完し合い，患者の状況に的確に対応した医療を提供すること」です[1]。この多種多様な医療スタッフを本項では関連職と言います。関連職が患者・患者家族とともに質の高い医療を実現するためには，一人ひとりの専門性を高め，その専門性に委ねつつも，チーム医療として統合する発想が必要です。

　チーム医療には，疾病の早期発見・回復促進・重症化予防など，医療・生活の質の向上，医療の効率性の向上による医療従事者の負担の軽減，医療の標準化・組織化を通じた医療安全の向上などが期待されています。そのためには，各関連職の専門性の向上や役割の拡大，関連職間の連携・補完の推進が必要とされています[1]。

　このように関連職が連携したチーム医療の実践においては，各々の専門性を高め役割を拡大させながら，互いの業務を補完し合うためのコミュニケーションが重要となります。

2）チーム（医療）の形態

　チーム（医療）の形態については様々な議論があるものの，本項では3つのモデルを紹介します（図7）。

① multidisciplinary team model（調整モデル）

　関連職がそれぞれの専門性を活かし，評価や治療などは個別に行うモデルです。そのた

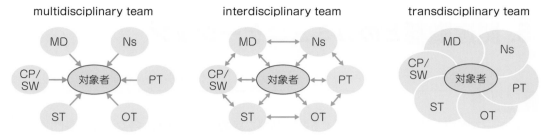

図7　多職種連携におけるチームモデル[2]

め，他職種との議論は最小限です。基本的には電子カルテに情報を記載して共有し，足りない情報はその専門である他職種へ依頼することになります。急性期での関連職の関わり方があてはまるとされています[2]。

② interdisciplinary team model（連携・協働モデル）
　他職種とのコミュニケーションに重点がおかれ，すべての職種が互いに意思疎通を行うモデルです。他職種の専門性や能力を信頼し，同じ目標に向かって協働します。例えば，患者の日常生活活動の自立を目標に，理学療法士・作業療法士と看護師が患者の日常生活活動能力について日頃からコミュニケーションを行うなどです。回復期での関連職の関わり方があてはまるとされています[2]。

③ transdisciplinary team model（統合モデル）
　多職種による協働・連携に加え，意図的な関連職間の役割の横断的共有が含まれるモデルです。意思疎通をしながら，互いの専門性を越えて補完し，協働します。例えば，自己喀痰できない患者の吸引作業を，理学療法士・作業療法士も行うよう依頼するなどです。生活期での支援者らの関わり方があてはまるとされています[2]。

3）関連職とのコミュニケーション例

　関連職とコミュニケーションをとる際には，以下の点に注意するとよいでしょう。

①相手の状況を確認する
　他職種とコミュニケーションをとる際には，相手がどのような状況であるかを確認しながら，その状況に合わせることが大切です。相手に話しかけるときは，相手の状況を確認する一言からはじめるとよいでしょう。しかし，緊急性のある内容に関しては，患者の不利益にならないように，「すぐに対応していただきたいのですが」と伝えてコミュニケーションを行う必要があります。

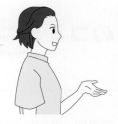
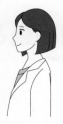

今，お時間
大丈夫ですか？

②質問では自分の考えを先に伝える

患者の情報や評価・治療状況などを他職種に質問する場面があります。その際は，自分が知り得ている情報や自ら行った評価・治療の内容などを先に開示したうえで質問をすると相手は答えやすいです。

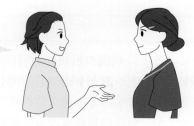

練習では〇〇さんの移乗がFIM6
でできるようになっていますが，
普段の病棟生活ではいかがですか？

③コミュニケーション後は感謝しフィードバックする

コミュニケーション後には，相手に対して「いつもありがとうございます」と感謝の言葉を述べます。また，そのコミュニケーションで決められた内容は必ず実践し，どのような効果が得られたのかを同じ人にフィードバックします。

〈参考文献〉
1）厚生労働省：チーム医療の推進について（チーム医療の推進に関する検討会報告書）．2010.
2）一般社団法人日本作業療法士協会：作業療法臨床実習指針（2018）作業療法臨床実習の手引き（2022）．pp 67-8.

6. 他部署職員とのコミュニケーション

> **要 点**
> ● 病院の組織は，主に医局，看護部，医療技術部門，事務部門から成り立っている。
> ● 他部署職員には，人事，経理，施設管理，医事，総務などがあり，他部署の役割を理解することが必要である。
> ● コミュニケーション手段である電話やメールの基本的なマナーを理解して対応することが重要である。

1）他部署職員

　全日本病院協会によると，病院の組織は規模によって様々であり，主に医局，看護部，医療技術部門（薬剤課検査科，放射線科，栄養科，リハビリテーション科など），事務部門の4つから成り立っています。その他，情報管理，経営企画，医療相談など様々な専門領域の担当がありますが，病院の規模によって集約・兼業される場合が多いとされています[1]。

　本項では他部署職員をリハビリテーションからみた関連職以外の職員と位置づけ，他部署職員とのコミュニケーションについて考えます。

2）他部署職員とのコミュニケーション

　他部署職員とコミュニケーションを行うためには，他部署の役割を理解し，用件に応じて適切な部署を選択することが必要です。以下に，いくつかの他部署職員の役割を記載しますが，病院によって異なる場合があります。

①人事

　新たな職員の募集や選考，採用を行います。医療現場に必要となる人材を確保するための業務を担当します。他には，職員の就業管理，給与，賞与，福利厚生などの制度の設計や管理，退職の手続きや年金の手続きなどの労務管理を行います。

②経理

　病院の財務・会計業務を担当します。病院の会計帳簿の作成，経理帳簿への記帳などの会計処理業務，病院全体の予算作成や管理業務，発注した物品やサービスへの支払い業務，資産管理業務，税務申告業務などを行います。

③施設管理

病院内の施設や設備の管理・運営を担当します。建物や設備の点検，保守，修繕を行い，維持を図ります。工事計画の立案や工事監理なども行う場合があります。

④医事

医療事務全般の業務を担当します。外来窓口の受付業務や会計業務，入退院の手続きや入院費の会計業務，レセプトの作成や提出，医事統計業務（外来や入院の患者数や病床の稼働率など）を行います。

⑤総務

病院内の庶務業務や総務業務を担当します。人事・労務管理，給与・賞与の支払い，会計業務，設備管理，施設保険・資産管理，契約管理（外部委託業務や外部機関との契約など）など業務内容は多岐に渡ります。前述した部署が病院にない場合，その業務を総務が担当している場合があります。

他部署職員とのコミュニケーションでは，医療専門用語は使用せずにわかりやすい言葉を選択します。さらに，コミュニケーションの内容は端的かつ明確に伝えましょう。誤解を生まないように前置きは簡潔にして，その内容は相談なのか，依頼なのか，情報共有なのか，などの結論から伝えるとわかりやすいです。また，他部署職員は金銭のやりとりなど，重要な業務が多々あります。正確な情報を相手に伝え，確認を忘れないようにします。

3) コミュニケーション方法となる電話とメール

他部署職員が医療現場にいることは少なく，受付や事務室などにいることが多いです。そのため，理学療法士・作業療法士が他部署職員とコミュニケーションをとる手段は電話やメールとなることが多いです。電話やメールでの基本的マナーについて下記に記載します。

①電話

電話をかける前には，必要な資料を手元に準備しておきます。相手が忙しいと想像できる時間帯は可能な限り避けます。電話をかけて相手が出たら，挨拶とともに自ら名乗ります。そして用件を伝えたい相手へと取り次ぎを依頼します。用件を伝えたい相手が出たら，端的に用件を伝えます。最後にお礼を言って終了します（表5）。

相手からの着信の場合は，着信番号を確認します。電話に出たら，挨拶とともに名乗ります。その後，相手の名前や用件を正確に聞きます。場合によってはメモをとりながら聞きます。最後にお礼を言って終了します（表6）。

表5 電話をかける際の手順（例）

①電話をかける前	・資料など，必要なものを手元に置く。 ・電波状況を確認する。
②挨拶する	・「おはようございます」「こんにちは」 ・「お世話になっております」 ・「〇〇病院の××と申します」
③用件を伝える	・「〇〇の件で，××についてご相談したいです」 ・「〇〇を確認させていただきたいです」
④お礼を言う	・「お時間をいただきありがとうございました」 ・「ご対応いただきありがとうございました」

表6 電話に出る際の手順（例）

①電話に出る前	・着信番号を確認する。 ・メモをとる用意をする。
②挨拶する	・「おはようございます」「こんにちは」 ・「お世話になっております」 ・「〇〇病院の××です」
③用件を聞く	・自分の用件であれば対応する。 ・自分の用件でない場合は，担当者に取り次ぐか，不在の場合は相手の所属と名前，用件を聞いてメモに残す。
④電話を切る前	・「失礼します」

②メール

　件名は必ず入力します。受信メールに対する返信の場合は，一部を除いて件名を変更する必要はありません。

　本文は，宛名，挨拶文，所属と氏名，用件，結びの言葉，署名，連絡先の順に記載します。宛名は所属先と氏名（敬称）を記載し，CCとして宛先以外の方を追加する場合は宛名の下行に（ ）で氏名を記載します。挨拶文は「お世話になっております」や「突然のご連絡失礼いたします」のように簡潔に記載します。自分の所属と氏名は，相手との関係性によって工夫します。何度もコミュニケーションしたことがあれば，「リハビリテーション科の〇〇です」だけでも問題ありません。用件は短い文章でわかりやすく記載することを心がけます。はじめに要旨を示したり，適宜改行したり，箇条書きにしたりするなどして見やすさに配慮します。結びの言葉は，「よろしくお願いいたします」や「今後ともよろしくお願い申し上げます」のように簡潔に記載します。最後は，自分の署名と連絡先を記入しておきます（図8）。

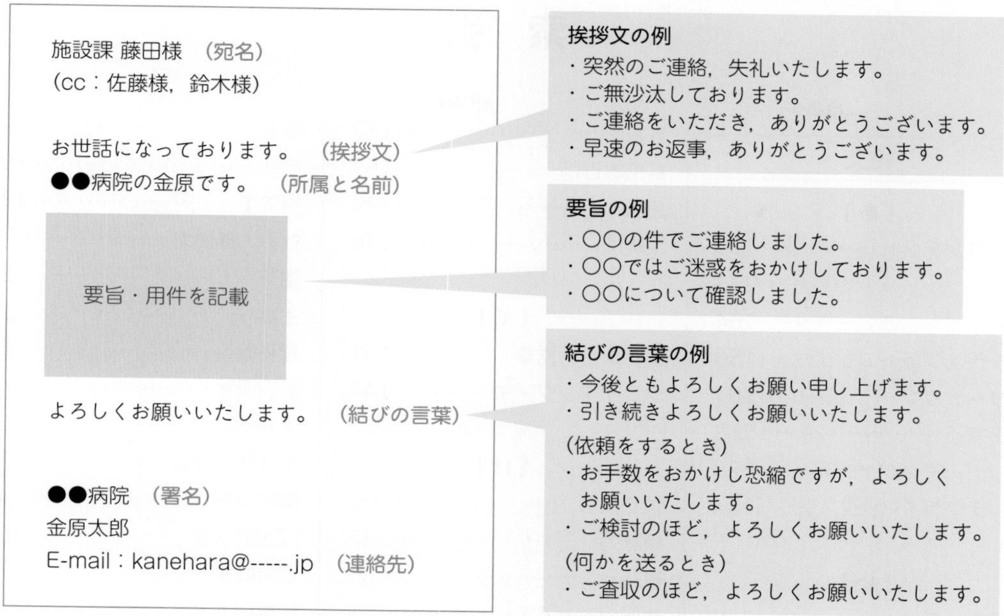

施設課 藤田様　（宛名）
（cc：佐藤様，鈴木様）

お世話になっております。　（挨拶文）
●●病院の金原です。　（所属と名前）

要旨・用件を記載

よろしくお願いいたします。　（結びの言葉）

●●病院　（署名）
金原太郎
E-mail：kanehara@-----.jp　（連絡先）

挨拶文の例
・突然のご連絡，失礼いたします。
・ご無沙汰しております。
・ご連絡をいただき，ありがとうございます。
・早速のお返事，ありがとうございます。

要旨の例
・〇〇の件でご連絡しました。
・〇〇ではご迷惑をおかけしております。
・〇〇について確認しました。

結びの言葉の例
・今後ともよろしくお願い申し上げます。
・引き続きよろしくお願いいたします。
（依頼をするとき）
・お手数をおかけし恐縮ですが，よろしく
　お願いいたします。
・ご検討のほど，よろしくお願いいたします。
（何かを送るとき）
・ご査収のほど，よろしくお願いいたします。

図8　メールの文例

　添付ファイルを送信する場合は，ファイルサイズに注意します。ファイルサイズが大きい場合，受信に時間が要したり，受けとれなかったりする場合があります。

〈参考文献〉

1）公益社団法人全日本病院協会 web サイト：病院の機能と組織．https://www.ajha.or.jp/guide/6.html（最終アクセス日：2023 年 9 月 5 日）

4章

就職後におけるコミュニケーション

索 引

PT・OT のための
実用・実践コミュニケーション術
身につけておきたい知識と技能

2024 年 2 月 10 日　第 1 版第 1 刷発行

監　修　日本保健衛生教育学会
編　集　金田嘉清／櫻井宏明／田辺茂雄／小山総市朗

発行者　福村　直樹

発行所　金原出版株式会社
　　　　〒113-0034 東京都文京区湯島 2-31-14
　　　　電話　編集 (03)3811-7162
　　　　　　　営業 (03)3811-7184
　　　　FAX　　 (03)3813-0288　　©日本保健衛生教育学会, 2024
　　　　振替口座　00120-4-151494　　　　　　　検印省略
　　　　http://www.kanehara-shuppan.co.jp/　　　Printed in Japan

ISBN 978-4-307-75070-7　　　　　　　　印刷・製本／教文堂

WEB アンケートにご協力ください

読者アンケート（所要時間約 3 分）にご協力いただいた方の中から
抽選で毎月 10 名の方に図書カード 1,000 円分を贈呈いたします。
アンケート回答はこちらから ➡
https://forms.gle/U6Pa7JzJGfrvaDof8